LEÇONS PRATIQUES

SUR LES

MALADIES DES VOIES URINAIRES

Professées à l'École pratique de la Faculté
de Médecine de Paris

PAR

Le Docteur J.-M. LAVAUX

Ancien Interne des Hôpitaux de Paris
Professeur libre de pathologie des voies urinaires
à l'École pratique, etc.

———•◦•———

TOME PREMIER

ANATOMIE, PHYSIOLOGIE, THÉRAPEUTIQUE GÉNÉRALE
MALADIES DE L'URÈTHRE

———•◦•———

PARIS

G. STEINHEIL, ÉDITEUR

2, RUE CASIMIR-DELAVIGNE

—

1890

LEÇONS PRATIQUES

SUR LES

MALADIES DES VOIES URINAIRES

I

DU MÊME AUTEUR

Traitement des cystites douloureuses .... 4 fr.

Traitement des cystites par le lavage de la vessie sans sonde. *Arch. gén. de méd.*, mars et mai 1887.

Du cathétérisme chez les prostatiques. *Arch. méd.*, août 1887.

Note sur un nouveau mode de traitement de la cystite puerpérale. Communication à la Société de méd. pratique de Paris, juin 1887, et *Journ. de méd. de Paris*, juillet 1887.

De l'antisepsie de l'urèthre et de la vessie. Son application au traitement des rétrécissements uréthraux. Communication à l'Académie de médecine, 29 octobre 1887, et *Arch. gén. de méd.* novembre 1888.

Contribution à l'étude du traitement des cystites douloureuses. Communication à la Société de chirurgie, 8 juin 1887, et *Revue gén. de clin. et de thérap.*, août 1888.

De l'emploi des solutions sursaturées d'acide borique dans le traitement des cystites. *Bull. et mém. de la Société de méd. prat. de Paris*, et *Journ. de méd. de Paris*, février 1888.

De l'emploi du nitrate d'argent dans la blennorrhagie aiguë *Rev. gén. de clin. et de thérap.*, avril et mai 1888.

Cystite extrêmement douloureuse traitée par le lavage de la vessie sans sonde — Guérison. — *Bull. Soc. méd. prat. de Paris*, nº 8, 1888.

De l'innocuité du cathétérisme aseptique chez les prostatiques. *Progrès médical*, juin 1888.

Du lavage de la vessie sans sonde et du lavage continu de l'urèthre antérieur à l'aide de la pression atmosphérique. Leçon faite à la Clinique de M. Péan, hôpital Saint-Louis, et publiée dans la *Gazette des hôpitaux* septembre et octobre 1888.

Des dangers que présente le traitement des cystites douloureuses par les piqûres de morphine. *Soc. de méd. prat.*, janvier 1889, et *Journal de méd. de Paris*, 10 février 1889.

De la valeur thérapeutique de l'électrolyse dans le traitement des rétrécissements de l'urèthre. *Bull. et mém. de l'Académie de méd.*, février 1889, et *Revue gén. de clin. et de thérap.*, 21 février 1889.

Une très petite sonde pour injections intra-utérines. Ses applications. *Soc. de méd. prat. de Paris*, mai 1889.

De l'emploi de la cocaïne dans le traitement des affections des voies urinaires. *Com. Congrès de thérapeutique*, Paris 1889.

Du traitement par la divulsion progressive des rétrécissements de l'urèthre rebelles à la dilatation. *Com. Congrès de chirurgie*, Paris 1889.

LEÇONS PRATIQUES

SUR LES

MALADIES DES VOIES URINAIRES

Professées à l'École pratique de la Faculté
de Médecine de Paris

PAR

Le Docteur J.-M. LAVAUX

Ancien Interne des Hôpitaux de Paris
Professeur libre de pathologie des voies urinaires
à l'École pratique, etc.

———◦———

TOME PREMIER

ANATOMIE, PHYSIOLOGIE, THÉRAPEUTIQUE GÉNÉRALE
MALADIES DE L'URÈTHRE

———◦———

PARIS

G. STEINHEIL, ÉDITEUR

2, RUE CASIMIR-DELAVIGNE

—

1890

A M. PÉAN

Membre de l'Académie de Médecine

Chirurgien de l'hôpital Saint-Louis

Son élève reconnaissant et dévoué

LAVAUX.

PRÉFACE

En soumettant au public médical la première partie des leçons que j'ai faites à l'Ecole pratique sur les affections des voies urinaires, je dois justifier cette publication.

Bien que je sois encore jeune dans la carrière médicale, la méthode que j'ai suivie dans l'observation clinique m'a permis d'acquérir déjà une certaine expérience en ce qui concerne les affections des voies urinaires. Sans négliger complétement les autres branches de la pathologie, j'ai consacré en effet la plus grande partie de mon internat à observer les maladies de l'appareil urinaire. J'ai réuni ainsi un nombre considérable d'observations sur ce sujet, grâce à l'extrême bienveillance de mes excellents maîtres, MM. Blum, Bar, Troisier, Juhel-Rénoy et Péan. Mais c'est surtout à mon éminent maître M. Péan que je dois d'avoir acquis aussi rapidement des connaissances précises sur les affections des voies urinaires. J'ai recueilli dans son service de l'hôpital Saint-Louis, service si riche en faits chirurgicaux de toutes sortes, des observations nombreuses et très intéressantes. Dans les cas graves, mon excellent maître a bien voulu encore m'aider de ses conseils et m'indiquer certains procédés opératoires que je n'ai trouvés décrits nulle part.

Enfin, depuis que j'ai quitté les hôpitaux de Paris, je ne me suis occupé que des affections des voies urinaires. J'ai eu du reste la bonne fortune de trouver un champ d'observation assez vaste à l'ancienne clinique de Mallez.

Mais tout cela ne suffit pas pour justifier la publication de mes leçons. Si je n'avais fait que suivre les sentiers battus, cet ouvrage n'aurait guère sa raison d'être. J'ai eu, au contraire, la satisfaction de résoudre, dès 1886, certains problèmes de physiologie qui m'ont permis de transformer la thérapeutique des maladies de l'appareil urinaire. L'*antisepsie directe* et *rigoureuse* des voies urinaires, l'*anesthésie locale* de la muqueuse uréthro-vésicale, la *modification directe* de la muqueuse vésicale enflammée, ont pu être réalisées à l'aide de procédés simples et non irritants, que je suis heureux de voir aujourd'hui adoptés en France et à l'Étranger. Lorsque je publiai, en 1887, mon premier travail sur le cathétérisme chez les prostatiques, travail dans lequel je soutenais que pour pratiquer un cathétérisme rigoureusement aseptique, il fallait préalablement faire l'asepsie de l'urèthre, certains chirurgiens pensèrent qu'il s'agissait là d'une « superfluité ». Mais on a changé d'avis depuis cette époque et ceux-là mêmes qui ont écrit le mot « superfluité » conseillent aujourd'hui cette pratique. Il est vrai qu'ils ont déjà oublié le nom de l'auteur qui l'a recommandée le premier.

Les rétrécissements de l'urèthre et les cystites sont les affections dont le traitement a été le plus simplifié par mes découvertes. Le traitement de l'hypertrophie de la prostate en a profité aussi d'une façon notable, surtout dans les cas graves, dans ces cas où l'on voit un cathétérisme insuffisamment aseptique être suivi parfois d'accidents foudroyants.

Tous ces faits ont été communiqués depuis 1886 à l'Académie des Sciences, à l'Académie de Médecine, à la Société de Chirurgie, au Congrès de Thérapeutique, au Congrès de Chirurgie, etc. Ils ont été publiés dans ma thèse et dans différentes revues de médecine. Mais jusqu'à présent je n'ai

pas pu les réunir et les présenter au public médical dans un ouvrage ne contenant que les
parties essentielles, pratiques, de mes diverses
publications.

Lorsqu'il m'a été possible de commencer ce
travail, j'ai pensé qu'il serait préférable de ne pas
m'en tenir exclusivement à ces faits nouveaux,
mais d'y ajouter l'histoire résumée, QUOIQUE
COMPLÈTE, des affections des voies urinaires. Or,
c'est le plan que j'ai précisément suivi dans les
leçons que j'ai faites à l'École pratique. En pu-
bliant ces leçons, je crois donc être utile aux
nombreux médecins et aux élèves en médecine
qui ne peuvent point lire régulièrement les
diverses revues médicales et se tenir ainsi au
courant de tous les progrès de la science.

Les leçons réunies dans ce premier volume
comprennent des considérations générales sur
l'anatomie et la physiologie de l'urèthre, de la
prostate et de la vessie; des considérations thérapeutiques sur l'emploi de la cocaïne dans le
traitement des affections des voies urinaires; le
manuel opératoire du lavage de la vessie sans
sonde et du lavage continu de l'urèthre antérieur
à l'aide de la pression atmosphérique; enfin, les
maladies de l'urèthre.

J'ai cru devoir donner certains développements non seulement aux rétrécissements organiques de l'urèthre, mais encore aux rétrécissements spasmodiques et aux ruptures de l'urèthre. En général, on ne décrit en effet que d'une façon très incomplète le spasme de l'urèthre. Je tenais aussi à montrer les services que rend la cocaïne dans le diagnostic de cette affection.

L'histoire des ruptures de l'urèthre chez les enfants était encore incomplétement connue dans ces derniers temps. Les faits que j'ai recueillis m'ont permis de montrer quelle est chez les enfants la véritable marche de cette affection grave de l'urèthre.

A la fin de ce premier volume se trouvent représentés les appareils pour l'emploi de la cocaïne, pour le lavage de l'urèthre, le lavage de la vessie sans sonde, et les cathéters que j'emploie pour faire la divulsion progressive.

Dans le tome II, qui paraîtra sous peu, je décrirai les affections de la prostate et de la vessie.

Dans le tome III, je m'occuperai des maladies des uretères et des reins.

J'ai pensé que la division de cet ouvrage en trois volumes séparés présenterait de sérieux avantages. Je serais heureux de la voir approuvée par le public médical.

Je ne puis terminer ces lignes sans adresser tous mes remerciements à mon parent et excellent ami le Dr Guillaud-Vallée, qui m'a déjà donné tant de preuves de la plus sincère affection et qui a bien voulu prendre la peine de surveiller l'impression de ce travail.

Dr M. LAVAUX.

Paris, 1er Février 1890.

CIVRAY (VIENNE). — IMPRIMERIE EUG. MOREAU, RUE LOUIS XIII.

LEÇONS

SUR LES

MALADIES DES VOIES URINAIRES

PREMIÈRE LEÇON

Messieurs,

Il y a trente ans à peine, l'utilité des spécialités était si contestée que Civiale, le grand spécialiste français à qui l'on doit la lithotritie, se crut obligé de traiter cette question dans l'avant-propos de son ouvrage sur les maladies des organes génito-urinaires. « Je dois aborder franche-« ment une question grave, dit-il, celle de savoir si le « médecin, livré à des études spéciales, peut ou non contri-« buer aux progrès de la science tout aussi bien que celui « qui, promenant son intelligence sur tous les points, sou-« vent sans en approfondir aucun, repousse avec dédain « le titre de *spécialiste*, et revendique dans sa superbe « celui d'*encyclopédiste*. »

La cause que Civiale plaidait était cependant en grande partie gagnée à cette époque. Depuis longtemps déjà, en

1

effet, une administration intelligente des hôpitaux avait nommé l'habile spécialiste, qui n'était même pas ancien interne, chirurgien du service spécial de l'hôpital Necker, malgré les protestations de plusieurs chirurgiens des hôpitaux.

Grâce aux progrès accomplis par la chirurgie moderne, l'utilité des spécialités est aujourd'hui indiscutable. Le champ de la chirurgie s'est, en effet, considérablement étendu. S'il est nécessaire, comme l'a très judicieusement fait remarquer Civiale, d'embrasser dans ses études préparatoires toutes les parties qui constituent l'art de guérir, il faut reconnaître qu'il est ensuite impossible, surtout en chirurgie, de les cultiver toutes avec un soin égal. Tenter un pareil travail serait s'exposer à perdre un temps précieux. Il faut donc se restreindre et concentrer sur une seule classe d'affections les connaissances acquises. En comparant alors les principes généraux de la science avec les faits particuliers que l'on observe, on arrive à pouvoir approfondir une branche spéciale de la chirurgie.

C'est en suivant ces préceptes, si nettement formulés par Civiale, que j'ai rendu mes dernières années d'internat si fructueuses ; que j'ai pu faire des découvertes importantes dans un champ où il ne semblait plus y avoir rien à glaner. Aussi suis-je heureux de pouvoir adresser publiquement à mes maîtres, qui ont eu l'extrême bienveillance de me laisser cette initiative, mes plus vifs et mes plus sincères remerciements. Mon éminent maître Monsieur Péan a surtout droit à toute ma reconnaissance.

Si l'utilité des spécialités n'est plus contestable, elle n'est point cependant officiellement reconnue d'une façon complète. Les affections des voies urinaires, par exemple, ne sont point encore l'objet à la Faculté d'un enseignement spécial. D'un autre côté, la mort de Mallez a laissé dans l'enseignement libre un vide qui, il faut en convenir, n'a point été comblé. C'est à ce cours si suivi que plusieurs générations de médecins sont venues apprendre les affections des voies urinaires. Certains de nos maîtres même, Messieurs, ne font aucune difficulté pour reconnaître que c'est là qu'il les ont apprises.

Si j'ai sollicité l'honneur de faire à la Faculté un cours libre sur les affections des voies urinaires, ce n'est donc point uniquement pour venir enseigner aux élèves laborieux de cette Ecole les procédés nouveaux qui m'ont permis de transformer la thérapeutique de ces affections. Je me propose de faire un cours aussi complet que possible sur cette spécialité. Ayant la bonne fortune de posséder les nombreuses pièces anatomo-pathologiques qui composaient la collection de Mallez, je ne manquerai point de les placer sous vos yeux pour que vous puissiez vous graver plus facilement dans la mémoire les lésions dont les organes génito-urinaires peuvent être le siège, lésions qui atteignent parfois des proportions invraisemblables.

Je resterai cependant dans de justes limites. Je n'oublierai pas que votre premier soin doit être de passer vos examens. J'éviterai donc d'entrer dans de trop longues discussions théoriques. Je m'efforcerai surtout de vous résumer les connaissances acquises sur le sujet qui nous occupera. Ceux d'entre vous qui voudront s'initier aux plus petits détails de la thérapeutique des affections des voies urinaires trouveront à ma clinique, l'ancienne clinique de Mallez, ce complément indispensable de tout enseignement théorique. Nous chercherons ensemble s'il n'est pas possible de réaliser de nouveaux progrès. Il n'est pas douteux pour moi que l'on arrivera, tôt ou tard, à simplifier encore certains traitements classiques trop longs ou trop pénibles. Le traitement local ou direct sera surtout l'objet de toute notre attention. J'ai déjà montré, dans divers travaux, qu'il est bien supérieur au traitement indirect ou médical dans les affections de l'urèthre et de la vessie. C'est le seul, en effet, qui permette de réaliser une antisepsie rigoureuse, condition indispensable pour obtenir des guérisons complètes et rapides.

Je traiterai avec un peu plus de détails certaines questions qui ont chance d'être données au concours de l'internat. Je sais par expérience combien est pénible une préparation sérieuse à ce concours. Je n'oublierai donc pas, chemin faisant, ceux qui briguent le titre si envié d'interne des hôpitaux de Paris.

Voici maintenant le plan que je me propose de suivre dans mes leçons. Je commencerai par des considérations générales sur l'anatomie et la physiologie de l'urèthre et de la vessie. Je vous décrirai ensuite rapidement le lavage continu de l'urèthre antérieur et le lavage de la vessie sans sonde, dont j'aurai à vous parler à chaque instant à propos du traitement des diverses affections de l'urèthre et de la vessie. Je vous dirai aussi un mot de l'action de la cocaïne employée localement sur la muqueuse uréthro-vésicale, puis je commencerai aussitôt l'étude des affections de l'urèthre. Je continuerai par l'étude des maladies de la prostate, et je terminerai par celle des affections vésicales. Je ne crois pas pouvoir aborder cette année l'étude des affections des uretères ni celle des reins. Pour ce dernier organe, il ne s'agit, bien entendu, que des affections spéciales ou chirurgicales dont peut être le siège soit son parenchyme, soit l'atmosphère cellulo-graisseuse qui l'entoure.

§ 1er. CONSIDÉRATIONS ANATOMIQUES & PHYSIOLOGIQUES

Je n'ai point l'intention de vous décrire longuement l'anatomie et la physiologie de l'urèthre et de la vessie. Je ne me propose même pas de vous résumer d'une façon complète tout ce qui a trait à ces questions. Je vous rappellerai simplement, pour que vous les ayez bien présents à la mémoire, les détails qu'il est indispensable de savoir pour comprendre la physiologie pathologique de certains accidents urinaires. Le cathétérisme nécessite également la connaissance de notions anatomiques bien précises. L'emploi local de certaines substances anesthésiques est aussi basé sur des propriétés physiologiques de la muqueuse uréthro-vésicale que vous ne devez point ignorer. Enfin, j'ai pu, dans le cours de mes recherches sur le traitement des affections des voies urinaires, élucider certaines questions de physiologie restées jusque-là fort obscures. Comme ces faits sont trop récents pour être devenus classiques, je crois qu'il est de mon devoir de vous les faire connaître en détail, d'autant plus qu'ils ont une importance considérable au point de vue pratique.

I. DE L'URÈTHRE

L'urèthre est un conduit étendu du col de la vessie au méat urinaire.

Chez l'homme, il sert, dans une grande partie de son

trajet, de canal commun à l'excrétion de l'urine et du sperme. Il est situé au-dessous de la verge, dans une large gouttière comprise entre les deux corps caverneux. Il s'étend ordinairement jusqu'à l'extrémité du gland. Dans certains cas au contraire l'urèthre n'arrive pas jusqu'à ce point; il se termine sur la face inférieure du pénis. C'est ce vice de conformation, de beaucoup le plus fréquent, qui constitue l'*hypospadias*. Dans d'autres cas, le canal se termine sur la face supérieure du pénis, ce qui constitue l'*épispadias*.

L'urèthre peut être double dans la région pénienne et être accompagné de deux pénis. En voici un exemple remarquable.

Avant de s'engager ainsi dans cette gaîne érectile renflée à son extrémité postérieure pour former le bulbe, et à son extrémité antérieure pour constituer le gland, l'urèthre, parti du col de la vessie, traverse d'abord un corps glanduleux, la prostate, puis une gaîne musculaire très importante, sur laquelle j'appelle dès à présent votre attention.

Division. — Se basant sur ces différents rapports, certains auteurs ont divisé l'urèthre en trois portions : une *portion prostatique*, une *portion musculaire* ou *membraneuse*, et une *portion spongieuse*.

Civiale n'admet que deux portions : l'une antérieure, *mobile*, et l'autre postérieure, *fixe*. Celle-ci comprend les régions prostatique et membraneuse, plus la partie de la région spongieuse située en arrière du ligament suspenseur de la verge, partie qui répond au bulbe. C'est de la portion *fixe* de l'urèthre que dépend toute la difficulté du cathétérisme, particularité que Civiale a voulu bien mettre en évidence en adoptant cette division de l'urèthre.

M. Guyon, se plaçant à un autre point de vue, n'admet également que deux portions : l'une *postérieure*, comprenant les régions prostatique et membraneuse , l'autre *antérieure*, comprenant la portion spongieuse, qu'il subdivise en régions naviculaire , pénienne, scrotale et périnéo-bulbaire.

Voilà les trois principales divisions de l'urèthre qui ont été proposées. Toutes peuvent être critiquées, parce que chacune d'elles ne répond qu'à un point de vue spécial. La première, celle des anatomistes, me paraît cependant la meilleure. Avec une légère modification, elle peut être en effet adoptée par les physiologistes et même par les chirurgiens. Vous savez qu'il existe sur le trajet de l'urèthre un véritable sphincter, dont l'importance , le rôle physiologique et le rôle pathologique ont été jusque dans ces derniers temps assez mal connus. Je vous montrerai bientôt que l'étude de ce sphincter est des plus importantes et des plus intéressantes. Grâce à la présence de ce muscle, la région membraneuse de l'urèthre est hermétiquement fermée dans l'intervalle des mictions et des éjaculations. Le canal uréthral se trouve donc ainsi divisé en deux portions complètement indépendantes et distinctes l'une de l'autre. C'est là un fait de la plus haute importance que vous devrez bien vous rappeler lorsque vous voudrez pratiquer le cathétérisme ou introduire un liquide sans sonde dans le réservoir urinaire. Vous saurez que, même à l'état normal, il existe un obstacle sur le trajet du canal uréthral, que cet obstacle répond à la région membraneuse des anatomistes et qu'il est dû à la tonicité du muscle sphincter uréthral. Eh bien, Messieurs, ne vous semble-t-il pas que cette particularité si importante doive servir de base à une division vraiment logique de l'urèthre ? Cet organe mérite donc d'être divisé en trois portions : une portion *sphinctérienne*, qui correspond à la région membraneuse ou musculaire des anatomistes ; une portion présphinctérienne, ou *urèthre antérieur*, situé en avant de ce sphincter et correspondant à la région spongieuse, et une portion rétrosphinctérienne, ou *urèthre postérieur*, correspondant à la région prostatique.

Quant aux subdivisions établies par M. Guyon dans la portion spongieuse de l'urèthre elles peuvent être utiles pour bien préciser le siège de certaines lésions, entre autres des rétrécissements de l'urèthre.

Direction. — C'est encore là une question importante sur laquelle je désire insister.

Pendant des siècles, on a attribué à l'urèthre tantôt une seule et tantôt deux courbures. Ensuite, plusieurs chirurgiens ont soutenu, au contraire, que ce canal est droit ou à peu près. Amussat a été l'un des défenseurs les plus ardents de cette dernière opinion, qui a été surtout soutenue après l'invention de la lithotritie. Aujourd'hui tous les auteurs reconnaissent à l'urèthre une incurvation postérieure fixe et une incurvation antérieure que l'on peut faire disparaître à volonté. Lorsque la verge est pendante, la direction du canal rappelle, en effet, celle d'un *s* italique. La portion fixe de l'urèthre présente une courbure antéro-supérieure, et la portion mobile forme avec la portion fixe l'*angle uréthral*, qui coïncide avec l'angle du pénis, et qui est ouvert en bas et en arrière. Mais cet angle s'efface dès que l'on relève la verge; il disparaît même spontanément pendant l'érection. Le canal uréthral ne présente plus alors qu'une seule courbure dirigée en haut et en avant. Dans cette position, l'urèthre antérieur ou présphinctérien tout entier est rectiligne. Un cathéter droit peut donc parcourir directement et pour ainsi dire seul toute cette région. Il n'est arrêté que par le sphincter uréthral. C'est une remarque importante qu'il faut bien retenir.

Ce qui précède montre que la courbure antérieure de l'urèthre n'a aucune valeur. Il n'en est plus de même de la courbure postérieure. Celle-ci mérite d'être étudiée avec soin.

L'origine de l'urèthre, ou le col de la vessie, est situé, suivant M. Tillaux, à 3 centimètres environ en arrière du pubis, sur le trajet de la perpendiculaire à l'axe de la symphyse et rasant l'extrémité inférieure de cette symphyse. Eh bien, parti de ce point, l'urèthre se dirige en bas et en avant, formant un angle de 60 degrés avec le plan horizontal qui passe par l'origine de l'urèthre. Il est à remarquer que ce plan est situé bien au-dessus de la perpendiculaire dont je parlais tout à l'heure. Il coupe, en effet, la face postérieure de la symphyse à l'union de ses deux tiers supérieurs avec son tiers inférieur.

Arrivé sur le trajet de l'axe prolongé de cette symphyse, l'urèthre atteint son point le plus déclive. Il est séparé à ce niveau du bord supérieur de l'arcade pubienne par une distance qui varierait, suivant les individus, d'un centimètre et demi à 2 centimètres. Ce point correspond, en général, à l'union de la portion membraneuse avec la portion spongieuse. L'urèthre devient alors horizontal, mais dans une très petite étendue ; bientôt, il devient obliquement ascendant, comme les racines du corps caverneux qui le reçoivent dans leur intervalle, et il atteint ainsi la perpendiculaire à la symphyse, dont je vous ai déjà parlé. C'est à ce niveau que se trouve le ligament suspenseur de la verge, qui marque la limite de la portion fixe de l'urèthre, comme vous le savez. Le canal est alors séparé du pubis par une distance d'environ 15 à 20 millimètres.

Vous voyez donc que la portion fixe de l'urèthre décrit une courbe qui embrasse dans sa concavité le bord inférieur de la symphyse, courbe dont le sommet correspond à l'axe prolongé de cette symphyse, et dont les extrémités sont situées sur la perpendiculaire plusieurs fois citée. Cette courbe sera d'autant plus prononcée que l'urèthre descendra plus bas au-dessous de la symphyse. La corde qui sous-tend ce véritable arc de cercle serait ordinairement de 7 centimètres et l'arc de cercle lui-même appartiendrait,

en général, à une circonférence de 4 centimètres de rayon.
Voilà donc la courbure que l'on devra donner aux sondes
de trousses ordinaires. C'est de cette incurvation fixe de
l'urèthre que dépend, en effet, toute la difficulté du cathétérisme, d'où la nécessité de donner à l'extrémité des
sondes métalliques une forme qui soit en rapport avec
celle de la portion fixe de l'urèthre.

Malheureusement, ces données n'ont qu'une valeur
relative, parce que souvent la région prostatique de
l'urèthre est déformée par l'hypertrophie de la glande qui
l'entoure.

Après ce que je viens de vous dire de la courbure que
présente la portion fixe de l'urèthre, vous devez vous
demander comment on peut arriver à pratiquer le cathétérisme rectiligne. Vous savez, en effet, que pour faire la
lithotritie on introduit dans le canal uréthral des instruments volumineux, à tige rigide et droite. Eh bien, je ne
vous cacherai pas que ce cathétérisme ne peut être
effectué qu'en exerçant certaines violences. L'aponévrose
moyenne du périnée, que traverse l'urèthre, est une aponévrose résistante, solidement fixée aux branches ischio-
pubiennes et qui s'oppose avec force au redressement de
la courbe uréthrale. En abaissant la verge on redresse
bien un peu le canal, mais pour introduire un instrument
droit dans la vessie, il faut mettre en jeu l'élasticité du
ligament suspenseur de la verge. Pour cela, on abaisse
fortement l'extrémité de l'instrument entre les jambes du
malade. Dans ce mouvement, la portion bulbeuse ou antérieure de la courbe uréthrale se déprime de 12 à 15 millimètres
(Sappey) et la portion membraneuse s'élève d'une hauteur
égale aux dépens du plexus de Santorini dont les veines
se vident et s'affaissent. Vous vous rappelez, en effet, que
l'espace compris entre l'urèthre et le bord inférieur de la
symphyse pubienne n'est guère rempli que par le muscle
de Wilson, la veine profonde du pénis et surtout le plexus

de Santorini. Aussi peut-on malgré tout soulever l'urèthre et l'amener presque en contact du ligament sous-pubien. Chez les individus jeunes, dont la prostate est normale, cette manœuvre s'exécute même en général avec assez de facilité et le canal tolère parfaitement les instruments droits. Si j'ai insisté autant sur le mécanisme du cathétérisme rectiligne, c'est pour bien vous montrer qu'il nécessite certaines violences et que par suite il doit être pratiqué avec beaucoup de prudence et beaucoup de lenteur. Vous redoublerez encore de précautions lorsque vous aurez constaté une hypertrophie de la prostate. Lorsque cette glande sera trop volumineuse ou qu'elle déterminera une coudure trop brusque, il faudra même vous abstenir. Il y a des limites qu'on ne saurait impunément franchir. C'est un fait qui a été démontré par des exemples malheureux fournis par la clinique.

Longueur. — Peu de sujets ont été autant discutés, et il en est peu qui aient donné des résultats aussi discordants. Cela tient aux dispositions individuelles et à la manière de mesurer. Comme cette question n'a qu'un intérêt pratique très médiocre, je ne vous en dirai qu'un mot. L'urèthre mesure en général de 16 à 18 centimètres. La partie variable, en dehors de l'état pathologique, est la portion spongieuse; les portions prostatique et membraneuse sont, au contraire, assez fixes. La portion prostatique mesure de 2 centimètres et demi à 3 centimètres, et la portion membraneuse a de 12 à 14 millimètres. Celle-ci est à peu près la même chez tous les sujets, même dans les cas pathologiques. L'hypertrophie de la prostate augmente, au contraire, la longueur de la portion rétro-sphinctérienne de l'urèthre. Cette longueur devient même parfois si considérable que, pour sonder ces malades, il faut employer un cathéter de 30 à 35 centimètres.

Au moment de la naissance, l'urèthre ne dépasse pas

6 centimètres. A cinq ans il en offre à peine 7. A dix ans, il
varie de 8 à 9, et à la puberté (de 15 à 16 ans), il atteint
rapidement 12 à 14 centimètres.

Dans le cathétérisme, on tient rarement compte de ces
données ; on a deux points de repère beaucoup plus sûrs :
la région sphinctérienne, au niveau de laquelle la sonde
devient fixe, et le col de la vessie. Lorsqu'on arrive dans
ce dernier point, l'urine s'écoule et en tous cas le bec de
la sonde devient libre.

Calibre. — Il mérite de fixer un peu plus notre
attention. Je vous ferai remarquer tout d'abord que dans
l'état normal, en dehors de la miction, les parois de
l'urèthre sont partout appliquées à elles-mêmes. Lorsqu'on
divise ce conduit perpendiculairement à son axe, on n'a-
perçoit donc pas un orifice béant, mais une simple fente
transversalement dirigée depuis l'orifice interne de
l'urèthre jusqu'à la base du gland, et antéro-postérieure
au niveau de ce renflement. Dans l'amputation de la verge,
on a même de la peine à retrouver cette fente.

Il résulte de cette disposition, que le calibre de l'urèthre
a été diversement apprécié par les auteurs. Les parois
de ce conduit étant élastiques, cèdent facilement à une
faible pression et l'on trouvera un calibre d'autant plus
considérable que l'on met plus en jeu cette extensibilité de
l'urèthre. Aussi voit-on des auteurs, Otis, de New-York,
par exemple, soutenir que le diamètre normal de ce
conduit varie entre $8^{mm}90$ et $12^{mm}73$, tandis que pour
d'autres le diamètre normal ne mesurerait que 5 à 6 millimètres. Il en est qui indiquent 7 à 8 millimètres comme
les dimensions normales de ce canal (Tillaux) ; c'est un
moyen terme. Il ne faut donc pas attacher trop d'importance à ce que l'on appelle le calibre de l'urèthre dans
l'état de moyenne dilatation. Ce qui intéresse surtout le
chirurgien, c'est de savoir quelles sont les limites de

l'extensibilité des parois uréthrales, limites qu'il ne saurait franchir sans danger dans la taille, dans la lithotritie et dans le traitement des rétrécissements de l'urèthre. .

Ce conduit est loin de présenter un calibre régulier dans toute sa longueur.

L'orifice extérieur ou *méat urinaire* est le point le plus étroit du canal, c'est aussi le moins dilatable. Si l'urèthre est normal, un instrument qui franchit cet orifice avec facilité doit arriver dans la vessie sans obstacle.

En arrière du méat se trouve une première portion dilatée, qui s'étend jusqu'à la hauteur du frein de la verge et même un peu au-delà ; c'est la *fosse naviculaire*, qui représente un ellipsoïde comprimé de dehors en dedans. Vous savez qu'à l'état ordinaire les parois de la fosse naviculaire, comme les lèvres du méat, sont appliquées l'une contre l'autre dans le sens vertical. La fosse naviculaire est susceptible de se dilater à un degré considérable dans certains états pathologiques.

Il y a des cas où la fosse naviculaire n'existe point à proprement parler : l'orifice extérieur de l'urèthre est alors fort large. Par contre, le méat urinaire offre parfois une étroitesse congénitale exagérée qui peut nécessiter une opération.

A partir de la fosse naviculaire et jusqu'à l'angle uréthral, le diamètre de l'urèthre ne varie pas d'une manière sensible. Mais, à partir de l'angle uréthral, le canal se dilate de nouveau et le point qui correspond au bulbe est en même temps le plus large et le plus dilatable.

Je crois devoir faire ici une remarque qui a une certaine importance. Les auteurs ne notent pas au niveau du ligament suspenseur de la verge, c'est-à-dire au niveau de l'angle uréthral, un point rétréci. Eh bien, lorsque vous ferez le lavage de l'urèthre antérieur, par exemple, vous serez fort surpris de constater que très souvent ma sonde uréthrale à double courant, dont la boule terminale ne correspond qu'au n° 13 de la filière Charrière, sera arrêtée dans ce point, lors même que vous aurez eu soin de bien redresser la verge pour effacer l'angle uréthral. Cet arrêt est parfois tellement net que si vous n'en êtes pas prévenu vous croirez, comme cela m'est arrivé au début de mes recherches, que vous butez contre la région sphinctérienne de l'urèthre, et vous ne chercherez pas à introduire davantage la sonde. Il en résultera que vous ne ferez qu'une antisepsie incomplète, puisque vous ne nettoierez pas le cul-de-sac du bulbe, ce qui me paraît le point le plus important dans les cas de blennorrhagie.

Cet arrêt n'est cependant produit, d'ordinaire, que par un simple anneau. Si vous tendez la verge assez fortement et que vous poussiez la sonde uréthrale, vous sentez presque immédiatement un ressaut, puis il vous semble que l'extrémité de la sonde se trouve dans une véritable cavité ; elle est devenue tout à fait libre. C'est à cette particularité que vous reconnaissez le cul-de-sac du bulbe. Si la sonde était engagée dans la région sphinctérienne, elle serait fixe dans sa position, d'autant plus qu'il s'agit d'un instrument droit dont l'introduction jusque dans la région prostatique nécessiterait du reste, ainsi que je vous l'ai déjà dit, des manœuvres spéciales.

Dans les cas de blennorrhagie aiguë, cette diminution normale du calibre de l'urèthre au niveau du ligament suspenseur est même révélée par les sensations qu'éprouve le malade. En effet, si vous faites le lavage de l'urèthre antérieur en suivant les règles que je vous indiquerai plus' tard, vous voyez que le patient n'éprouve qu'une légère sensation désagréable tant que la sonde traverse la portion de l'urèthre située en avant du ligament suspenseur de la verge. Mais, lorsque l'instrument franchit l'anneau rétréci dont je vous parlais tout à l'heure, le malade se plaint d'ordinaire, quelque habileté que l'on mette dans cette petite opération. Ensuite, le lavage s'effectue sans douleur ; lorsqu'on retire la sonde, la même sensation se reproduit, mais elle est ordinairement un peu moins marquée.

Vous voyez qu'au point de vue pratique ce détail ne manque pas d'intérêt. Quant à la cause de cette coarctation normale, elle me paraît complexe. Je me borne à vous citer ce fait pour le moment. J'y reviendrai à propos de la physiologie de l'urèthre.

Je vous ai dit qu'au niveau du bulbe, le canal se dilate et présente en ce point sa plus grande largeur et sa plus grande dépressibilité. C'est une sorte de *cul-de-sac* creusé surtout aux dépens de la paroi inférieure.

A l'entrée de la portion membraneuse, le canal se rétrécit au contraire considérablement pour conserver la même dimension sur toute l'étendue de cette région. Amussat a décrit sous le nom de *collet fibreux* du ¦bulbe un soulèvement de la paroi inférieure de l'urèthre dû à la présence d'une bride demi-circulaire qui siège à l'entrée même de la région membraneuse. La présence de cette bride, l'occlusion permanente de la région sphinctérienne, la grande dépressibilité du cul-de-sac du bulbe et sa situation déclive font que ce cul-de-sac est, de tous les points du canal, celui qui est le siège le plus fréquent des fausses routes, lesquelles sont toujours creusées sur la paroi inférieure. C'est aussi le point de l'urèthre antérieur où s'accumulent le mieux les sécrétions pathologiques ; aussi le cul-de-sac du bulbe est-il le siège de prédilection des lésions dans la blennorrhée, et, par suite, le siège le plus fréquent des rétrécissements de l'urèthre. Vous voyez que ce n'est pas sans raisons que j'ai autant insisté, dans mes travaux,'sur la nécessité de faire toujours une antisepsie rigoureuse de cette région lorsqu'on veut pratiquer une opération sur les voies urinaires ou traiter une inflammation soit aiguë soit chronique de l'urèthre.

En traversant la prostate, le canal se renfle et prend la forme d'une cavité ellipsoïde déprimée de haut en bas et allongée transversalement. Cette région est susceptible d'une grande distension.

Enfin, au niveau du col de la vessie, le canal se resserre encore; mais l'orifice interne de l'urèthre est plus large cependant que le méat urinaire. Il est très dilatable chez les enfants. A mesure que le sujet avance en âge, cet orifice perd de plus en plus son élasticité, d'après Civiale. Cependant la dilatibilité de cet orifice peut être portée sans danger à 12 ou 15 millimètres de diamètre. Dolbeau a montré qu'avec beaucoup de précautions on peut atteindre 20 millimètres sans produire de déchirures. Il faut pour cela qu'une distension lente et graduée soit produite. Plusieurs cystotomistes considèrent que les succès de la taille périnéale doivent être attribués à la manière dont cette dilatation s'exerce.

L'orifice interne de l'urèthre se déforme à partir d'un certain âge ; il n'est plus circulaire comme chez l'enfant et chez l'adulte. Il se produit une saillie à la partie postéro-inférieure, saillie qui proémine ensuite de plus en plus et qui est due à l'hypertrophie du lobe moyen de la prostate. C'est la *luette vésicale* de Lieutaud. Quelques chirurgiens lui ont encore donné le nom de *valvule* du col de la vessie. Cette saillie forme, avec la paroi inférieure de la portion prostatique de l'urèthre, un cul-de-sac parfois profond à l'état pathologique et qui est le siège assez fréquent de fausses routes chez les vieillards.

En résumé, l'urèthre présente trois dilatations, toutes creusées en grande partie aux dépens de la paroi inférieure : la fosse naviculaire, le cul-de-sac du bulbe et la région prostatique ; et quatre points rétrécis, qui correspondent au méat urinaire, au ligament suspenseur de la verge, au collet fibreux du bulbe et à l'orifice interne de l'urèthre ou col de la vessie.

Eh bien, quel est le degré de dilatation que peuvent subir sans danger ces points rétrécis? C'est là un fait important à connaître. C'est même celui qui intéresse le plus le chirurgien, comme je vous le disais 'au commencement de l'étude du calibre de l'urèthre. Nous avons déjà vu que dans la taille les chirurgiens sont arrivés à donner à l'orifice interne du canal, à l'aide d'une distension lente et graduée, un diamètre de 2 centimètres.

Quant à l'orifice extérieur, s'il est très petit, comme il est fort peu dilatable, il faut le débrider lorsqu'on doit introduire un instrument un peu volumineux dans l'urèthre. Mais c'est là une opération aussi bénigne que facile.

Les deux autres points rétrécis sont loin de présenter le degré de dilatabilité de l'orifice interne. D'autre part, on ne peut pas songer à augmenter leur diamètre en employant les mêmes moyens que pour le méat. Le chirurgien n'a donc ici qu'une seule ressource, l'extensibilité des parois de l'urèthre; aussi ces deux points sont-ils ceux qui l'intéressent le plus au point de vue de la lithotritie et de la dilatation des rétrécissements de l'urèthre.

D'après M. Sappey, on peut arriver à dilater suffisamment ces deux points rétrécis pour introduire jusque dans la vessie, lorsque le canal est sain, une sonde ayant un centimètre de diamètre.

Pour M. Guyon, il est imprudent de se servir d'un instrument ayant plus de 9 millimètres de diamètre; il est même sage, lorsqu'on fait l'aspiration par la méthode de Bigelow, par exemple, de rester en deçà de ce chiffre.

Dans les cas de rétrécissements de l'urèthre, M. Guyon considère qu'il est difficile, dans la majorité des cas, de s'élever au-dessus de 8 millimètres, soit le Béniqué n° 48, sans inconvénient ou sans danger.

Je vous ai déjà dit que pour Otis, de New-York, cette dilatabilité pourrait être poussée beaucoup plus loin que ne le prétendent les deux auteurs que je viens de citer.

Quoi qu'il en soit, il est incontestable qu'il existe des différences individuelles dont il faut tenir compte dans la pratique et que, d'autre part, on ne saurait agir avec trop de prudence lorsqu'on introduit dans l'urèthre des instruments dont le diamètre approche des limites indiquées par les auteurs français.

DEUXIÈME LEÇON

RAPPORTS DE L'URÈTHRE

Messieurs,

Nous allons étudier aujourd'hui les rapports que présente chacune des trois régions de l'urèthre. Je vous dirai un mot en même temps de la configuration du canal uréthral au niveau de sa paroi interne.

La portion présphinctérienne de l'urèthre, ou urèthre antérieur, n'est en rapport qu'avec un seul organe, qui l'entoure presque complètement dans toute son étendue, le *corps spongieux* de l'urèthre. C'est une gaîne érectile qui se renfle en arrière pour former le *bulbe*, et en avant pour former le *gland*. La partie moyenne constitue le corps spongieux proprement dit.

La portion bulbeuse s'étend de la région sphinctérienne à l'angle uréthral. Elle a la forme d'un cône très allongé dont le sommet tronqué se dirige en haut et en avant. La base du bulbe est sous-jacente au canal de l'urèthre; elle se prolonge un peu sous la région membraneuse de ce canal. Le sommet entoure au contraire complètement l'urèthre, comme le corps spongieux proprement dit, qui lui fait suite; mais, la lame de tissu érectile qui recouvre la face supérieure de l'urèthre à ce niveau est très mince. Depuis la région sphinctérienne jusqu'à l'angle uréthral, on peut donc dire que la face supérieure de l'urèthre est en contact immédiat avec le tissu fibro-élastique interposé entre elle et l'origine des corps caverneux. C'est là un point important dans l'étude des rapports de l'urèthre. J'y reviendrai à propos de l'uréthrotomie interne, lorsque je vous parlerai du traitement des rétrécissements uréthraux, si fréquents dans cette région.

Le bulbe est embrassé par les muscles bulbo-caverneux qui lui forment une gaîne contractile. L'urèthre n'a donc que des rapports éloignés avec ces muscles, qui jouent cependant un rôle assez important dans l'émission de l'urine et du sperme.

La face inférieure du bulbe est aussi en rapport avec l'aponévrose périnéale inférieure ou superficielle à laquelle elle adhère sur la ligne médiane. Je vous cite ce rapport éloigné de l'urèthre parce qu'il présente un certain intérêt, comme vous le verrez plus tard, au point de vue de l'affection désignée sous le nom d'infiltration d'urine.

Les glandes *bulbo-uréthrales* ou de Méry sont encore intimement liées à la région bulbeuse de l'urèthre. L'orifice du conduit excréteur de chacune de ces deux glandes, très petit et même invisible, en général, est situé sur la paroi inférieure du cul-d-sac bulbaire. On les rencontre ordinairement sur la ligne médiane, l'un au-devant de l'autre. Les conduits excréteurs, qui présentent une longueur de 3 à 4 centimètres, cheminent obliquement dans une étendue de 2 à 3 centimètres dans la couche musculaire longitudinale ou sous-muqueuse de cette région, puis ils traversent la paroi uréthrale et arrivent à la partie antéro-inférieure des glandes bulbo-uréthrales. Celles-ci sont situées en dehors de la région bulbeuse, au niveau de la partie moyenne de la région membraneuse de l'urèthre, dans l'angle formé par la réunion du bulbe et de cette portion de l'urèthre. Ces deux glandes placées de chaque côté de la ligne médiane, ont un volume qui varie de celui d'une lentille à celui d'une noisette. Si l'une de ces glandes vient à s'enflammer, elle forme une petite tumeur que l'on perçoit à droite ou à gauche du raphé du périnée, ce qui permet de la distinguer d'une tumeur produite par un abcès urineux. La tuméfaction, dans ce cas, est toujours située, en effet, sur la ligne médiane.

Cette région de l'urèthre présente, comme vous le voyez, des rapports médiats assez importants. Quant au bulbe, qui est presque toujours interposé entre l'urèthre et les organes que je viens de vous citer, il offre des dimensions relatives très variables suivant les âges. Rudimentaire chez l'enfant, il peut s'hypertrophier chez le vieillard, au point d'entraver la taille périnéale. Chez l'adulte, cet organe n'est du reste séparé de l'anus que par un inter-valle de 12 à 15 millimètres.

La portion moyenne du corps spongieux est cylindrique. Elle entoure donc d'une façon complète la partie de l'urèthre comprise entre l'angle uréthral et la base du gland. L'épaisseur de cette gaîne érectile augmente de plus en plus à mesure qu'elle se rapproche de l'extrémité anté-rieure du corps spongieux. Il en résulte qu'à partir de l'angle uréthral le canal s'éloigne progressivement de la gouttière des corps caverneux, à laquelle adhère la gaîne érectile. Celle-ci est recouverte immédiatement par la tunique élastique de la verge.

Au niveau du gland, les rapports de l'urèthre avec le tissu spongieux diffèrent complètement de ceux que j'ai décrits dans la région bulbeuse. Ici, en effet, le tissu érectile occupe surtout la face supérieure de l'urèthre. Au niveau du sillon situé en avant du frein de la verge, il manque même complètement : il n'existe que les tuniques muqueuse et musculeuse de l'urèthre. Aussi, lorsque l'on a besoin de débrider le méat, a-t-on l'habitude de faire l'incision au-dessous de cet orifice, dans l'axe du frein de la verge. Il est à remarquer cependant qu'il existe dans le gland un raphé fibreux situé sur la ligne médiane, et qui a 8 à 10 millimètres de hauteur. L'incision peut donc éga-lement être pratiquée dans ce point.

La surface interne de la portion présphinctérienne de

l'urèthre est lisse et unie. Je ne vous citerai que les dépressions nombreuses appelées *lacunes* ou *sinus* de *Morgagni*, dépressions que l'on voit surtout sur la paroi supérieure, et qui ont été divisées, d'après la dimension de leurs orifices, en *foramina* et foraminula. L'une de ces dépressions, appelée grand sinus et située à 2 ou 3 centimètres du méat urinaire, sur la ligne médiane de cette paroi, est limitée en arrière par un repli très accusé : c'est la valvule d'A. Guérin. Une autre valvule, moins prononcée, existe parfois à un centimètre seulement du méat. L'extrémité des petites bougies peut être arrêtée par ces replis; aussi, pour les éviter, doit-on avoir soin de diriger ces instruments le long de la paroi inférieure du canal uréthral.

Ceci dit, passons à l'étude des rapports de la *portion sphinctérienne* de l'urèthre. Vue par sa face interne, cette portion est très régulièrement cylindrique ; les limites de sa face externe sont au contraire fort vagues. Sa composition est, en effet, exclusivement musculaire ; or, elle est en rapport de toutes parts avec des muscles. Il est donc bien difficile de limiter ce qui appartient à sa propre structure. C'est une particularité importante, sur laquelle je me propose d'insister d'une façon toute spéciale lorsque je vous parlerai de la structure et de la physiologie de cette région.

La portion membraneuse traverse dans son trajet les deux feuillets de l'aponévrose moyenne du périnée, dans le dédoublement de laquelle elle est comprise. Sa face supérieure est en rapport en arrière avec le plexus de Santorini et en avant avec le muscle de Wilson. Ces organes séparent l'urèthre de l'arcade pubienne. Je vous ai déjà dit que la facile compression des grosses veines qui constituent le plexus de Santorini rend relativement aisé le cathétérisme rectiligne. Je vous rappelle également que l'urèthre membraneux n'est séparé de la symphyse

pubienne que par un intervalle de 15 à 20 millimètres, et
que l'axe de la symphyse tombe à l'union de cette portion
de l'urèthre avec la portion spongieuse. Aussi dans les
fractures du pubis est-ce presque toujours la région
sphinctérienne qui est déchirée.

La face postérieure de la portion membraneuse est en
rapport dans sa moitié antérieure avec le bulbe de l'urèthre,
dont la sépare le muscle de Guthrie. Les glandes bulbo-
uréthrales répondent, ainsi que je vous l'ai déjà dit, à la
partie moyenne de cette face. Près de la prostate, la
portion membraneuse de l'urèthre est presque directement
adossée à la paroi rectale : aussi peut-on avec un doigt
introduit dans le rectum sentir et même guider le bec de
la sonde pendant un cathétérisme difficile. Mais à partir
de ce point ces deux organes s'éloignent : l'urèthre se
porte en avant et l'intestin se dirige en bas et un peu en
arrière. De là un espace angulaire dont la base répond au
périnée, limité en avant par le bulbe et en arrière par le
rectum. Cet espace est rempli par les muscles bulbo-
caverneux en avant, le sphincter externe de l'anus en
arrière et les deux muscles transverses à droite et à
gauche. Ces muscles s'insèrent sur une lame fibreuse,
médiane, antéro-postérieure qui adhère en bas à l'aponévrose périnéale inférieure et en haut à la portion membraneuse de l'urèthre. C'est dans cet espace triangulaire que
l'on pratique l'incision lorsque l'on fait la taille périnéale.
Si l'incision s'incline trop en avant, le bulbe sera blessé ;
si elle s'incline trop en arrière, c'est au contraire le rectum
qui sera atteint. Dans la taille périnéale, l'incision de
l'urèthre porte donc toujours sur la région membraneuse.
Nélaton l'atteignait tout près de la prostate ; Dupuytren
la divisait près du bulbe. C'est également sur la portion
musculeuse que l'on établit la boutonnière périnéale.

La portion *rétro-sphinctérienne* de l'urèthre est logée
tout entière dans l'épaisseur de la prostate. Les rapports

que présente cette région avec les organes voisins ne sont donc que médiats; je vous les indiquerai rapidement, mais je dois auparavant vous faire connaître la situation du canal uréthral dans l'épaisseur du tissu prostatique. On admet généralement, avec MM. Sappey et Richet, que ce canal est situé, dans toute l'étendue de la glande, à l'union du quart antérieur avec les trois quarts postérieurs. Certains auteurs prétendent, au contraire, qu'au niveau du sommet de cet organe, près de la région sphinctérienne, le tissu prostatique manque sur la paroi supérieure de l'urèthre. Il est incontestable que l'hypertrophie sénile porte à peu près exclusivement sur le segment de la prostate situé en arrière du canal uréthral, lequel devient plus long, plus courbe et plus coudé. Mais, d'autre part, on a rencontré des calculs en avant de la portion prostatique de l'urèthre, ce qui prouve bien qu'il existe des éléments glandulaires en ce point (Sappey).

Au niveau de son orifice interne, l'urèthre est en rapport avec le sphincter vésical, dont les fibres musculaires limitent cet orifice. La face antérieure de la portion rétro-sphinctérienne du canal est ensuite en rapport avec le sphincter prostatique de M. Sappey, muscle strié qui s'étend du sphincter de la vessie à la portion membraneuse de l'urèthre, et dans le sens transversal du bord gauche de la face rectale de la glande au bord opposé.

La face postérieure de cette région de l'urèthre n'est au contraire en contact qu'avec le tissu prostatique en dehors du sphincter vésical.

Quelle est l'épaisseur du tissu glandulaire qui entoure la prostate ? C'est une question qui intéresse le chirurgien, car dans les divers procédés de taille périnéale, on ne peut arriver à la vessie qu'en s'ouvrant une voie à travers la prostate. Voici les chiffres cités par M. Sappey, qui donne les rayons s'étendant de la surface interne du canal à la périphérie de la glande, rayons mesurés au niveau de l'origine du canal prostatique :

Rayon médian antérieur. . . . . . 5 millimètres.
— médian postérieur . . . . . 17 —
— transversal . . . . 15 —
— oblique en bas et en dehors. 23 —

Si l'on dilate le canal de façon à lui donner un diamètre de 12 millimètres, voici ce que deviennent ces rayons suivant M. Sappey :

Médian postérieur. 12
Transverse.'. 9
Oblique en dehors et en arrière 18

En incisant la prostate suivant ce dernier rayon, ce que l'on fait dans la taille latéralisée, on ne peut donc obtenir, sans dépasser les limites de la glande, une circonférence de plus de 72 millimètres, ce qui ne permettra de retirer qu'un calcul de 2 centimètres de diamètre. Pour obtenir cette circonférence, il faut bien remarquer que l'instrument franchira même les limites de la prostate en avant, où ses dimensions sont beaucoup moindres. Je vous rappelle que les chiffres que j'ai cités s'appliquent à la base de la prostate.

Avec la taille bilatérale, proposée par Dupuytren, on peut arriver à extraire dans les mêmes conditions un calcul de 32 millimètres de diamètre.

M. Senn a conseillé de diviser la glande obliquement à gauche et transversalement à droite. En opérant de la sorte, on ne peut obtenir qu'une circonférence laissant passer un calcul de 26 millimètres de diamètre.

Si l'on se base sur le volume ordinaire des calculs, on arrive donc à cette conclusion formulée par M. Sappey, après Malgaigne et M. Richet, que dans les divers modes de taille périnéale il est nécessaire en général de faire une incision qui dépasse sur toute sa longueur les limites de la prostate.

Quelle est donc la variété de taille périnéale que l'ana-tomie nous indique comme présentant le moins de danger? L'étude des rapports médiats de la portion rétro-sphinc-térienne de l'urèthre va nous permettre de répondre à cette question.

En avant, se trouvent les veines antérieures de la vessie, qui viennent se jeter dans le plexus de Santorini, et, sur un plan plus élevé, une couche plus ou moins épaisse de tissu cellulo-adipeux. C'est là que commence la cavité de Retzius ou prévésicale. Les fibres longitudi-nales antérieures de la vessie recouvrent, dans toute sa longueur et sur toute sa largeur, la face antéro-supérieure de la prostate à laquelle elles adhèrent d'une manière intime. La partie antérieure de la glande, et par suite la paroi antérieure de l'urèthre postérieur, se trouvent donc ainsi immobilisées dans leur position.

En arrière, l'urèthre est peu éloigné de l'intestin, surtout au niveau du sommet de la prostate. Je vous ai déjà dit que, dans ce point, le doigt introduit dans le rectum permet de sentir les sondes et de les diriger, ce qui facilite parfois singulièrement le cathétérisme au niveau de l'urèthre rétro-sphinctérien. Dans la partie supérieure, le rectum se trouve plus éloigné parce que l'épaisseur du tissu glandulaire est beaucoup plus consi-dérable, mais la prostate n'est séparée de l'intestin que par une simple lamelle de nature fibro-musculaire, qui se continue en haut avec l'enveloppe des vésicules séminales, et que l'on désigne sous le nom d'*aponévrose-prostato-péritonéale*.

Sur les parties latérales existent des rapports importants. Les faces latérales de la prostate sont recouvertes par une autre lame fibro-musculaire épaisse, résistante, qui renferme dans son épaisseur un plexus de canaux veineux remarquables par leur volume, leur nombre et leurs nombreuses anastomoses. Aussi les hémorrhagies et la phlébite sont-elles à craindre si l'on vient à léser ces plexus. Il n'est point étonnant que ces vaisseaux aient de tout temps préoccupé les chirurgiens dans la taille péri-néale. Ces différents rapports vous montrent donc que dans cette opération, l'incision devra être faite de façon à éviter non seulement de léser le rectum, mais encore les plexus veineux situés en avant de l'urèthre, et surtout sur les faces latérales de la prostate. C'est pourquoi on aura soin d'inciser cette glande de préférence suivant le rayon oblique en dehors et en arrière, c'est-à-dire en se dirigeant vers le bord qui unit les faces latérales de la prostate à sa face postérieure. C'est dans ce point qu'il existe le moins de vaisseaux. Cette incision pourra du reste être prolongée à ce niveau sans danger, parce qu'en dehors de l'aponévrose latérale de la prostate on ne divise que des parties peu importantes.

Si j'ai autant insisté sur ces considérations opératoires, c'est que l'on a maintenant une tendance à négliger dans l'étude des rapports de l'urèthre postérieur, les détails qui permettent de comprendre les différents procédés de la taille périnéale, sous prétexte que l'on a habituellement recours aujourd'hui à la taille hypogastrique. C'est un tort; la taille périnéale a encore ses indications. Vous devez donc connaître les particularités anatomiques sur lesquelles sont basés les divers procédés que comprend cette opération.

Les différents plans fibro-musculaires que je viens de vous indiquer limitent, avec l'aponévrose moyenne du périnée, la loge médiane ou uréthro-prostatique de l'étage supérieur du périnée. Cette loge renferme non seulement la prostate, et par suite l'urèthre rétro-sphinctérien; mais aussi la partie postérieure de la région membraneuse du canal uréthral. C'est dans cette loge que s'infiltre l'urine lorsqu'il se produit une solution de continuité sur le trajet de l'urèthre, au-dessus de l'aponévrose moyenne du périnée.

Je vous rappellerai encore que les conduits éjaculateurs, conduits excréteurs des vésicules séminales, sont logés dans une excavation infundibuliforme creusée aux dépens de la prostate sur la ligne médiane, au-dessous du lobe moyen, à la partie postérieure de la face inférieure de cette glande. Ces conduits cheminent à droite et à gauche de l'utricule prostatique, et ils viennent s'ouvrir dans la portion prostatique de l'urèthre, sur les parties latérales de l'extrémité antérieure du verumontanum, organe que je vais vous décrire en vous parlant maintenant de la face interne de l'urèthre postérieur.

La paroi antérieure de cette surface interne est criblée d'orifices microscopiques qui représentent l'embouchure des glandules correspondantes de la prostate. On en trouve également sur les parois latérales.

La paroi postérieure est loin de présenter, à partir d'un certain âge, une courbe aussi régulière que celle décrite par la paroi antérieure. Elle affecte la direction d'une ligne brisée plus ou moins prononcée, suivant le degré d'hypertrophie de la prostate. Le sommet de cet angle, ouvert en avant, serait ordinairement situé exactement au-dessus du verumontanum.

On remarque sur la paroi inférieure :

1° De nombreux orifices glandulaires, plus apparents que ceux déjà cités ;

2° Deux petites gouttières latérales, l'une droite et l'autre gauche, dirigées de haut en bas et d'arrière en avant, sur lesquelles viennent s'ouvrir les principaux conduits excréteurs de la prostate ;

3° La *crête uréthrale* ou le *verumontanum*, saillie médiane, antéro-postérieure, de 12 à 14 millimètres de longueur, arrondie en arrière, effilée à sa partie antérieure

qui, tantôt simple et tantôt bifide, commence à un centimètre en avant de l'orifice vésical, et s'avance jusque sur
la portion membraneuse;

4° L'embouchure des conduits éjaculateurs, orifices circulaires, souvent peu visibles, situés à droite et à gauche
d'un orifice beaucoup plus considérable qui occupe le
sommet du verumontanum;

5° Enfin, cet orifice lui-même, qui présente l'aspect
d'une fente antéro-postérieure, et qui conduit dans l'*utricule prostatique*, diverticule de la muqueuse uréthrale,
d'un centimètre de longueur en général. Ce diverticule se
trouve situé, ainsi que je vous l'ai dit, entre les deux
conduits éjaculateurs, dans l'excavation infundibuliforme
creusée aux dépens de la partie postérieure de la prostate.
Cette cavité renferme un liquide grisâtre secrété par de
petites glandes en grappes et qui se mêle aux spermes.

C'est en arrière du verumontanum que siège les plis les
plus constants que présente la muqueuse uréthrale. Leur
direction est longitudinale.

J'en ai fini, Messieurs, avec l'étude des rapports de
l'urèthre et de la configuration de la surface interne de ce
canal. Avant de vous parler de la structure de cet organe,
je vous ferai remarquer combien les parois supérieure et
inférieure de l'urèthre diffèrent l'une de l'autre. Vous venez
de voir que dans la région prostatique les organes importants sont situés sur la paroi inférieure; c'est la seule
également qui soit déformée par l'hypertrophie prostatique.
Dans la région bulbeuse, le cul-de-sac du bulbe, si dépressible et qui est si fréquemment le siège de fausses routes,
occupe la paroi inférieure et repose sur le bulbe. Dans la
région pénienne, la paroi inférieure est aussi bien moins
résistante que la paroi supérieure. Aussi, M. Guyon a-t-il
donné à la paroi supérieure de l'urèthre le nom de *paroi chirurgicale*, parce qu'elle offre, dit-il, « le chemin le plus court
« le plus régulier, le plus constant dans sa forme et dans sa

« direction ; le plan le plus uni et le plus ferme, le moins
« capable de fuir et de se modifier sous la pression instru-
« mentale ; la plus grande résistance aux déchirures et à
« la pénétration, par le fait même de ses rapports anato-
« miques, et, grâce à sa structure, le territoire le moins
« vasculaire. »

C'est donc cette paroi qui devra vous servir surtout de
guide dans le cathétérisme. Il n'y a qu'une exception,
c'est pour l'introduction des petites bougies dans la région
pénienne. Je vous l'ai déjà citée.

STRUCTURE DE L'URÈTHRE

L'urèthre proprement dit est formé d'une *tunique
muqueuse* complètement recouverte par une *tunique
musculaire* qui lui adhère d'une façon intime.

Tunique musculaire. — La tunique musculaire est
formée de faisceaux de fibres lisses, qui affectent, les uns
une direction longitudinale, les autres une disposition
circulaire. Ces faisceaux se continuent en arrière avec
avec ceux de la couche réticulée de la vessie.

Les faisceaux longitudinaux croisent à angle droit le
sphincter vésical. A ce niveau, ils sont séparés, sur la
face postérieure de l'urèthre, par de très petits intervalles.
La tunique interne les relie et se déprime dans ces points.
Ce sont ces faisceaux qui forment les freins du verumontanum.

Au niveau de la région membraneuse, ces faisceaux
constituent une tunique cylindrique régulière et complète,
qui s'étend sans se modifier d'une façon sensible jusqu'au méat urinaire, où elle se termine en s'amincissant.

L'épaisseur moyenne de cette couche musculaire est
d'un demi-millimètre. Elle est intimement unie à la tunique
muqueuse et elle ne présente aucune tendance à se plisser

en travers. Elle concourt cependant à la rétraction de la verge et au maintien de cet état de rétraction. Pendant le cathétérisme on voit aussi quelquefois le canal se rétracter sur la sonde sous l'influence des contractions des fibres musculaires longitudinales. Ces contractions sont dues à l'irritation produite par la présence de la sonde.

La couche musculaire circulaire est niée par M. Sappey. Suivant Ch. Robin et Cadiat, elle présenterait au contraire une épaisseur d'un millimètre environ au niveau de la région membraneuse. Elle se réduirait ensuite de moitié au voisinage du bulbe, et cesserait bientôt d'exister après s'être brusquement amincie. D'autre part, Robin et Cadiat prétendent qu'au niveau de la prostate les deux couches musculaires manquent : la muqueuse serait en contact direct avec la glande.

Vous voyez, Messieurs, que, d'après les auteurs classiques, il n'y aurait pas de fibres musculaires circulaires au niveau de la région pénienne. Eh bien, la physiologie et la pathologie montrent qu'il doit en exister réellement, au moins chez certains sujets. L'urèthre pénien est en effet contractile : je vous le prouverai dans une autre leçon. Il peut même être le siège d'un véritable spasme limité à quelques millimètres de longueur, spasme tel qu'il détermine parfois de la rétention d'urine.

La contraction des fibres musculaires longitudinales de l'urèthre antérieur ne peut pas expliquer ces faits. Il me semble donc logique d'admettre que dans ces cas les fibres musculaires circulaires existent aussi bien dans la région pénienne que dans la région bulbeuse, où elles sont sans doute plus abondantes. De nouvelles recherches anatomiques me paraissent nécessaires sur ce sujet.

La tunique musculaire propre de l'urèthre est renforcée par de petits muscles striés qui lui sont annexés. Je vous ai déjà cité le *sphincter de la portion prostatique*, muscle décrit par M. Sappey, et qui s'étend du sphincter de la vessie à la portion membraneuse, d'une part, et, dans le sens transversal, du bord gauche de la face rectale de la prostate au bord opposé. La base de ce muscle s'adosse sur la ligne médiane au sphincter vésical, tandis que son sommet tronqué se confond avec les fibres circulaires de la portion membraneuse de l'urèthre. Ce muscle présente une épaisseur de 6 à 7 millimètres au niveau de sa partie médiane.

Je vous rappelle également que dans la région bulbeuse les muscles bulbo-caverneux recouvrent complètement le bulbe. En comprimant cet organe, ils rapprochent les parois de l'urèthre au point d'effacer la cavité bulbaire. Ils concourent donc ainsi à l'émission de l'urine et à l'émission du sperme.

Mais c'est principalement dans la région membraneuse que cet appareil musculaire strié mérite d'être étudié, à cause de l'importance considérable qu'il présente et de son union si intime avec la paroi uréthrale que Cadiat l'a considéré comme faisant partie intégrante du sphincter uréthral. Cet appareil musculaire est formé par les muscles de Guthrie et de Wilson.

Le muscle de Wilson, de figure rayonnée, s'insère par sa base au ligament sous-pubien, tandis que son sommet se perd sur l'urèthre au niveau de la moitié postérieure de la région membraneuse. Les fibres latérales forment une anse dont la concavité répond à la paroi inférieure de cette région de l'urèthre. Ce muscle est donc un véritable constricteur de la région membraneuse.

Le muscle de Guthrie est situé en avant du muscle de Wilson. Il est compris dans le dédoublement de l'aponévrose moyenne du périnée. Ses fibres s'attachent de chaque côté, à toute la longueur des branches ischio-pubiennes, sur la lèvre interne de ces branches. De là elles iraient s'insérer, suivant M. Sappey, sur l'aponévrose. D'autres anatomistes prétendent, au contraire, qu'elles se rendent

à la paroi inférieure de l'urèthre et à la face supérieure
du bulbe.

Quoi qu'il en soit, il existe au niveau de la région membraneuse de l'urèthre non seulement un anneau de fibres
musculaires lisses d'un millimètre d'épaisseur, mais
encore une couche circulaire de fibres musculaires striées
épaisse de 6 millimètres. Je vous démontrerai bientôt
que toutes ces fibres jouent le rôle d'un véritable
sphincter.

Avant de vous parler de la tunique muqueuse de l'urèthre,
je dois vous signaler dans l'épaisseur de la tunique musculaire : 1º des fibres élastiques fines qui unissent entre
eux les faisceaux musculaires et ceux-ci à la tunique
muqueuse; 2º des filets nerveux, dont les uns s'y terminent tandis que les autres ne font que la traverser ;
3º quelques artérioles grêles ; 4º des veines très multipliées
et assez volumineuses, lesquelles sont intramusculaires
dans la portion spongieuse, en grande partie sous-musculaires dans la portion membraneuse, et à la fois intra et
sous-musculaires dans la région prostatique.

Le plexus veineux de la région membraneuse est situé
entre les fibres lisses et les fibres striées circulaires. A la
suite d'une irritation, il peut devenir le siège d'une congestion, d'où résulterait, suivant certains auteurs, une
diminution notable du calibre de l'urèthre en ce point.

Tunique muqueuse. — Cette membrane est très mince
et demi-transparente. Sa surface externe adhère si solidement à la tunique musculaire qu'elle ne saurait en être
séparée. Il en résulte que ces deux tuniques s'allongent
et se raccourcissent, se dilatent et se resserrent simultanément. Elles se comportent donc d'une manière bien différente de la plupart de celles qui concourent à former les
organes creux. Ainsi, tandis que les deux tuniques de
l'urèthre se plissent et se déplissent ensemble, celles de
la vessie par exemple, qui sont indépendantes l'une de

3

l'autre, présentent une disposition inverse : pendant que la tunique profonde se resserre ou se dilate, la plus superficielle seule se plisse ou se déplisse.

On n'observe sur les parois de l'urèthre que des plis longitudinaux, qui du reste sont peu saillants et souvent à peine appréciables. Ils ne peuvent apporter la moindre entrave au cathétérisme. Suivant M. Sappey, on ne trouve jamais de plis transversaux ni plis obliques, ni, par suite, de ces replis valvulaires dont quelques anatomistes ont tant abusé et abuseront encore, dit-il.

Quelle est la couleur de la muqueuse uréthrale ? C'est une particularité qui a une certaine importance au point de vue anatomo-pathologique, et même au point de vue du diagnostic de certaines inflammations chroniques de l'urèthre. Nous devons donc la connaître aussi exactement que possible.

Sur le cadavre, la muqueuse uréthrale est blanche dans la région prostatique, plus ou moins rouge dans la région membraneuse et au niveau du bulbe, pâle au niveau de l'angle uréthral, et d'une teinte foncée dans la fosse naviculaire. Lorsqu'on a fait passer un courant d'eau dans les veines, la muqueuse uréthrale se montre, au contraire, uniformément blanche sur toute son étendue.

Sur le vivant, sa coloration serait pâle, suivant certains auteurs, qui ont soin d'ajouter, il est vrai, qu'elle devient d'autant plus rosée qu'on se rapproche davantage de la fosse naviculaire. Eh bien, ce n'est pas ce que l'on constate lorsqu'on emploie l'*endoscopie uréthrale*, procédé d'investigation d'origine française, très employé à l'étranger alors qu'il est à peu près inconnu en France. C'est un procédé qui peut cependant rendre de grands services dans certaines lésions de l'urèthre. Ainsi, il m'a permis de voir et, par suite, de diagnostiquer d'une façon certaine des végétations de l'urèthre postérieur. Permettez-moi, Messieurs, puisque j'en ai l'occasion, de vous dire un mot de cette *endoscopie uréthrale* si délaissée aujourd'hui en France, à tort je vous le répète.

Lorsqu'on examine un urèthre normal avec l'endoscope de Grünfeld, on obtient différentes images suivant que l'on explore telle ou telle partie du canal. Dans la portion spongieuse, on aperçoit à l'extrémité de l'endoscope une fente dirigée transversalement présentant quelques millimètres de longueur et dont les lèvres supérieure et inférieure sont accolées l'une à l'autre. Au niveau du bulbe, on aperçoit un petit cercle, un orifice central, qui disparaît dans la région membraneuse, où l'on voit de nouveau une fente qui diffère de la première en ce qu'elle est dirigée de haut en bas. Dans la région prostatique, on a une fente transversale et l'on aperçoit très bien le verumontanum, qui se présente sous la forme d'une saillie de couleur rouge clair, saillie à convexité supérieure.

La muqueuse uréthrale ainsi examinée présente une couleur d'un rouge foncé. A la partie inférieure de l'endoscope, cette teinte paraît encore plus prononcée. J'insiste sur ce fait parce que vous pourriez croire, en ne trouvant pas la teinte pâle indiquée par les auteurs dont je vous parlais tout à l'heure, qu'il s'agit d'un état pathologique, alors que vous vous trouvez en présence d'une muqueuse absolument saine.

Lorsque la muqueuse est atteinte d'inflammation chronique, on aperçoit une image bien différente de celle que je viens de vous indiquer. Autour de la fente ou de l'orifice circulaire central, on voit un bourrelet très épaissi et rouge sombre. Parfois on constate l'existence d'une érosion : la muqueuse uréthrale desquamée présente alors dans ce point de petites saillies très fines couvertes de pus ou de sang.

Au niveau d'un rétrécissement constitué, la muqueuse uréthrale présente un aspect blanc, lisse et luisant.

Je n'insiste pas davantage. Si vous désirez avoir plus de détails sur ce sujet, vous les trouverez dans un article publié en 1888 par mon ami et ancien collègue d'internat, le docteur Paul Raymond.

La muqueuse uréthrale présente une *consistance* assez ferme. De fines bougies la traversent cependant avec facilité, créant ainsi des fausses routes. Ces bougies peuvent pénétrer dans le tissu spongieux ou cheminer sous la muqueuse dans une couche de fibres musculaires longitudinales. Ces instruments devront donc être toujours manœuvrés avec la plus grande douceur. Quant aux instruments métalliques, beaucoup plus dangereux encore, il devront toujours offrir un certain volume.

La tunique interne de l'urèthre présente une *structure* simple. Elle est constituée par une lame épithéliale et une lame fondamentale ou chorion, à laquelle sont annexés des glandes, des artères, des veines, des vaisseaux lymphatiques et des nerfs.

L'épithélium est pavimenteux dans une étendue d'un centimètre et demi à partir du méat. Il devient ensuite cylindrique ou plutôt prismatique.

Le chorion se compose: 1° d'une lamelle amorphe, hyaline et superficielle signalée par Ch. Robin et Cadiat; 2° d'une quantité considérable de fibres élastiques fines, anastomosées, formant un très riche réseau ; 3° de fibres lamineuses réunies en faisceaux ou isolées, mais beaucoup moins nombreuses que les précédentes.

C'est à la grande quantité de fibres élastiques qui entrent dans sa structure que la tunique muqueuse de l'urèthre doit l'élasticité remarquable qu'elle présente, ainsi que la tunique musculaire. Aussi l'incision transversale ou longitudinale des parois uréthrales est-elle suivie immédiatement à l'état normal de l'écartement des lèvres de la plaie, lesquelles restent écartées après cette section. En se basant sur cette particularité, on avait espéré obtenir par l'uréthrotomie interne, la guérison radicale des rétrécissements de l'urèthre, mais on s'aperçut bientôt qu'il n'en était rien. Les tissus pathologiques qui déterminent les rétrécissements uréthraux présentent des propriétés qui rendent insuffisante l'élasticité des parois uréthrales pour obtenir un aussi complet résultat. C'est là une question de la plus haute importance sur laquelle je me propose de revenir longuement lorsque je vous parlerai du traitement des strictures uréthrales.

Les glandes annexées à la muqueuse de l'urèthre sont extrêmement nombreuses. Elles sont situées dans l'épaisseur de la tunique musculaire. Ce sont des glandes en grappe. Celles de la région membraneuse sont connues sous le nom de glandes de Littre.

On admet également aujourd'hui qu'il existe des *follicules* glandulaires dans toute l'étendue de la muqueuse uréthrale.

Je vous rappelle que dans la région bulbaire viennent s'ouvrir les canaux excréteurs des glandes bulbo-uréthrales. Le mucus secrété par ces dernières est plus visqueux que celui fourni par les autres glandes en grappe. L'excrétion de ces liquides se produit surtout pendant l'érection. Certains malades, chez lesquels une blennorrhée a persisté pendant longtemps, sont très préoccupés par cette sécrétion. Vous devrez les rassurer et affirmer qu'ils sont bien réellement guéris lorsque vous ne trouverez plus de pus dans ce liquide. Vous aurez soin en même temps de leur faire cesser tout traitement, ce qui n'est pas toujours facile à obtenir.

On a pensé que si la blennorrhée présente parfois une ténacité véritablement désespérante, cela tient à ce que les lésions siègent dans les glandes uréthrales mêmes, ainsi que dans les nombreux *sinus* dont je vous ai déjà parlé. Pour en triompher, il est donc bon d'employer des liquides moins énergiques, mais en quantité suffisante pour agir sur toute l'étendue de l'urèthre antérieur. On devra également soumettre ce liquide à une certaine pression, laquelle devra cependant toujours être inférieure à la résistance du sphincter uréthral.

Les glandes uréthrales ne commencent à se montrer qu'à 2 centimètres environ en arrière du méat. Jusque-là il n'existe que des papilles qui sont très manifestes. Dans les autres parties de l'urèthre, celles-ci sont plus difficiles à distinguer. Ce sont les papilles qui communiquent à l'urèthre la vive sensibilité que présente cet organe.

Les *artères* ne présentent rien de particulier à noter.

Les *veines* de la muqueuse uréthrale se réunissent à celles de la tunique musculaire et se rendent dans les plexus qui entourent la prostate et le col vésical.

Les *vaisseaux lymphatiques*, disséminés dans la région bulbeuse, forment un réseau de plus en plus riche à mesure qu'ils s'avancent vers le méat. Ils aboutissent à un plexus très serré situé au niveau du frein de la verge. De là, ils se jettent dans le tronc médian qui accompagne la veine dorsale de la verge, ou dans deux troncs latéraux qui reçoivent les lymphatiques du pénis. Ils aboutissent aux ganglions inguinaux, d'où les adénites inguinales si fréquentes dans les lésions de l'urèthre.

Les *ramifications nerveuses* viennent surtout du nerf honteux interne.

STRUCTURE DE LA PROSTATE

Avant de commencer l'étude de la physiologie de l'urèthre, je vous dirai un mot de la structure de la prostate, organe dont je vous ai longuement parlé en vous décrivant les rapports de l'urèthre postérieur.

Le tissu prostatique est essentiellement constitué par

des glandes et par une trame musculaire, auxquelles
viennent s'ajouter des vaisseaux, des nerfs et une petite
quantité de tissu cellulaire.

Chez les individus jeunes, le tissu musculaire forme
environ les deux tiers de cet organe. Ce tissu comprend
des fibres striées et des fibres lisses non mélangées. Les
fibres striées occupent les faces antérieure et latérales de
la prostate. Elles constituent le sphincter prostatique de
M. Sappey dont je vous ai déjà indiqué la disposition.

Les fibres lisses sont situées en arrière de l'urèthre.
Elles forment sur sa face postérieure une couche transversalement dirigée ; mais la plus grande partie de ces
fibres s'entre-croisent dans toutes les directions et limitent
les aréoles au sein desquelles sont plongés les éléments
glandulaires. Voilà surtout ce qu'il faut bien retenir.

Les *glandes* sont très nombreuses et de dimensions très
inégales. Elles existent sur tout le pourtour de l'urèthre
postérieur, vers lequel elles convergent. Elles forment un
groupe antérieur et un groupe postérieur. Ce dernier est
de beaucoup le plus important. Toutes ces glandes sont
des glandes en grappe. Elles sécrètent un liquide de couleur
opaline ou laiteuse. Il existe fréquemment, surtout chez
les vieillards, au centre des culs-de-sac glandulaires des
concrétions plus ou moins volumineuses, véritables calculs
auxquels M. Sappey fait jouer un grand rôle dans l'hypertrophie sénile de la prostate.

Le tissu prostatique contient peu de fibres élastiques.
Le tissu conjonctif y est également peu abondant, mais
assez dense.

Les *artères* et les *veines* ne présentent rien d'intéressant
à noter. Les veines se rendent dans les riches plexus
périprostatiques dont je vous ai parlé.

Les *vaisseaux lymphatiques*, dont l'existence a été
signalée en 1854 par M. Sappey, sont extrèmement
nombreux. Ils prennent naissance sur les parois des

glandes ; ils se dirigent ensuite vers la périphérie de l'organe, surtout vers sa face inférieure, où ils forment un riche plexus. De là partent quatre troncs principaux : deux latéraux volumineux, qui se portent presque transversalement en dehors et vont se terminer dans un ganglion situé sur les parties latérales et inférieures de l'excavation du bassin ; deux supérieurs, d'ordinaire plus grêles, qui rampent sur les parties latérales de la vessie, pour se rendre à un ganglion situé entre le trou souspubien et la partie correspondante du détroit supérieur.

Dans les cas d'inflammation de la prostate, ces ganglions sont parfois le point de départ de vastes foyers purulents qui peuvent s'étendre jusque dans la fosse iliaque correspondante. J'en ai observé un cas remarquable l'an dernier, en province, chez un malade atteint de calculs vésicaux. L'expulsion spontanée d'un petit calcul dur et à parois irrégulières avait déterminé un traumatisme de l'urèthre postérieur suivi d'une prostatite aiguë, qui avait été ellemême le point de départ d'un adéno-phlegmon du côté gauche. Je trouvai chez ce malade un vaste abcès de la fosse iliaque gauche. Malgré cette grave complication, la guérison put être obtenue. J'ai revu ce malade il y a quelques mois ; sa santé était excellente et il ne présentait plus aucun trouble du côté des voies urinaires.

Vous voyez que cette disposition des lymphathiques de la prostate a une certaine importance et mérite d'être retenue.

Par contre, je ne vous dirai rien des *nerfs* de la prostate, qui viennent du plexus hypogastrique. On ignore leur terminaison exacte.

TROISIÈME LEÇON

PHYSIOLOGIE DE L'URÈTHRE

Messieurs,

Le fait qui domine toute la physiologie de l'urèthre, c'est l'existence sur le trajet de ce canal d'un véritable sphincter, dont vous connaissez maintenant le siège exact et l'importance au point de vue anatomique.

Bien qu'entrevu déjà par Vésale et signalé par Amussat, ce sphincter, malgré les remarquables travaux de M. le professeur Guyon, était encore imparfaitement connu au point de vue physiologique il y a quelques années, lorsque j'entrepris des recherches sur ce sujet. Jusque-là on s'était contenté de montrer que la portion membraneuse ou sphinctérienne de l'urèthre est réellement contractile et qu'elle est même constamment contractée à l'état normal, de telle sorte que cette région se trouve hermétiquement fermée dans l'intervalle des mictions, des éjaculations et des cathétérismes. Quant à la résistance de ce sphincter uréthral, on n'en avait qu'une idée très vague. Aussi des faits cliniques mal interprétés avaient-ils donné lieu à des affirmations tellement erronées que l'on se demande aujourd'hui comment de pareilles erreurs ont pu être commises par des chirurgiens aussi distingués. Alors que l'on ne tenait aucun compte de la résistance de ce sphincter pour introduire dans la vessie des cathéters plus ou moins volumineux ; alors que l'on violentait sans trop s'en préoccuper, avec raison du reste, la région sphinctérienne de l'urèthre, en employant le cathétérisme rectiligne, on professait qu'il fallait bien se garder d'introduire des liquides sans sonde dans le réservoir urinaire, parce que c'était là une pratique dangereuse. Voyez, disait-on, ce qui se produit lorsqu'un malade atteint de blennorrhagie envoie dans sa vessie une petite quantité de liquide en se faisant une injection uréthrale : l'uréthrite postérieure, la cystite du col, la prostatite, l'orchite en sont la conséquence. C'est vrai, mais comment n'a-t-on pas vu que le liquide joue ici un rôle tout à fait secondaire? Si de telles complications surviennent en pareille circonstance, il est bien évident que cela tient à la pénétration dans l'urèthre postérieur et la vessie des agents septiques contenus dans l'urèthre antérieur. On comprend du reste que ces complications aient d'autant plus de chances de se produire, que le liquide aura été poussé avec plus de violence. En effet, ce liquide peut déterminer ainsi un véritable traumatisme de l'urèthre et faciliter de la sorte l'inoculation des éléments microbiens.

Vous verrez à ma clinique que je fais à chaque instant des injections intra-vésicales sans sonde chez des malades atteints d'une inflammation de l'urèthre antérieur, sans déterminer aucune complication. Mais j'ai bien soin de faire préalablement une antisepsie rigoureuse de l'urèthre antérieur et de n'employer qu'une faible pression, juste la pression nécessaire pour triompher de la résistance du sphincter uréthral.

Voyons donc, Messieurs, quelle est cette résistance et comment on peut arriver à la calculer. J'ai employé pour cela la pression atmosphérique et le poids d'une colonne cylindrique d'eau distillée (1). Je me suis servi d'un tube cylindrique métallique de 3 centimètres de longueur et dont l'orifice de sortie a été parfaitement déterminé à l'avance. Ce tube, recouvert d'un cône de caoutchouc des-

(1) Académie des Sciences ; séance du 27 mai 1889.

tiné à obstruer le méat urinaire, a été introduit dans le canal uréthral. J'ai alors adapté à ce petit appareil un long tube de caoutchouc terminé à son extrémité par un tube de verre gradué. J'ai ensuite rempli le tout d'eau distillée tiède et j'ai placé le récipient à 30 centimètres au-dessus du plan horizontal passant par le méat urinaire.

Le liquide a pénétré aussitôt dans l'urèthre antérieur, puis, cette cavité une fois remplie, le niveau de l'eau dans le tube de verre est resté stationnaire. J'ai élevé alors le tube gradué progressivement de 5 centimètres à la fois jusqu'à une hauteur de 40 centimètres. Le liquide a baissé un peu, puis il est resté de nouveau stationnaire. J'ai noté à ce moment la quantité de liquide que contenait l'urèthre antérieur, afin de me rendre compte de la capacité de cet organe, puis j'ai continué à élever progressivement le verre gradué. Lorsque le niveau de l'eau s'est trouvé à 52 centimètres au-dessus du plan horizontal passant par le méat urinaire, le liquide a baissé rapidement : la résistance du sphincter uréthral était vaincue et l'eau pénétrait maintenant dans l'urèthre postérieur et jusque dans la vessie. J'ai alors abaissé le récipient de 5 centimètres : le liquide a continué à baisser, mais le niveau est redevenu stationnaire à une hauteur de 40 centimètres. En élevant plusieurs fois, puis abaissant le tube de verre gradué, j'ai vu les mêmes particularités se reproduire. La limite de la résistance du sphincter uréthral pouvait donc être considérée comme atteinte chez le sujet en expérience lorsque le niveau du liquide dans le récipient était situé à 40 centimètres au-dessus du plan horizontal passant par le méat urinaire. Il était dès lors facile de calculer cette résistance. Elle était en effet égale au poids d'une colonne cylindrique d'eau distillée ayant pour base celle du mandrin tubulé et pour hauteur 40 centimètres, plus 10 mètres 33 représentant la pression atmosphérique. Il suffisait donc d'appliquer la formule :

$$R = p = v = \frac{\pi D^2 h}{4}$$

dans laquelle R représente la résistance du sphincter uréthral; p le poids de la colonne cylindrique liquide indiquée, lequel est représenté par le même chiffre que v, c'est-
à-dire le volume d'eau distillée de cette même colonne
cylindrique; h représente la hauteur de la colonne liquide,
et D le diamètre de l'orifice de sortie du mandrin tubulé.

Dans l'expérience que je viens de vous citer, le calcul
montre que la résistance du sphincter uréthral chez ce
sujet était de 14 gram. 967 milligr., le diamètre de l'orifice
de sortie du mandrin tubulé était d'un millimètre un tiers.

Il semblerait que la pression atmosphérique ne dût pas
être comptée, puisqu'elle s'exerce en même temps sur la
périphérie de l'urèthre et sur la face interne des parois de
cet organe. Il n'en est rien ; en voici la preuve. Lorsqu'on
a placé le tube gradué à une certaine hauteur et que l'on a
ainsi rempli l'urèthre antérieur on peut ensuite l'abaisser
et le placer même bien au-dessous du plan horizontal
passant par le méat urinaire sans que le niveau de l'eau
dans ce récipient varie d'une façon sensible, ce qui n'aurait
pas lieu si la pression atmosphérique avait autant d'action
sur la surface extérieure de l'urèthre qu'elle en a sur ses
parois internes par l'intermédiaire de la colonne liquide.
Cela tient sans doute à la structure spéciale des parois
uréthrales et peut-être aussi à ce que l'urèthre antérieur
est en partie recouvert par les corps caverneux. Mais je
dois ajouter que la petite expérience dont je viens de vous
parler est loin de donner des résultats constants. Chez
certains sujets l'urèthre antérieur se vide en partie, parfois
même complètement lorsqu'on place ainsi le récipient au-
dessous du plan horizontal passant par le méat urinaire.
Il existe donc à ce point de vue des variations individuelles

considérables. Aussi ai-je eu soin pour pouvoir comparer plus facilement les résultats que j'obtenais chez différents sujets de ne tenir aucun compte de l'action que peut avoir la pression atmosphérique sur la surface extérieure de l'urèthre, action qui du reste me paraît difficile à évaluer d'une façon précise.

Je me suis encore demandé si la loi de transmission des pressions était bien applicable à l'urèthre antérieur rempli de liquide et fermé à ses deux extrémités. Pour résoudre cette question, j'ai fait varier le diamètre de l'orifice de sortie du tube métallique introduit dans l'urèthre et j'ai augmenté ainsi progressivement la surface d'application de la force destinée à triompher de la résistance du sphincter uréthral. Or, j'ai constaté chez le même sujet qu'en agissant ainsi plus j'augmentais cette surface d'application, moins il me fallait élever le récipient pour vaincre la résistance de la région sphinctérienne de l'urèthre. La loi de transmission des pressions n'est donc pas applicable dans les conditions que je vous indiquais tout à l'heure. Je me hâte d'ajouter cependant que chez certains sujets il s'en faut de bien peu qu'elle soit vérifiée.

Cette variabilité d'un sujet à un autre, que je vous ai déjà signalée, est une particularité sur laquelle je tiens à insister d'une façon toute spéciale, car elle est extrême. Elle m'a beaucoup frappé dès le début de ces recherches. Le développement plus ou moins marqué du système musculaire de l'urèthre en est très probablement la principale cause, mais je suis convaincu que le système nerveux joue aussi un rôle considérable dans ces variations. J'en trouve du reste la preuve dans les modifications qui se produisent sous l'action de la cocaïne. J'ai étudié en effet l'influence de cet agent anesthésique sur la résistance du sphincter uréthral. J'ai fait deux séries d'expériences. Tout d'abord, je me suis contenté d'anes-

thésier uniquement la région antérieure de l'urèthre. Pour
cela je me suis servi du petit appareil que je vous ai décrit
plus haut. Je l'ai rempli d'une solution de chlorhydrate de
cocaïne à 4 % et j'ai injecté cette solution dans l'urèthre
antérieur. Au bout de trois minutes, j'ai remplacé la
solution de cocaïne par de l'eau distillée et j'ai constaté
que pour vaincre la résistance du sphincter uréthral il
fallait élever le récipient bien moins haut qu'avant l'anesthésie de l'urèthre antérieur.

Au bout de vingt-quatre heures, j'ai fait chez le même
sujet la deuxième série d'expériences. Après avoir de
nouveau noté la résistance du sphincter uréthral à l'aide
de l'eau distillée, j'ai injecté toujours de la même façon
une solution de chlorhydrate de cocaïne à 4 % dans l'urèthre
antérieur, puis j'ai élevé le récipient et j'ai fait pénétrer
la solution jusque dans la région prostatique et même dans
la vessie. Au bout de trois minutes, je me suis servi d'eau
distillée et j'ai constaté que pour triompher de la résistance du sphincter uréthral il fallait employer une pression
encore bien moins forte que la veille, même après l'anesthésie exclusive de l'urèthre antérieur. Il est bien entendu
que c'est le même appareil muni du même mandrin tubulé
qui a servi à toutes ces expériences. La résistance du
sphincter uréthral est donc d'autant plus affaiblie par la
cocaïne que cette substance est mise en contact avec une
plus grande étendue de l'urèthre.

Eh bien, vous savez que l'anesthésie produite par la
cocaïne employée localement est suivie de la disparition
des phénomènes réflexes. Cette action est en effet des plus
nettes lorsqu'on instille dans l'œil une solution de ce
précieux agent thérapeutique. Or, n'est-il pas démontré
aujourd'hui que la tonicité musculaire a une origine
réflexe! Il n'est point alors étonnant que la cocaïne affai-
blisse la résistance du sphincter uréthral et que cette
action soit d'autant plus manifeste que l'anesthésie porte

sur une plus grande étendue de l'urèthre et sur une des régions les plus sensibles de cet organe.

Vous voyez donc combien le système nerveux doit jouer un rôle considérable dans l'extrême variabilité présentée par la résistance du sphincter uréthral chez les différents sujets.

Je ne vous dirai aujourd'hui qu'un mot de la résistance que présente le sphincter uréthral dans les cas pathologiques. C'est une question importante, qui mérite d'être traitée avec soin et qui sera mieux placée dans une autre partie de ce cours.

Chez certains névropathes, chez certains malades atteints de tuberculose des voies urinaires, la résistance du sphincter uréthral est telle qu'il existe un véritable spasme de ce sphincter, spasme qui peut résister à une pression de 82 grammes.

L'inflammation de l'urèthre dans toute son étendue est une des causes qui diminuent au contraire le plus la résistance du sphincter uréthral. C'est juste l'opposé de ce qui avait été admis jusque dans ces dernières années. On avait prétendu en effet que dans la cystite blennorrhagique il existait un spasme du col vésical et de la partie postérieure de l'urèthre. Or, c'est chez des malades atteints de blennorrhagie et de cystite que j'ai constaté à l'état pathologique la plus faible résistance de la région sphinctérienne de l'urèthre. Du reste, pourquoi la loi de Stokes ne serait-elle pas applicable à la région uréthrale ? Dans les angines, on voit bien la parésie musculaire se traduire per des troubles de la déglutition. Pourquoi donc ne constaterait-on pas dans la blennorrhagie étendue à tout l'urèthre une diminution de la résistance du sphincter uréthral ?

Il est bien entendu que dans tout ce que je viens de vous dire, je n'ai eu en vue que la tonicité propre du sphincter uréthral. Comme ce muscle est en grande partie formé de fibres musculaires striées, il peut être le siège de contractions brusques se produisant parfois presque involontairement lorsqu'on irrite un peu la muqueuse uréthrale. J'ai eu soin d'éviter ces contractions dans mes recherches.

Voilà, Messieurs, quelle est la résistance du sphincter uréthral et quelles sont les différentes particularités que j'ai notées en calculant cette résistance. Au milieu de phénomènes aussi complexes, je ne me dissimule pas que cette évaluation est loin d'être d'une exactitude mathématique. Il y aurait, j'en conviens, de nombreuses corrections à faire subir à ce calcul. Cependant les corrections dont il s'agit ont peu d'importance au point de vue des déductions pratiques que l'on peut tirer de cette évaluation de la résistance du sphincter uréthral : je veux parler du lavage continu de l'urèthre antérieur et du lavage de la vessie sans sonde, que je vous décrirai plus tard.

En résumé, retenez bien ceci :

Avec une pression de 25 grammes environ, c'est-à-dire avec une colonne cylindrique liquide de un millimètre deux tiers de diamètre et 1 mètre 30 centimètres de hauteur, on peut très souvent vaincre la résistance du sphincter uréthral, même dans les cas pathologiques.

La cocaïne affaiblit notablement la résistance de la région sphinctérienne de l'urèthre. Après l'anesthésie de tout le canal à l'aide de cette substance, vous triompherez presque toujours de la résistance du sphincter uréthral, même dans les cas de spasme, avec une pression de 16 grammes environ, c'est-à-dire avec une colonne cylindrique liquide de même hauteur que la précédente et d'un millimètre un tiers seulement de diamètre.

La loi de transmission des pressions n'est pas ordinairement applicable à l'urèthre antérieur rempli de liquide et fermé à ses deux extrémités.

Chez certains névropathes, chez certains tuberculeux,

le sphincter uréthral résiste à une pression d'environ 82 grammes, c'est-à-dire à une colonne cylindrique liquide ayant toujours 1 mètre 30 de hauteur et 3 millimètres de diamètre. C'est une pression qu'il est prudent de ne pas dépasser. Il vaut mieux recourir à la cocaïne.

L'inflammation de l'urèthre dans toute son étendue diminue la résistance du sphincter uréthral.

Capacité de l'urèthre antérieur.— Je vous ai dit qu'en étudiant la résistance de la région sphinctérienne de l'urèthre j'avais eu soin de noter la quantité de liquide que j'introduisais dans cette partie du canal avant de vaincre la résistance du sphincter uréthral. Eh bien, j'ai constaté ainsi que dans la plupart des cas la capacité de l'urèthre antérieur est de 10 centimètres cubes, soit 10 grammes d'eau distillée. Il n'est point rare également de la voir atteindre 12 grammes, 13 grammes et même davantage.

Vous voyez que cette capacité est bien plus considérable qu'on ne l'a dit. Suivant certains auteurs elle ne serait en effet jamais supérieure à 7 centimètres cubes. Il est vrai que jusqu'à présent on n'avait expérimenté que sur le cadavre.

Je dois vous faire remarquer que la capacité de l'urèthre antérieur n'est pas fixe. En effet, à l'état ordinaire, les parois uréthrales sont appliquées l'une contre l'autre et il n'existe pas de cavité proprement dite. Celle-ci n'est obtenue qu'en écartant les parois uréthrales et en mettant en jeu leur élasticité. Or, plus on distendra ces parois, plus on augmentera la capacité de l'urèthre antérieur. Mais bientôt le sphincter uréthral sera forcé et la capacité de l'urèthre cessera de s'accroître. On peut donc dire que c'est surtout de la résistance du sphincter uréthral que dépend la capacité de l'urèthre antérieur.

Cette remarque a une grande importance au point de vue pratique. Vous savez combien est répandu l'usage des injections uréthrales dans la blennorrhagie. Or, lorsque l'inflammation est étendue à tout l'urèthre ou bien lors-

4

qu'on fait préalablement l'anesthésie de l'urèthre antérieur avec la cocaïne, la capacité uréthrale se trouve diminuée par suite de l'affaiblissement du sphincter. On pourra alors pénétrer dans la vessie avec une quantité de liquide relativement faible, surtout si l'injection est poussée un peu fort, et s'exposer ainsi à déterminer les complications dont je vous ai parlé en étudiant la résistance du sphincter uréthral.

Vous venez de constater combien les parois de l'urèthre antérieur sont élastiques ; voyons maintenant si elles sont susceptibles de se *contracter*.

Quelques recherches que j'ai faites à l'aide de l'électricité m'ont montré qu'au niveau de l'angle uréthral on trouve parfois des contractions des plus nettes. Il est donc probable que le rétrécissement que l'on constate normalement dans ce point et dont je vous ai parlé en étudiant le calibre de l'urèthre, tient en grande partie à la contraction de fibres musculaires circulaires de cette région, contraction due à l'irritation causée par l'introduction des instruments.

La pathologie de l'urèthre m'a permis également d'observer certains faits qui me semblent prouver la contractilité des parois uréthrales au niveau de la région antérieure du canal, surtout au niveau du cul-de-sac du bulbe. Voici ce que j'ai constaté en faisant le traitement abortif de la blennorrhagie suivant le procédé que j'ai décrit en 1888 dans la *Revue générale de clinique et de thérapeutique*, et dont je vous parlerai dans le cours de ces leçons. Lorsqu'on fait le lavage de l'urèthre antérieur avec la solution boriquée, on sent que la boule de ma sonde est libre. Mais dès que l'on remplace l'eau boriquée par la solution de nitrate d'argent, on constate au contraire que l'instrument est saisi par le canal et immobilisé. En faisant ensuite passer un nouveau courant d'eau boriquée, l'instrument recouvre en partie sa liberté première. C'est au niveau de l'angle uréthral surtout et dans le cul-de-sac du bulbe que j'ai noté ces particularités.

Civiale a du reste cité des cas de rétention d'urine survenue à la suite d'applications légères et courtes de nitrate d'argent sur la paroi interne de l'urèthre, rétention qui a disparu après un seul cathétérisme.

Cet auteur a cité aussi le fait suivant, qui a une grande valeur au point de vue de la conctractilité de l'urèthre antérieur :

« J'avais soumis, dit-il, un malade à la lithotritie : un « gros fragment de calcul s'engagea dans l'urèthre, au « milieu de la partie spongieuse duquel il s'arrêta, et d'où « je le retirai après quelques heures de séjour. Au bout de « quatre heures je fus rappelé auprès du malade, qui, ne « pouvant pas uriner, croyait qu'un second fragment « s'était arrêté au même endroit. J'introduisis avec pré- « caution une algalie, qui s'arrêta en effet à ce point, mais « sans y rencontrer de pierre. Il n'y avait qu'un fort « resserrement de l'urèthre dans une étendue de 4 à « 7 millimètres. Cette coarctation céda bientôt à une pres- « sion douce et graduée de la sonde, et aussitôt sans que « celle-ci pénétrât plus avant, l'urine fut lancée avec tant « de force qu'on ne put la recueillir : le malade urina ensuite « comme dans l'état naturel. »

On a prétendu que dans ces cas il s'agissait d'une simple congestion limitée, très intense et passagère. Il me paraît beaucoup plus logique d'admettre, comme l'a fait Civiale, que ces rétentions sont dues à un spasme limité de l'urèthre antérieur. La disparition brusque des accidents se comprend mieux avec cette hypothèse.

Civiale a encore remarqué que chez les sujets nerveux que l'on cathétérise lentement on aperçoit distinctement les contractions successives de l'urèthre à mesure que la sonde chemine. Il cite même le cas d'un malade chez lequel les bougies en gomme élastique pénétraient par saccades. Malheureusement l'auteur n'indique pas au niveau de quelle région se produisait cette particularité. Il est probable que c'est au niveau de la région sphinctérienne. On constate parfois cependant des contractions successives chez les névropathes lorsqu'un cathéter traverse la région périnéo-bulbaire.

Cette contractilité de l'urèthre antérieur a été également admise par Reybard et d'autres auteurs. Elle a été niée au contraire par un certain nombre de chirurgiens, et entre autres par M. Guyon, qui en électrisant successivement tous les points de la région spongieuse de l'urèthre n'aurait jamais rencontré la moindre contraction.

Quoi qu'il en soit, les faits positifs que je vous ai cités n'en conservent pas moins toute leur valeur et méritaient d'être notés.

Passons à présent à l'étude du *rôle physiologique* de l'urèthre dans la *miction* et l'*éjaculation*, actes auxquels il prend part comme canal excréteur des organes génitaux et urinaires.

Dans ces deux émissions l'urèthre antérieur est à peu près complètement passif. Il n'y a guère que l'extensibilité et l'élasticité des parois uréthrales qui, dans cette région, entrent en jeu. M. Alph. Guérin a montré cependant que les contractions du muscle bulbo-caverneux (*accelerator seminis et urinæ*) aident à l'expulsion saccadée du sperme et à la projection du dernier jet d'urine. Il est possible aussi qu'à la fin de la miction il se produise dans cette portion du canal une contraction des fibres musculaires circulaires au moment où l'urèthre revient sur lui-même pour rejeter les dernières gouttes d'urine.

Lorsque l'urèthre antérieur a perdu son élasticité sous l'influence d'inflammations chroniques, il se vide mal : pendant quelques minutes on voit s'écouler par le méat, après la miction, des gouttes d'urine qui mouillent la chemise. Certains malades sont très préoccupés par ce petit accident, qui n'a aucune importance. S'il reste au contraire de l'urine dans le cul-de-sac du bulbe, qui est presque toujours le siège des lésions dans la blennorrhée, ce liquide peut contribuer à entretenir l'état pathologique.

Les contractions du sphincter uréthral peuvent interrompre la miction et même l'empêcher de se produire. On peut dire que ce muscle est le véritable sphincter du réservoir urinaire. Lorsque la vessie trop distendue par l'urine se contracte, elle pousse ce liquide, qui force le sphincter vésical, jusque dans la région prostatique. Il se produit alors un réflexe qui aboutit à la contraction de la région sphinctérienne de l'urèthre et l'urine ne peut ainsi s'écouler au dehors. C'est en contractant volontairement ce sphincter que nous pouvons résister au besoin d'uriner. Je reviendrai sur ces faits en vous parlant de la physiologie de la vessie.

Dans l'éjaculation, le sphincter uréthral et la région postérieure de l'urèthre jouent un rôle actif. Lorsque le sperme poussé par les contractions des vésicules séminales et des canaux déférents arrive dans la région prostatique il s'y trouve d'abord emprisonné. L'érection du verumontanum et la contraction du sphincter prostatique de M. Sappey l'empêchent de passer dans la vessie. D'autre part, l'état de contraction du sphincter uréthral ne lui permet pas de pénétrer dans l'urèthre antérieur. Mais bientôt le liquide spermatique acquiert une haute tension, car les contractions des muscles lisses qui le chassent dans l'urèthre sont très énergiques quoique très lentes. D'un autre côté le sphincter uréthral, qui ne peut rester longtemps dans l'état de contraction, se relâche et aussitôt le sperme se précipite dans l'urèthre antérieur. Le sphincter uréthral se contracte de nouveau, puis se relâche et ainsi de suite, d'où le rythme et la puissance de l'éjaculation. Les muscles bulbo-caverneux contribuent encore à augmenter ces saccades.

La muqueuse uréthrale est douée d'une vive *sensibilité*. Dans l'état normal, l'introduction d'une sonde ou d'une bougie produit une sensation pénible et même dans certains points du canal une véritable douleur. Ainsi au niveau du méat et de la fosse naviculaire la sensibilité est très vive. Vous vous rappelez que les papilles sont surtout manifestes dans cette région. Cette sensibilité est encore assez prononcée chez certains sujets au niveau de l'angle uréthral, mais c'est surtout dans la région sphinctérienne que la sonde détermine une véritable douleur. La région prostatique et l'orifice interne de l'urèthre sont également très sensibles, cependant le passage de la sonde dans l'urèthre postérieur est bien moins pénible qu'au niveau du sphincter uréthral. Ici la sensibilité est telle qu'elle sert ordinairement de point de repère dans le cathétérisme. Cela tient peut-être à ce que le frottement contre les parois uréthrales ,est plus fort en ce point.

La muqueuse uréthrale est le point de départ d'un grand nombre de réflexes. Je vous ai déjà dit que le contact de l'urine ou du sperme avec la muqueuse prostatique amène une contraction du sphincter uréthral. L'introduction d'un cathéter dans la région pénienne détermine aussi parfois chez des sujets nerveux un véritable spasme de ce sphincter qui peut faire croire à un rétrécissement organique de l'urèthre.

Küss et M. le professeur Duval ont cru que c'était la sensibilité de la muqueuse prostatique qui jouait le principal rôle dans la sensation connue sous le nom de *besoin d'uriner*. Mes recherches sur l'emploi de la cocaïne dans le traitement des affections des voies urinaires ont prouvé que c'est là une erreur. Je vous en parlerai longuement lorsque je m'occuperai de la physiologie de la vessie.

On a prétendu que l'irritation de l'urèthre par un cathéter pouvait amener par action réflexe une congestion des reins et déterminer ainsi divers accidents : fièvre, albuminurie.

C'est une question qui mérite d'être discutée sérieusement, mais qui sera mieux à sa place dans une autre partie de ce cours.

La sensibilité de la muqueuse uréthrale s'émousse avec une grande facilité par le contact répété des corps introduits dans le canal. Cette faculté est un fait important. Elle peut rendre des services dans le traitement de certaines maladies des organes génito-urinaires.

Je ne vous parlerai pas aujourd'hui de l'*absorption* au niveau de la muqueuse uréthrale. Je traiterai cette question importante en vous décrivant la physiologie de la muqueuse vésicale.

URÈTHRE CHEZ LA FEMME

L'urèthre est loin de présenter chez la femme la même importance que chez l'homme, aussi serai-je bref sur ce sujet.

L'urèthre de la femme s'étend du col de la vessie à la partie supérieure de la vulve.

Ce conduit repose sur la partie médiane de la paroi supérieure du vagin, qui lui adhère d'une manière intime et dont il recouvre seulement le tiers ou les deux cinquièmes antérieurs.

Sa *longueur* n'est ordinairement que de 3 centimètres. Parfois même, elle ne mesure que 2 centimètres et demi. Elle ne dépasse jamais 4 centimètres.

Sa *direction* est oblique de haut en bas et d'arrière en avant. Dans la position couchée, elle devient presque horizontale.

Cet organe est en général rectiligne. Quelquefois il décrit une légère courbure dont la concavité regarde en haut et en avant. On peut toujours y introduire facilement des instruments droits.

Pendant la grossesse, le vagin s'élevant avec l'utérus, la courbure et l'obliquité du canal deviennent plus prononcées. Il se produit aussi parfois des déviations. Il en résulte que le cathétérisme peut présenter dans ces cas de véritables difficultés. Je dois vous signaler également une autre particularité. Dans les derniers mois de la grossesse la vessie remonte dans l'abdomen et sa partie inférieure est comprimée contre le pubis. L'urine s'accumule donc dans la partie supérieure du réservoir urinaire. Pour vider cet organe il faut traverser non seulement l'urèthre, mais un véritable canal formé par la partie inférieure de la vessie. Vous ne serez donc pas étonnés si vous ne voyez pas l'urine s'écouler lorsque vous aurez introduit le cathéter de 3 et 4 centimètres. Il est nécessaire de l'introduire bien davantage pour donner issue à ce liquide. C'est là une remarque très importante, qu'il faut bien retenir. Le même fait peu du reste se produire chez les malades atteintes de kystes de l'ovaire ou de corps fibreux volumineux de l'utérus.

Comme l'urèthre est très dilatable chez la femme, il est assez difficile d'en évaluer le *calibre* d'une manière précise. On indique 7 millimètres pour le diamètre moyen; mais on peut introduire aisément des sondes d'un centimètre de diamètre. C'est l'orifice externe qui est le point le plus étroit et le moins dilatable. Mais il cède encore facilement. Si vous avez besoin d'explorer la vessie, vous pouvez arriver en très peu de temps, en quelques minutes même, à condition d'agir lentement et progressivement, à dilater l'urèthre d'une façon suffisante pour y introduire l'index. Vous serez surpris de voir quelquefois que les malades n'auront même pas d'incontinence d'urine le jour où vous aurez fait une pareille dilatation.

L'urèthre fait pour ainsi dire corps avec la paroi antérieure du vagin. Sa surface externe est séparée de l'arcade pubienne par le bulbe et le constricteur du vagin. Elle répond encore en avant aux tendons des fibres longitudinales antérieures de la vessie, aux veines correspondantes, et sur un plan plus profond à des fibres musculaires striées qui la contournent en s'entre-croisant. Ces fibres l'unissent étroitement à la paroi supérieure du vagin.

De chaque côté, la surface externe se trouve en rapport avec les mêmes fibres, et plus bas avec le bulbe et le constricteur du vagin.

Il résulte de cette situation de l'urèthre que l'on peut facilement sentir par le toucher vaginal une sonde introduite dans l'urèthre. En pressant ainsi sur cet organe, on peut dans l'uréthrite faire sourdre au méat quelques gouttes de pus.

La cloison uréthro-vaginale est rarement comprimée dans les accouchements laborieux, d'où la rareté des fistules uréthro-vaginales.

L'orifice postérieur ou vésical de l'urèthre, irrégulièrement circulaire, regarde directement en haut dans la station verticale. Il est facilement dilatable.

L'orifice antérieur ou méat urinaire, circulaire, répond à la partie la plus profonde de la vulve. Il est situé sur la ligne médiane, au-dessous du clitoris, entre la base du vestibule qui le limite en haut, et le tubercule par lequel se termine antérieurement la colonne médiane de la paroi supérieure du vagin, tubercule qui se trouve situé immédiatement au-dessous. Pour introduire une sonde dans l'urèthre sans découvrir la malade, il faut prendre ce tubercule pour guide.

La moitié supérieure du méat est lisse, tandis que sa moitié inférieure présente des villosités semblables à celles du vagin, mais plus effilées.

Sous l'influence de la gestation, et surtout à la suite de grossesses répétées, le méat urinaire se dévie parfois et subit même une sorte de déplacement. Au lieu de regarder en avant, il regarde alors en bas et ne s'ouvre plus sur la vulve, mais sur la paroi supérieure du vagin. C'est une nouvelle difficulté à ajouter à celles que je vous ai déjà citées pour le cathétérisme qui doit être pratiqué dans les derniers mois de la grossesse.

La surface interne de l'urèthre de la femme présente des plis longitudinaux formés, dans l'état de rétraction du canal, par la muqueuse. Ces plis, qui n'offrent rien de régulier, s'effacent pendant la dilatation.

L'urèthre de la femme se compose d'une tunique externe ou musculaire, et d'une tunique interne ou muqueuse.

La tunique musculaire comprend deux couches : l'une longitudinale, formée de fibres lisses et sous-jacente à la muqueuse ; l'autre circulaire, formée de fibres striées. Cette dernière a une épaisseur de 3 à 4 millimètres. Ce conduit est donc éminemment contractile. Il peut être le siège chez les névropathes d'un spasme tel qu'il donne lieu à de la rétention d'urine.

La tunique muqueuse présente la même structure que chez l'homme. Par contre, elle n'adhère à la tunique musculaire, dont elle est séparée par un plexus veineux souvent gorgé de sang, que par un tissu cellulaire très lâche. Elle se plisse donc et se déplisse avec la même facilité que la muqueuse vésicale.

Artères, veines et nerfs n'offrent rien d'intéressant à noter.

Les vaisseaux lymphatiques se rendent aux ganglions situés sur les parties latérales de l'excavation pelvienne.

Physiologie. — La physiologie de l'urèthre ne soulève pas chez la femme autant de questions importantes que chez l'homme. Bien que les parois de cet organe contiennent un grand nombre de fibres musculaires circulaires striées, on ne trouve pas sur le trajet de ce canal un véritable sphincter comme chez l'homme. Aussi le moindre effort, un éclat de rire, font-ils facilement sourdre

quelques gouttes d'urine. On devra donc électriser tout
l'urèthre chez les petites filles atteintes d'incontinence
nocturne d'urine, afin d'augmenter la tonicité de tout l'appareil musculaire de l'organe.

Cette absence de véritable sphincter et la briéveté du
canal permettent en général d'introduire sans sonde avec
la plus grande facilité un liquide dans la vessie de la
femme. Eh bien, Messieurs, la chose vous paraîtra sans
doute singulière, personne n'y avait songé avant mes
recherches sur ce sujet. Je vous prouverai cependant
plus tard que le lavage de la vessie sans sonde présente
même chez la femme des avantages incontestables. Je
vais du reste vous citer dès aujourd'hui le fait suivant
que j'ai observé ces temps derniers. Une malade d'un
département de l'Est est adressée à mon éminent maître
Monsieur Péan pour une tumeur abdominale volumineuse
ayant déterminé divers accidents inflammatoires et comprimant encore la vessie. Depuis six semaines les urines
étaient tellement purulentes que ce liquide présentait
l'aspect d'une bouillie grisâtre extrêmement fétide. Le
médecin de la malade avait voulu faire des lavages vésicaux d'après le procédé ordinaire, mais il n'avait pu parvenir à introduire une sonde dans le réservoir urinaire,
et comme il ne connaissait pas d'autres procédés pour
introduire le liquide dans la vessie, il avait dû renoncer
au traitement local. D'autre part, l'état déplorable des
reins ne permettait guère de recourir à un traitement médical.

J'ai pu faire chez cette malade le lavage de la vessie
sans sonde, en employant, il est vrai, une assez forte
pression, 82 grammes, et au bout de quinze jours les
urines ne contenaient presque plus de pus.

Il est rare que la résistance de l'urèthre chez la femme
soit suffisante pour gêner d'une façon aussi notable le
passage du liquide. Ce n'est guère que dans les cas de

compression et chez certaines névropathes que l'on est
obligé d'employer d'assez fortes pressions; encore faut-il
que le méat soit assez étroit pour ne permettre d'introduire le mandrin tubulé que de quelques millimètres.

Telles sont, Messieurs, les principales particularités
anatomiques et physiologiques que présente l'urèthre chez
l'homme et chez la femme. Dans la prochaine leçon je
m'occuperai de l'anatomie de la vessie.

II. DE LA VESSIE

Messieurs,

La vessie est un réservoir musculo-membraneux dans lequel l'urine, versée goutte à goutte, s'accumule jusqu'au moment où ses parois trop dilatées réagissent sur ce liquide et l'expulsent par l'urèthre.

Intermédiaire aux uretères et à l'urèthre, ce réservoir, le plus considérable de l'économie, est *situé* dans la partie antérieure et médiane de l'excavation pelvienne, en dehors du péritoine, qui ne recouvre qu'une partie de sa surface externe, derrière la symphyse des pubis, au-devant et au-dessus du rectum chez l'homme, au-devant de l'utérus et au-dessus du vagin chez la femme.

La *direction* de la vessie varie suivant que l'on considère cet organe à l'état de vacuité ou à l'état de réplétion. Dans le premier cas, la vessie est oblique de haut en bas et d'avant en arrière, comme le corps des pubis ; son axe prolongé tomberait sur la partie moyenne du plancher du bassin. Il résulte de cette obliquité qu'une légère inclinaison du tronc en avant fait du col de la vessie, c'est-à-dire de l'orifice uréthral, la partie la plus déclive de l'organe.

Dans l'état de réplétion, l'axe du réservoir urinaire est parallèle à celui du détroit supérieur.

La vessie est *fixée* dans sa position, en arrière et de chaque côté par le péritoine, en haut par l'ouraque et les artères ombilicales, qui l'assujettissent à l'ombilic ; en avant, par des faisceaux musculaires improprement appelés ligaments antérieurs ou pubio-vésicaux ; en bas, par l'urèthre avec lequel elle se continue, par la prostate chez l'homme, le vagin, chez la femme, et surtout par l'aponévrose pelvienne, qui, après avoir tapissé la cavité du bassin, se réfléchit de bas en haut pour se perdre sur la vessie, le rectum, etc.

Vous voyez que ces moyens de fixité immobilisent surtout la partie inférieure de la vessie et qu'ils se concilient très bien avec le grand développement dont cet organe est susceptible. On comprend donc que la vessie puisse se déplacer en partie, surtout latéralement, et présenter un grand nombre d'anomalies dans sa forme et dans sa situation. On rencontre parfois une partie de cet organe dans les hernies soit inguinales, soit scrotales et même périnéales. Les inclinaisons latérales du globe vésical distendu sont encore plus fréquentes ; Civiale a insisté sur ces déviations, qui pourraient faire commettre de graves erreurs si l'on n'en connaissait pas la possibilité. Ce n'est qu'après avoir pratiqué le cathétérisme que l'on peut affirmer qu'une tuméfaction située dans l'une des fosses iliaques internes est indépendante du réservoir urinaire. Vous vous souviendrez bien de ce fait lorsque vous serez appelé auprès d'une femme récemment accouchée.

Je dois encore vous faire remarquer que même inférieurement la vessie offre chez la femme beaucoup moins de fixité que chez l'homme. Le vagin, auquel elle est étroitement liée, est en effet très dépressible et en quelque sorte flottant. Aussi la cystocèle vaginale est-elle la plus fréquente. Pendant le cours de la grossesse, ou à la suite de grossesses répétées, la vessie peut déprimer la paroi

supérieure du vagin au point de franchir l'orifice vaginal
et de former entre les grandes lèvres une tumeur plus ou
moins volumineuse.

A l'état de vacuité la vessie est protégée contre l'action
des corps extérieurs par l'enceinte osseuse dans laquelle
elle est contenue. Dans l'état de plénitude au contraire,
elle s'élève au-dessus du pubis, dans la cavité abdominale, et elle devient alors accessible aux divers traumatismes.

La *forme* de la vessie est assez difficile à préciser. Vide,
elle se présente sous l'aspect d'une poche arrondie, légèrement conoïde et dont le volume égale celui d'un petit
œuf de poule. Le sommet du cône, tourné en haut et en
avant, correspond à la partie postérieure de la symphyse
pubienne. Il donne attache au ligament supérieur de la
vessie.

La base regarde en bas et en arrière. Elle est en rapport, chez l'homme, sur la ligne médiane, avec le rectum,
qui s'y creuse un sillon longitudinal, et sur les côtés avec
les vésicules séminales et les canaux spermatiques. Chez
la femme, elle est en rapport non seulement avec le vagin,
mais encore avec la moitié inférieure du col de l'utérus.

En avant, la vessie, un peu aplatie d'arrière en avant
dans sa partie supérieure, s'applique contre la face postérieure de la symphyse pubienne. Son sommet répond
en général à la partie la plus élevée de cette symphyse.
Ce n'est que pendant la vie intra-utérine et les premières
années qui suivent la naissance que la vessie déborde les
pubis. Vers la fin de la deuxième année, elle se loge
d'ordinaire en totalité dans l'excavation du bassin.

Dans l'état de plénitude, la forme, les dispositions et
les rapports de la vessie éprouvent des changements
considérables. Cet organe présente alors la forme d'un
ovoïde, dont une grande partie est située dans la cavité
abdominale. On peut lui considérer une face antérieure,

une face postérieure, deux faces latérales, une base et un sommet.

Rapports. — La face *antérieure* est en rapport non seulement avec les pubis, mais encore avec la face postérieure de la région hypogastrique, dont elle est séparée par du tissu cellulo-adipeux lâche constituant une sorte de cavité virtuelle appelée cavité de Retzius, ou *prépéritonéale* ou *prévésicale*. Suivant M. Bouilly, cette cavité serait limitée : en avant, par la face postérieure des muscles grands droits de l'abdomen doublés du fascia transversalis seulement, d'aponévrose du transverse s'arrêtant au-dessus ; en arrière, par la face antérieure de la vessie ; en haut, par les arcades de Douglas et le péritoine doublé du fascia propria. La partie supérieure de cette cavité se trouve donc située à 8 ou 9 centimètres au-dessous de l'ombilic. En bas, ce tissu cellulaire lâche se continue entre la vessie et les pubis jusqu'au col et à l'urèthre postérieur, dont il est séparé par les ligaments antérieurs de la vessie, que traversent des veines volumineuses, et par la prostate.

La cavité prévésicale s'explique par les mouvements incessants de l'organe, qui se vide et se remplit constamment. L'urine s'y répand à la suite des plaies accidentelles de la vessie. Cette cavité est traversée dans la ponction et largement incisée dans la taille hypogastrique.

C'est dans la cavité de Retzius que vient se loger l'extrémité du lithotriteur ou cathéter cannelé lorsque le chirurgien voulant pratiquer la lithotritie ou la taille périnéale, a abaissé trop vite le pavillon de l'instrument et traversé la paroi antérieure de l'urèthre. Comme l'instrument est alors libre et mobile, on peut croire qu'il est en réalité dans la cavité vésicale et se livrer à des manœuvres dont la mort est ordinairement la conséquence. Ce grave accident opératoire a malheureusement été observé plusieurs fois. On ne saurait donc agir avec trop de douceur et de prudence dans les opérations que je vous indiquais tout à l'heure. Vous devrez également vous rappeler qu'une mobilité relative de l'extrémité de l'instrument n'est pas une preuve certaine que celui-ci se trouve dans la vessie.

Je vais m'occuper maintenant d'une question très importante : je veux parler des rapports du péritoine avec la face antérieure de la vessie.

Je vous ai dit qu'à l'état de vacuité, le réservoir urinaire est logé tout entier dans la cavité pelvienne. Je vous rappelle également que l'ouraque se fixe au sommet de la vessie. Il en résulte que la face antérieure du réservoir urinaire vide n'est pas du tout en rapport avec la séreuse péritonéale. Celle-ci se fléchit sur l'ouraque et passe directement de la paroi abdominale sur la face postérieure de la vessie. Dans l'état de plénitude, la disposition de ces divers organes est toute différente. M. Sappey a montré que la vessie se distend surtout aux dépens de sa face postérieure et qu'en sortant du bassin pour pénétrer dans la cavité abdominale la partie la plus élevée de sa région antérieure se porte non pas directement en haut, entre la paroi abdominale et le péritoine, mais en haut et en arrière. En même temps, il a indiqué que le réservoir urinaire éprouve alors un mouvement de bascule ayant pour effet d'en incliner le sommet en avant. Il en résulte qu'une partie de la face antérieure de la vessie distendue est recouverte par le péritoine. Voici, d'après M. Tillaux, comment les choses se passent exactement. En se portant en haut et en arrière, la vessie entraîne avec elle la portion de péritoine située immédiatement au-dessus du pubis. A mesure que cet organe se distend, son sommet s'élargit de telle sorte qu'il représente presque une face supérieure, et la partie de la vessie placée en avant de l'ouraque se coiffe de cette portion de péritoine détachée de la paroi abdominale. Plus la vessie remonte, plus il y a de péritoine détaché de la paroi abdominale et plus il y a de vessie recouverte. M. Tillaux a montré en effet que la distance qui sépare le pubis du cul-de-sac péritonéal vésico-abdominal est la même que celle qui sépare ce cul-de-sac du sommet de la vessie, c'est-à-dire de l'insertion de l'ouraque. C'est donc bien la partie du péritoine détachée de la paroi abdominale qui va tapisser la paroi antérieure du réservoir urinaire distendu. Il en résulte que la séreuse péritonéale ne descend pas, comme on l'avait dit, à mesure que la vessie se distend, mais qu'elle remonte au contraire. Donc plus la vessie est distendue, plus il y a d'espace privé de péritoine entre la paroi abdominale et la face antérieure du réservoir urinaire. Lorsque celui-ci arrive à sa plus grande ampliation physiologique, il peut y avoir 3 centimètres et demi, 4 centimètres et même davantage entre le pubis et le cul-de-sac vésico-abdominal. Quelquefois, cette distance ne serait, suivant M. Sappey, que de 2 centimètres, 1 centimètre et demi même, mais il y a toujours au-dessus du pubis un espace au niveau duquel la paroi antérieure de la vessie distendue est en rapport immédiat avec la paroi abdominale. On peut donc, sans danger de blesser le péritoine, pénétrer dans la vessie par dessus le pubis, à la condition de ne pas prolonger l'incision trop haut. Du reste, cette séreuse peut-être facilement refoulée avec le doigt. Aussi la taille hypogastrique, imaginée par Franco et tour à tour reprise et abandonnée, est-elle aujourd'hui très employée, grâce à l'antisepsie et aux perfectionnements qui ont été apportés au manuel opératoire.

Quant à la ponction sus-pubienne, c'est aujourd'hui une opération bénigne à condition d'employer un petit trocart et l'aspiration. Les appareils de MM. les professeurs Potain et Dieulafoy ont rendu encore à ce point de vue de très grands services.

Vous voyez combien sont importants les rapports que présente la face antérieure de la vessie. C'est la partie du réservoir urinaire la plus exposée aux traumatismes, et elle l'est d'autant plus que la vessie est plus distendue. Dans les fractures du pubis elle peut être blessée par des exquilles, même lorsque cet organe est vide.

Remarquez encore que la vessie en se distendant refoule l'intestin en haut. Il en résulte qu'au-dessus du pubis la zone de sonorité à la percussion se trouve maintenant remplacée par une zone de matité. Il ne faudrait cependant pas trop se hâter, surtout chez les vieillards, de conclure que le réservoir urinaire est vide parce que la région hypogastrique est sonore. Le cathétérisme seul permet de voir si le bas-fond vésical, parfois si considérable à l'état pathologique, ne contient pas d'urine.

Ce que je viens de vous dire se rapporte à l'adulte. Chez l'enfant, il y a une particularité très importante à noter. Le repli du péritoine est très peu prononcé à cet âge; avant 8 ans, la séreuse ne descend pas en effet à plus de 4 centimètres et demi à 5 centimètres et demi (1 pouce et demi à 2 pouces) au-dessous de l'ombilic. La taille hypogastrique est donc encore plus facile à pratiquer chez l'enfant que chez l'adulte.

Le *sommet* ou fond de la vessie n'existe en réalité que lorsque l'organe est distendu. Cette région se constitue aux dépens des faces antérieure, postérieure et latérales. Elle est d'autant plus élevée et plus antérieure que la vessie est plus distendue. Elle répond d'abord aux circonvolutions les plus déclives de l'iléon, puis ses rapports avec l'intestin grêle diminuent à mesure qu'elle s'incline en avant. Elle est complètement recouverte par le péritoine. Sa partie centrale se continue avec l'ouraque, qui se couche d'arrière en avant sur la vessie et remonte ensuite verticalement en décrivant un coude à concavité supérieure jusqu'à l'ombilic. Vous savez que ce conduit s'oblitère après la naissance et se transforme en un cordon fibreux de 2 millimètres de diamètre environ. Lorsqu'il reste perméable dans sa totalité, ce qui est exceptionnel, il existe une fistule urinaire à l'ombilic.

Sur les parties latérales du sommet de la vessie, se trouvent deux replis qui contiennent les cordons résultant de l'oblitération des artères ombilicales et les filaments ligamenteux qui unissent ceux-ci à l'ombilic.

La face *postérieure* beaucoup plus convexe que la face antérieure lorsque la vessie est à l'état de réplétion, est recouverte par le péritoine qui lui adhère sur toute son étendue. Les blessures de cette région sont donc particulièrement graves. De la face postérieure de la vessie, le péritoine se porte, chez l'homme, sur la face antérieure et les faces latérales de la deuxième portion du rectum en prenant une direction obliquement ascendante. Il en résulte que la séreuse péritonéale forme entre la vessie et le rectum un cul-de-sac un peu variable suivant que le réservoir urinaire est plein ou vide. Dans ce dernier état, le péritoine tapisse la base des vésicules séminales, pénètre même un peu entre elles et recouvre les canaux déférents. Sur la ligne médiane le cul-de-sac recto-vésical est situé à 10 ou 12 millimètres en arrière de la base de la prostate, dont il n'est jamais plus rapproché. Il est séparé de l'anus par une distance de 6 centimètres. Ce cul-de-sac est occupé par l'intestin grêle, seul organe qui soit alors en rapport avec la face postérieure de la vessie.

Lorsque le réservoir urinaire est distendu, le cul-de-sac remonte, mais de 2 centimètres à peine. Son ascension est en effet limitée par l'aponévrose prostato-péritonéale, qui le rattache à la base de la prostate.

En même temps qu'il s'élève, ce cul-de-sac tend à s'effacer. L'intestin grêle est en effet refoulé en haut par la vessie, qui atteint alors le rectum et peut même le comprimer contre le sacrum.

De la face postérieure de la vessie se détache un repli
péritonéal qui persiste parfois dans l'ampliation de cet
organe et sur lequel l'intestin, suivant M. Tillaux, pourrait
se couder et s'étrangler. Ce repli est tendu horizontalement
entre la vessie et le rectum et ses deux extrémités se
continuent avec les parois latérales de l'excavation ; l'une
de ses faces est supérieure et l'autre inférieure. Des deux
bords, l'antérieur se confond avec la vessie ; le postérieur
est libre, concave du côté du rectum, falciforme et
tranchant. Les extrémités de ce repli ont été improprement
désignées sous le nom de ligaments postérieurs de la
vessie.

Les faces *latérales* n'existent à proprement parler que
lorsque la vessie est dilatée. Le péritoine ne recouvre
pas tout à fait la moitié supérieure de ces faces. Il forme
à ce niveau un cul-de-sac en se portant de la vessie sur
les parties latérales du bassin. La limite de la séreuse
sur cette face est oblique en bas et en arrière ; elle présente en même temps une concavité inférieure. Cette
partie postéro-supérieure des faces latérales est en rapport
avec les circonvolutions de l'intestin grêle. La partie
antéro-inférieure, dépourvue de péritoine, adhère par un
tissu cellulo-graisseux très abondant aux parois correspondantes de l'excavation pelvienne. C'est au niveau de
cette dernière partie que les uretères pénètrent dans la
cavité vésicale. C'est encore dans ce tissu cellulaire sous-
péritonéal que se trouvent l'artère ombilicale oblitérée,
qui se dirige vers l'ombilic, et le canal déférent, qui se
porte en bas pour se rendre aux vésicules séminales.
Lorsque la vessie se vide, ces organes l'abandonnent
pour s'appliquer au parois latérales du bassin.

Vous voyez qu'il est possible de pénétrer dans la cavité
vésicale par ses parties latérales sans ouvrir le péritoine, d'où
le procédé de la taille latérale réalisée par Foubert et Tho-
mas. En incisant le périnée à quelques millimètres en dedans

de la branche de l'ischion, ces auteurs atteignaient assez facilement la partie de la face latérale de la vessie dépourvue de péritoine.

Cette opération a été vite abandonnée cependant, parce qu'elle expose à la blessure d'organes importants : rectum, prostate, vésicules séminales, uretères.....

Les rapports de la séreuse avec les faces latérales de la vessie rendent compte également de la possibilité d'une rupture à ce niveau sans que l'urine pénètre dans la cavité péritonéale.

La face *inférieure* ou *base* de la vessie n'existe pour ainsi dire pas chez l'enfant. Elle se développe avec l'âge, en même temps que la prostate. C'est dans la vieillesse qu'elle atteint ses plus grandes dimensions.

Cette région est limitée en avant par la base de la prostate et en arrière par le cul-de-sac vésico-rectal, variable comme je vous l'ai dit tout à l'heure. Elle est en rapport avec les canaux déférents et les vésicules séminales, qui la recouvrent en partie. Les vésicules, écartées l'une de l'autre en haut, se rapprochent en bas au point de n'être plus séparées au niveau de la base de la prostate que par les canaux déférents. Elles se dirigent donc très obliquement en bas et en dedans et interceptent entre elles un espace triangulaire au niveau duquel la base de la vessie correspond directement à la paroi antérieure du rectum. Cet espace est dépourvu de péritoine et permet de pénétrer dans la vessie sans crainte d'intéresser la séreuse abdominale.

Lorsque la vessie se vide, les vésicules séminales n'abandonnent pas le rectum ; elles restent appliquées sur ses parties latérales, mais elles s'écartent légèrement. L'espace triangulaire qu'elles limitent est donc plus considérable que lorsque le réservoir urinaire est distendu. Dans ce dernier cas les vésicules forment avec le cul-de-sac péritonéal un triangle à peu près équilatéral de 4 cen-

timètres de base et de 4 centimètres de hauteur. C'est à
ce niveau que l'on incise la vessie dans la taille recto-
vésicale, opération tentée par Sanson, qui l'abandonna
bientôt à cause de ses inconvénients : incision du sphincter
anal, possibilité de la persistance d'une fistule vésico-
rectale et de la blessure des vésicules séminales, des
canaux déférents, et même du péritoine.

C'est aussi un point où l'on pourrait pratiquer la ponction
de la vessie.

Cette région est le siège fréquent des calculs vésicaux.
C'est là également que se forme ce bas-fond dans lequel
s'accumule l'urine lorsqu'il existe une hypertrophie de la
prostate.

Les rapports de la face inférieure avec le rectum
permettent d'explorer cette région de la vessie à l'aide du
toucher rectal. Le doigt rencontre immédiatement au-
dessus du sphincter la prostate, puis les vésicules séminales
et l'espace triangulaire dont je vous parlais tout à l'heure.
Dans le cas de cancer, le doigt sent des indurations et
des bosselures. On peut encore sentir parfois de la sorte
un calcul vésical.

A mesure que la prostate augmente de volume, l'exploration par le toucher rectal devient moins complète.
Souvent à partir de quarante ans c'est à peine si l'on
peut atteindre la base de la vessie. Les notions fournies
sont plus nettes si l'on combine le palper hypogastrique
avec le toucher rectal.

Les rapports intimes entre la base de la vessie et le
rectum vous permettent encore de comprendre pourquoi
on dilate le rectum dans la taille hypogastrique. En
agissant ainsi, on repousse la vessie en avant et en haut.
Le réservoir urinaire s'applique donc davantage à la paroi
abdominale et l'espace dépourvu de péritoine augmente.

Pour en finir avec les rapports de la vessie chez l'homme,
il me reste à vous citer une petite région, le col vésical,

dont je vous ai déjà parlé à propos de l'urèthre postérieur.

Le col n'est pas mobile comme le corps de la vessie. Il est au contraire à peu près fixe, que le réservoir urinaire soit plein ou vide. Il semble que ce soit le pivot autour duquel se meut l'organe pendant son ampliation. Le bas-fond, dont je vous parlais tout à l'heure, est également fixe et le soulèvement de la vessie en totalité dont parlent certains auteurs n'est pas admis aujourd'hui. Civiale s'était déjà élevé contre cette erreur.

Je vous rappelle que d'après M. Tillaux le col est situé sur une perpendiculaire à l'axe de la symphyse pubienne, perpendiculaire passant par le bord inférieur de cette symphyse. Il se trouve à 3 centimètres en arrière de la symphyse et répond à son tiers inférieur.

Le col est entouré de tous côtés par la prostate. L'hyper-trophie de cette glande détermine certaines modifications dans les rapports respectifs de la symphyse et du col. Ce dernier s'élève davantage, se porte plus en arrière : aussi devient-il beaucoup plus difficile à atteindre quand on pratique la taille périnéale.

Très régulièrement circulaire chez l'enfant, le col se déforme ensuite sous l'influence de l'hypertrophie du lobe médian. Il en résulte une saillie que je vous ai déjà indiquée : la *luette vésicale*.

Mercier a signalé, au niveau du col de la vessie, l'exis-tence de replis muqueux doublés de fibres musculaires, qui peuvent être assez developpés pour amener une rétention d'urine. On a imaginé divers instruments pour sectionner ces espèces de valvules.

La *dysurie prostatique* des vieillards est surtout occa-sionnée par l'hypertrophie du lobe moyen, qui forme valvule au niveau du col. C'est aussi ce qui détermine le véritable bas-fond vésical au niveau de la face inférieure de l'organe.

Voilà quels sont les rapports de la vessie chez l'homme.

Voyons maintenant en quoi ils diffèrent chez la femme.

Au niveau de la face antérieure et du sommet, la vessie présente chez la femme les mêmes rapports que chez l'homme. La face postérieure est également recouverte par le péritoine qui s'avance comme chez l'homme, jusqu'à 6 centimètres environ de l'anus ; mais la séreuse n'atteint pas le vagin. Elle s'arrête à peu près à la moitié du col utérin ; là elle se réfléchit pour recouvrir la face antérieure de l'utérus et former le cul-de-sac *vésico-utérin* qui remonte très peu pendant la réplétion du réservoir urinaire. L'intestin grêle s'engage ordinairement dans ce cul-de-sac et sépare ainsi la face postérieure de la vessie de l'utérus. Mais pendant la grossesse, dans les cas de tumeurs utérines ou bien lorsque l'organe de la gestation est en antéversion ou antéflexion, la vessie est en contact avec l'utérus, qui la comprime, d'où les envies fréquentes d'uriner qu'accusent les malades.

Le sang d'une hématocèle et du pus peuvent se collecter dans le cul-de-sac vésico-utérin. Le pus arrive parfois à ulcérer la paroi postérieure du réservoir urinaire et à s'écouler avec l'urine.

La face inférieure de la vessie chez la femme est limitée en avant par l'origine de l'urèthre et en arrière par le cul-de-sac vésico-utérin. Au-dessous de ce cul-de-sac la vessie se trouve en rapport directement avec la moitié inférieure du col de l'utérus, dont la sépare seulement une mince couche de tissu cellulaire, grâce auquel les deux organes peuvent glisser l'un sur l'autre. Cette particularité a été utilisée par Jobert pour la cure des fistules vésico-utérines.

Le rapport immédiat de ces deux organes explique pourquoi le cancer du col de l'utérus se propage si fréquemment aux parois vésicales.

La face inférieure de la vessie est ensuite en rapport dans le reste de son étendue : sur la ligne médiane, avec la paroi supérieure du vagin, qui lui est étroitement unie, et latéralement avec les uretères et une couche cellulo-adipeuse qui la sépare du plancher de l'excavation pelvienne. Cette région est donc encore plus facile à explorer chez la femme que chez l'homme. La paroi vésico-vaginale n'a guère du reste que 7 à 8 millimètres d'épaisseur. On peut à l'aide du toucher vaginal non seulement explorer une grande étendue de la vessie, noter la consistance et la résistance de sa paroi, mais encore découvrir dans son intérieur la présence d'un calcul.

Ce rapport étendu de la vessie avec le vagin permet de pratiquer à ce niveau la ponction du réservoir urinaire et de faire la taille vaginale, opération facile et exempte de danger. Il rend compte également de la fréquence assez grande des fistules vésico-vaginales. Dans les accouchements laborieux, la paroi vésico-vaginale est en effet fortement comprimée par la tête fœtale contre la symphyse pubienne.

Je vous rappelle que la paroi inférieure de la vessie est bien moins soutenue chez la femme que chez l'homme, d'où la fréquence de la cystocèle vaginale.

Les faces latérales de la vessie chez la femme présentent à peu près les mêmes rapports avec le péritoine que chez l'homme. La partie recouverte par la séreuse est en rapport avec les circonvolutions de l'intestin grêle et les ligaments larges.

Le col de la vessie de la femme diffère essentiellement de celui de l'homme. Son orifice est toujours arrondi et circulaire, ce qui est dû à l'absence de la prostate. Donc pas de luette vésicale, pas de valvules du col comme chez l'homme et par suite absence des accidents si fréquents dus à ces déformations chez les vieillards.

Le col est situé chez la femme environ 1 centimètre plus bas que chez l'homme. Il est presque sur le plan horizontal passant par le bord inférieur du pubis. Il se trouve à 25 à 30 millimètres de la symphyse. Il en résulte que la face antérieure de la vessie de la femme est accessible par dessous la symphyse. Comme d'autre part le plexus veineux de Santorini, auquel aboutissent en grande partie les veines des organes génitaux externe, est moins développé chez la femme, Lisfranc eut l'idée de pénétrer dans la vessie en suivant cette voie. Mais la *taille vestibulaire* de cet auteur, du nom de l'espace qui sépare l'urèthre de la symphyse pubienne, est restée à l'état théorique. Les branches du pubis sont trop rapprochées l'une de l'autre en ce point pour permettre de manœuvrer les instruments et d'extraire un calcul d'un certain volume.

Chez la femme, le col de la vessie, comme l'urèthre, est très dilatable. Je vous rappelle que l'on peut arriver en agissant lentement et progressivement à introduire l'index dans la cavité vésicale pour l'explorer. On peut donc arriver à extraire par une simple dilatation modérée du col un calcul de 2 centimètres de diamètre.

Tels sont les rapports que présente la vessie chez l'homme et chez la femme. Vous voyez qu'ils ont une importance considérable. J'aurai souvent occasion de vous renvoyer à ce chapitre d'anatomie dans le cours de ces leçons.

Surface interne de la vessie. — Cette surface est remarquable par son poli semblable à celui des uretères et par son aspect réticulé, aspect qui varie beaucoup selon l'âge. Dans les premières années de la vie cette surface est parfaitement unie ; mais bientôt la tunique musculaire tend à s'hypertrophier. La tunique interne, qui adhère à cette dernière, se soulève alors légèrement sur certains points et se déprime sur d'autres : ainsi commence à se manifester l'état réticulé, qui se prononce ensuite de plus en plus et se montre surtout très accusé chez les vieillards qui vident difficilement leur vessie. Chez ces derniers, les parois vésicales ressemblent parfois à celles des oreillettes. Lorsque l'hypertrophie intéresse plus spécialement les faisceaux musculaires qui ont une direction longitudinale, ceux-ci simulent des colonnes, d'où le nom de *vessies à colonnes* donné à cet état morbide. La muqueuse peut se déprimer entre ces colonnes de façon à former de véritables petits diverticules : ce sont les vessies à *cellules*. Certaines de ces cellules sont tellement développées qu'elles ont pu faire croire à une vessie double. Des calculs peuvent se loger dans ces cellules et s'y développer de façon à ne pouvoir plus en sortir. On explique ainsi pourquoi une pierre sentie par un chirurgien n'a plus ensuite été retrouvée par lui, pourquoi des malades tourmentés par de violentes douleurs cessent tout à coup de souffrir. Il arrive parfois au contraire qu'une exploration de la vessie ne donne aucun résultat alors que quelques jours plus tard on sent un calcul assez volumineux. Les pièces que je vous présente sont des exemples remarquables de vessies à colonnes et à cellules. Ces pièces ont été recueillies par le docteur Mallez et font partie de la collection dont je vous ai parlé.

La surface interne de la vessie se subdivise comme la surface extérieure, mais la face inférieure ou base présente seule des particularités qui méritent d'être notées. Dans l'état de plénitude du réservoir urinaire, cette base comprend deux parties bien distinctes : l'une antérieure, plus petite, qui repose chez l'homme sur la base de la prostate et les vésicules séminales, chez la femme sur le vagin : c'est le *trigone de Lieutaud* ou trigone vésical ; l'autre, postérieure, plus considérable, qui répond au rectum et que l'on désigne plus spécialement sous le nom de *bas-fond*. Le trigone est un espace triangulaire, nettement dessiné, aux angles duquel correspondent trois orifices : celui de l'urèthre en avant et ceux des uretères en arrière

et de chaque côté. Ces deux derniers sont reliés entre eux
par une bande musculaire transversale qui fait relief dans
la cavité vésicale et qui est plus accusée chez l'homme que
chez la femme. Les trois côtés de ce triangle sont à peu
près égaux ; leur longueur est d'environ 4 centimètres,
suivant Civiale et M. Sappey.

Les uretères traversent obliquement la paroi vésicale
dans l'étendue de 3 centimètres à peu près. Leur orifice
intra-vésical est coupé en bec de flûte. A ce niveau, la
muqueuse vésicale s'applique à la muqueuse urétérique et
se continue avec elle en formant un repli à bord concave
que l'on a comparé à une valvule.

Le bas-fond représente une sorte de fosse ellipsoïde, à
grand diamètre transversal, très variable suivant les individus, mais offrant toujours une forme excavée qui con-
traste avec la surface plane du trigone. Ce n'est que dans
le bas âge que le trigone et le bas-fond sont situés sur un
même plan horizontal. A mesure que la prostate se développe, le trigone est soulevé et la partie de sa face inférieure située en arrière de cet espace triangulaire se trouve
sur un plan déclive et paraît déprimée.

C'est dans cette partie excavée que se collectent les
premières gouttes d'urine, et que tendent à séjourner les
dernières si la vessie n'est pas légèrement inclinée en avant
au moment de la miction. C'est là que viennent souvent
se loger les calculs libres, qui prennent parfois peu à peu
la forme de cette cavité, ainsi que l'a fait remarquer
Amussat.

Dans certains cas pathologiques, le bas-fond vésical est
considérable. Chez les prostatiques qui ne vident pas leur
vessie il contient beaucoup d'urine après la miction. Dans
ces cas, l'exploration vésicale présente parfois des difficultés. Un calcul est également difficile à saisir après la
taille périnéale avec de telles déformations.

En terminant, je vous ferai remarquer que l'on ne trouve

pas à la face inférieure les colonnes et les cellules dont
je vous ai parlé tout à l'heure.

Structure de la vessie. — Les parois vésicales sont
essentiellement formées par deux tuniques : une interne ou
muqueuse et une externe ou musculaire. Sur divers points
cette dernière est recouverte par le péritoine dont je
vous ai déja indiqué les principales dispositions. Des
artères, des veines, des nerfs et une certaine quantité de
tissu cellulaire entrent encore dans la composition des
parois vésicales.

La structure du *péritoine* ne présente au niveau de la
vessie aucune particularité qui mérite d'être notée.
Je vous rappelle seulement que cette séreuse offre une
partie fixe, qui répond à la face postérieure, et une partie
flottante. Tandis que la première est unie à la tunique
musculaire par un tissu cellulaire dense, la partie flottante
au contraire ne lui adhère que par un tissu cellulo-graisseux plus ou moins abondant et très lâche.

La *tunique musculaire* est exclusivement formée de
fibres lisses. Ordinairement mince, souple, de consistance
molle, d'une texture irrégulière et difficile à suivre, cette
tunique est susceptible d'acquérir une épaisseur et une
force considérable. On admet généralement aujourd'hui,
avec M. Sappey, qu'elle est formée de trois couches super-
posées : une couche superficielle longitudinale ; une couche
moyenne, circulaire, et une couche profonde, plexiforme.

Les fibres de la couche superficielle sont remarquables
par leur couleur rouge. Elles se subdivisent en un plan
antérieur, un plan postérieur et deux plans latéraux,
moins épais que les précédents. Les fibres antérieures
naissent, dans les deux sexes, de la partie postérieure du
corps des pubis et de la symphyse pubienne par deux languettes tendineuses triangulaires, résistantes, improprement appelées *ligaments antérieurs de la vessie*. Ces

languettes, que réunit une petite lamelle fibreuse criblée
de trous par lesquels passent des veines volumineuses,
répondent d'abord au plexus veineux de Santorini, qui
les sépare de la portion moyenne ou sphinctérienne de
l'urèthre. Elles rampent ensuite sur la face supérieure de
la prostate, où elles se continuent avec les fibres musculaires. Celles-ci, groupées en faisceaux, se portent vers le
sommet de la vessie en prenant une disposition en éventail :
les médianes entourent en écharpe l'ouraque ; d'autres se
continuent avec les fibres du plan postérieur ; les plus
externes s'infléchissent à droite et à gauche.

Les fibres longitudinales postérieures naissent de la base
de la prostate chez l'homme et de la cloison vésico-vaginale
chez la femme. Le plan qu'elles forment est très nettement
limité dans la moitié inférieure de son trajet, où il a 3 ou
4 centimètres de largeur. Plus haut, les fibres s'épa-
nouissent sur la face postérieure et se portent les unes
latéralement, les autres vers le sommet, où elles se
continuent avec celles du plan antérieur.

Les plans latéraux, minces et pâles, naissent des parties
latérales de la prostate chez l'homme, et de l'aponévrose
pelvienne supérieure chez la femme. Les faisceaux musculaires qui les composent s'inclinent, après un court
trajet, soit en avant, soit en arrière. Les moyens répondent
aux uretères, qu'ils enlacent en décrivant des arcades qui
s'entre-croisent par leurs extrémités.

La *couche moyenne* ou *circulaire* est bien plus régulière
que la précédente, mais elle est moins épaisse et plus
pâle. Les faisceaux musculaires qui la composent augmentent de volume à mesure que l'on se rapproche du
col de la vessie. Sur la face antérieure, tous ces faisceaux
sont perpendiculaires aux fibres longitudinales. En
arrière et sur les faces latérales ils sont moins manifestes.

La *couche profonde* ou *plexiforme* est celle qui donne à
la surface interne de la vessie son aspect réticulé. Elle

est extrêmement pâle. Les faisceaux qui la composent
présentent une forme aplatie et comme rubanée. Ils sont
entremêlés en tous sens. Un certain nombre d'entre eux,
plus volumineux, se dirigent toutefois assez régulièrement
dans le sens longitudinal. Ces faisceaux se continuent
avec les fibres musculaires de l'ouraque et de l'urèthre,
qui ne sont qu'une dépendance ou un prolongement de la
couche musculaire profonde de la vessie.

Les fibres musculaires des uretères se continuent également avec la couche plexiforme. A leur entrée dans
les parois de la vessie, ces fibres deviennent toutes longitudinales. Elles se divisent au niveau de la couche
profonde en deux moitiés : l'une supérieure, qui s'entre-
mêle aux faisceaux de la couche plexiforme, unissant
ainsi très solidement les uretères aux parois de la vessie;
l'autre inférieure, qui accompagne la tunique muqueuse
urétérale jusqu'à l'embouchure de ces conduits, où elle
l'abandonne pour se porter en dedans et se continuer sur
la ligne médiane avec celle du côté opposé. C'est cette
dernière qui concourt à produire ce relief plus prononcé
du bord postérieur du trigone vésical dont je vous ai
déjà parlé, et qui a été désignée sous le nom de *muscle
des uretères* par O. Bell. La contraction de ce faisceau
élargissant les orifices de ces conduits, peut en effet
favoriser l'écoulement de l'urine dans la vessie.

Les trois couches qui constituent la tunique musculaire
de la vessie ne sont pas complètement isolées. Les fibres
de l'une se mêlent à celles des autres et réciproquement.
A la face postérieure de la vessie, il n'existe même en
réalité que deux couches : la couche moyenne manque.

Cruveilhier et Civiale insistent sur la disposition des
fibres musculaires au niveau du trigone. Suivant ces
auteurs, la *couche interne* est formée à ce niveau de fibres
presque entièrement transversales, parallèles et juxta-
posées. Elle sont si fines et si rapprochées qu'on les

distingue à peine. Le tissu musculaire de cette région est dense, serré et d'un gris blanc. Il est peu extensible ; aussi s'y produit-il rarement des cellules.

La tunique musculaire du corps de la vessie présente donc une grande importance. Son épaisseur n'est pas uniforme ; c'est au niveau des parties latérales et inférieures qu'elle est la plus mince. Aussi est-ce dans ces points que se font ordinairement les hernies de la muqueuse vésicale.

Au niveau du col les fibres musculaires sont disposées en anneau autour de l'orifice, où elles forment le *sphincter de la vessie*, muscle qui a été l'objet de vives controverses et que M. Sappey a décrit pour la première fois en 1860. Voici, d'après le savant professeur, quelle est la disposition de ce muscle chez l'homme :

« Ce sphincter revêt la forme d'un large anneau qui « embrasse tout le tiers postérieur de la portion prosta- « tique du canal de l'urèthre. On peut lui considérer deux « surfaces : l'une externe, l'autre interne, et deux extré- « mités ou circonférences, l'une postérieure, l'autre « antérieure.

« Sa surface externe répond en bas et de chaque côté « au lobe moyen de la prostate, auquel elle adhère de la « manière la plus intime. En haut elle est recouverte « par les fibres longitudinales antérieures de la vessie « qui la croisent à angle droit et un peu par le muscle « constricteur de la portion prostatique de l'urèthre. — « Sa surface interne répond aux fibres musculaires longi- « tudinales de l'urèthre et à la muqueuse uréthrale. — « Son extrémité postérieure s'applique aux fibres trans- « versales les plus inférieures de la vessie. — Son extré- « mité antérieure est contiguë en bas au verumontanum, « en haut au constricteur précédemment nommé.

» La longueur de ce sphincter, ou l'intervalle compris

6

« entre ses deux circonférences, est de 10 à 12 millimètres,
« et son épaisseur de 6 à 7 ; au voisinage du verumon-
« tanum, elle diminue un peu, en sorte que sa partie
« antérieure est toujours la plus mince. De même que la
« tunique contractile de la vessie, il se compose de fibres
« musculaires lisses. Mais celles-ci ne sont pas groupées
« en faisceaux et fascicules ; elles sont réunies en un seul
« corps qui offre une couleur d'un blanc bleuâtre, sem-
« blable à celle de la prostate, et une consistance ferme,
« identique aussi avec celle de ce corps glanduleux, dont
« rien ne le distingue en apparence. Cependant si, après
« l'avoir isolé, on l'incise d'avant en arrière dans toute
« son épaisseur, on pourra le partager en autant de lames
« circulaires qu'on le voudra ; chacune de ces lamelles sera
« elle-même réductible en fibres.

« Ainsi constitué et disposé, le sphincter est un muscle
« puissant qui appartient, non à la vessie, mais à la
« portion prostatique de l'urèthre. »

La couche musculaire de la vessie est susceptible
d'éprouver un épaississement considérable. [Elle peut
acquérir jusqu'à un centimètre et plus dans certains cas
pathologiques. Je vous indiquerai en vous parlant de la
physiologie de la vessie le rôle que jouent les fibres
musculaires au niveau du corps et du col de cet organe,
rôle absolument différent pour chacune de ces régions.

La *tunique muqueuse* présente une surface interne absolument lisse, comme la muqueuse qui tapisse les uretères. On n'y trouve ni papilles, ni villosités, ni orifices.
Blanche dans le jeune âge, cette muqueuse devient un peu
plus terne chez l'adulte et surtout chez le vieillard.

La surface externe se moule sur la couche plexiforme
de la tunique musculaire à laquelle elle n'est que faible-
ment unie, excepté au niveau du trigone et du col, où les
adhérences sont plus solides. Il en résulte que dans l'état

de vacuité la muqueuse vésicale forme, en dehors du trigone, des plis plus ou moins nombreux et inégalement saillants. Au niveau du col, ces plis radiés aboutissent en avant au verumontanum. Ce sont les freins du verumontanum que l'on a comparés à ceux de l'anus et auxquels on a voulu faire jouer un certain rôle dans les névralgies du col. La muqueuse s'insinue parfaitement dans les aréoles de la couche réticulée.

La muqueuse vésicale se continue avec celle des uretères d'une part et celle du canal de l'urèthre d'autre part; aussi les inflammations de celle-ci peuvent-elles se propager jusqu'à elle, dans la blennorrhagie, par exemple.

La tunique muqueuse de la vessie, quoique mince, présente une remarquable résistance, qu'elle doit à une trame serrée de fibres de tissu conjonctif qui entrent dans la constitution de son derme. Ces fibres conjonctives sont mélangées de quelques fibres élastiques. Sur ce derme très dense s'étale un épithélium pavimenteux, stratifié comme celui des uretères. C'est un épithélium mixte composé de cellules polygonales les unes prismatiques, d'autres cubiques. Les cellules aplaties se trouvent à la surface. Ces éléments cellulaires sont remarquables par l'irrégularité et la bizarrerie de leurs formes.

Cet épithélium se desquame parfois abondamment, et même en lambeaux dans certains cas. Il peut être le point de départ d'une néoplasie. La pièce que je vous présente en est un exemple. C'est un cancer de la vessie. Le malade, qui était âgé de 76 ans, est mort l'an dernier à l'hôpital Saint-Louis, dans le service de mon éminent maître, M. Péan. L'examen histologique a été fait par mon ami et ancien collègue Nicolle dans le laboratoire de M. le professeur Cornil. L'infiltration cellulaire ne dépasse pas la partie moyenne de la couche musculaire. Vous voyez cependant quel volume présente cette tumeur.

Suivant M. Sappey, Ch. Robin et Cadiat, la muqueuse

vésicale ne possède pas de glandes. Huschke, Kolliker et Virchow prétendent au contraire qu'elle possède des glandes en tube, mucipares très petites, mais nombreuses.

Les *artères* de la vessie sont nombreuses; elles viennent de plusieurs sources. Les deux artères vésicales proprement dites, *inférieures*, naissent directement des hypogastriques.

Les *supérieures* viennent de la partie non oblitérée des artères ombilicales.

Les *postérieures* tirent leur origine de l'hémorrhoïdale moyenne, de l'utérine et de la vaginale. Ce sont les postérieures qui donnent l'artère des canaux déférents.

Les *antérieures* émanent de la honteuse interne et quelquefois aussi de l'obturatrice.

Ces artères se ramifient d'abord dans la tunique musculaire à laquelle elles abandonnent un grand nombre de branches. Leurs dernières divisions se distribuent à la tunique muqueuse en formant un fin réseau surtout riche au voisinage du col.

Les *veines* suivent un trajet différent de celui des artères. Elles ont été tout particulièrement étudiées en 1869 par Gillette, qui les divise en trois réseaux: 1° un réseau né de la muqueuse; 2° un réseau intermusculaire; 3° un réseau sous-péritonéal ou *plexus pudendalis*. Ce dernier aboutit en avant au plexus de Santorini, en arrière au plexus périprostatique, latéralement aux plexus latéraux de la prostate. Tous ces plexus communiquent entre eux. Les veines qui en partent se rendent dans la veine hypogastrique.

Les veines de la vessie sont assez souvent variqueuses. Lorsqu'on pratique la taille hypogastrique chez des malades un peu âgés on rencontre les veines antérieures quelquefois très développées. Suivant M. Tillaux, les varices seraient surtout fréquentes au niveau du col, où le réseau muqueux forme un riche plexus circulaire. Il en résulterait différents troubles de la miction et des phénomènes douloureux qu'il a décrits sous le nom de *cystite variqueuse* du col.

Les *vaisseaux lymphatiques*, admis par Cruveilhier et d'autres anatomistes, sont niés par M. Sappey. Suivant cet auteur les lymphatiques que l'on trouve sur la surface externe de la vessie proviennent tous de la prostate ou des vésicules séminales. La muqueuse vésicale ne présente donc ni glandes, ni lymphatiques. C'est là un des caractères les plus remarquables de sa structure.

Les *nerfs* proviennent des plexus hypogastriques droit et gauche, situés entre la vessie et le rectum chez l'homme, entre la vessie et le vagin chez la femme. Les ramifications nerveuses qui partent de ces plexus forment d'abord les plexus vésicaux d'où émanent les troncs qui vont se distribuer les uns à la tunique musculaire, les autres à la tunique muqueuse. Il existe sur leurs divisions des ganglions analogues à ceux qui forment les plexus d'Auerbach et de Meissner. Les filets muqueux ne sont pas nombreux, excepté dans la région du col. Aussi la muqueuse vésicale saine est-elle peu sensible au contact. Lorsqu'elle est enflammée au contraire, elle devient tellement douloureuse que le cathétérisme, ordinairement peu pénible, serait impossible sans l'anesthésie préalable. Autrefois on était obligé dans ces cas de recourir au chloroforme. J'ai démontré qu'il suffit d'employer la cocaïne localement, mais en prenant certaines précautions que je vous indiquerai dans la prochaine leçon.

Pour Budge les filets moteurs de la vessie sont fournis par les branches antérieures des 3e et 4e nerfs sacrés. Ils se rendent directement à la vessie en passant par les plexus hypogastriques. Les filets sensitifs prennent aussi leur origine dans la moëlle, mais avant d'arriver à la vessie, ils traversent le grand sympathique latéral et ses ganglions mésentériques. Le *centre génito-spinal* serait situé sur les chiens et les lapins au niveau de la 4ᵉ vertèbre lombaire environ.

Le *tissu cellulaire* est peu abondant et peu serré dans les parois vésicales. Sous la muqueuse, il s'étale en couche mince.

CINQUIÈME LEÇON

PHYSIOLOGIE DE LA VESSIE

Messieurs,

L'urine, poussée par la force qui la fait filtrer à travers le parenchyme rénal, chemine d'une façon continue dans les uretères, et vient tomber goutte à goutte dans la vessie, où elle s'accumule grâce à l'élasticité remarquable que présentent les parois du réservoir urinaire. Après la miction ou après le cathétérisme, c'est-à-dire à l'état de vacuité absolue, la vessie ne présente pas de cavité : sa muqueuse est plissée et sa face supérieure s'applique exactement sur sa face inférieure. A mesure que l'urine s'accumule, les parois du réservoir urinaire se distendent et la cavité vésicale devient de plus en plus considérable. L'élasticité des parois de la vessie est telle que cet organe peut atteindre des proportions invraisemblables dans certains cas pathologiques. On l'a vu arriver à contenir 4, 6, 8 litres d'urine et plus, et donner lieu à de graves erreurs de diagnostic.

Sous l'influence d'irritations prolongées la capacité vésicale peut au contraire diminuer d'une façon telle que le réservoir urinaire ne puisse plus contenir que quelques cuillerées de liquide. Voici des pièces qui vous montrent comment se présente la vessie dans ces divers cas pathologiques. Je reviens maintenant à l'état physiologique.

La capacité du réservoir urinaire varie avec l'âge, le sexe, les individus, les habitudes, le régime.

La plupart des auteurs ont prétendu que la vessie de la femme a une capacité plus grande que celle de l'homme, ce qui tiendrait à ce que les nécessités sociales, la bienséance l'obligent à garder plus longtemps son urine. Ce serait une erreur suivant M. Sappey, qui admet que la capacité vésicale est plus considérable chez l'homme que chez la femme.

La capacité moyenne de la vessie à l'état normal est évaluée chez l'adulte à un demi-litre par la plupart des auteurs. Civiale a fait remarquer, avec raison, que dans l'état ordinaire, le besoin d'uriner se fait sentir pour peu que la vessie renferme de 125 à 350 grammes de liquide. Je reviendrai bientôt sur cette véritable *capacité physiologique*.

Dans l'état de moyenne dilatation, le diamètre antéropostérieur de la vessie serait, suivant M. Sappey, de 8 centimètres; c'est un chiffre qui mérite d'être retenu.

L'élasticité de la muqueuse vésicale est beaucoup moins considérable que celle de la tunique musculaire, c'est pourquoi elle se plisse au lieu de se rétracter et de revenir sur elle-même lorsque la vessie se vide.

La distension de la vessie s'accompagne d'une congestion plus ou moins marquée de cet organe, congestion qui cesse dès que le réservoir urinaire se vide. On se rend bien compte de ces différents phénomènes dans la taille hypogastrique. Avant l'incision de la vessie, les veines qui rampent sur sa face antérieure sont turgescentes. Aussitôt que l'on a incisé la paroi vésicale, ces veines s'affaissent et ne donnent presque plus de sang.

Cet état congestif des parois vésicales distendues rend compte des hémorrhagies qui se produisent parfois lorsqu'on vide trop rapidement la vessie des malades atteints de rétention d'urine. En effet, lorsque la vessie a été très distendue, elle revient lentement sur elle-même. Si l'évacuation est rapide, elle ne peut plus suivre le liquide à mesure qu'il s'écoule. Il en résulte non pas une diminution de la congestion, comme tout à l'heure, mais une augmentation de cet état congestif et une rupture immédiate des vaisseaux sanguins, rupture qui a d'autant plus de chances de se produire que ces vaisseaux sont plus athéromateux. C'est dans les cas de ce genre que surviennent chez les prostatiques des accidents graves et même mortels peu de temps après le cathétérisme. J'ai montré, dans un travail publié en 1887 par les *Archives générales de Médecine* (1), que ces accidents sont dus à une infection favorisée par la rupture des vaisseaux sanguins de la muqueuse vésicale. Je reviendrai sur ce sujet important dans une autre leçon.

Nous devons nous demander maintenant comment l'urine peut séjourner dans la vessie sans s'échapper par l'orifice du col ou refluer dans les uretères. Je vous ai déjà dit que l'urine est soumise dans ces derniers conduits à une certaine pression. C'est une espèce de *vis a tergo* qui fait cheminer ce liquide jusque dans le réservoir urinaire. D'autre part, je vous rappelle que pour certains auteurs le repli muqueux situé à l'orifice des uretères joue le rôle d'une valvule. Pour d'autres auteurs au contraire, c'est la pression de l'urine contenue dans la vessie sur la face supérieure des uretères, dans leur trajet intra-vésical, qui s'oppose au reflux du liquide dans ces conduits. Quoi qu'il en soit, il est admis que ce reflux ne se produit jamais.

Si l'urine ne s'écoule pas par l'orifice du col d'une façon continue, cela tient à la tonicité musculaire de son sphincter : tous les anneaux musculaires semblables oblitèrent à l'état de repos l'orifice qu'ils circonscrivent. Cette fermeture toute mécanique des sphincters subsiste du reste après la mort; aussi les matières fécales et l'urine sont-elles maintenues dans le rectum et la vessie du cadavre.

_____

(1) Du cathétérisme chez les prostatiques.

Chez l'homme, la prostate participe également à cette rétention de l'urine dans la vessie à l'état de repos. Les nombreuses fibres musculaires qui entrent dans sa structure tendent à mettre en effet les parois opposées de l'urèthre postérieur en contact.

Lorsque la distension du réservoir urinaire a atteint une certaine limite, elle devient une cause d'irritation pour la fibre musculaire, qui alors se contracte, et la vessie tend à expulser son contenu. Voici ce qui se passe : les contractions des fibres musculaires qui forment la couche superficielle et la couche moyenne ont pour unique résultat de diminuer la capacité de la vessie et de projeter l'urine vers l'orifice du col. La couche profonde ou plexiforme a au contraire une double action : elle projette l'urine vers le col, comme les précédentes, et de plus elle dilate cet orifice. Les principaux faisceaux musculaires de la couche profonde dirigés longitudinalement décrivent en effet une double courbure : l'une qui correspond au corps de la vessie, l'autre qui répond au col. Or, les courbures qui répondent à cette dernière région ont leur convexité tournée du côté du centre de cet orifice. Elles tendent donc à s'éloigner de ce centre et à se redresser lorsque les faisceaux musculaires se contractent. Il en résulte que l'orifice du col est entr'ouvert et qu'il est maintenu béant pendant toute la durée de la contraction du muscle vésical. L'urine se précipite alors dans l'urèthre postérieur, mais elle ne peut pas franchir la région sphinctérienne sans l'intervention de la volonté. Vous vous rappelez en effet que je vous ai dit en vous parlant de la physiologie de l'urèthre que le contact de l'urine avec la muqueuse prostatique détermine un réflexe qui aboutit à la contraction du sphincter uréthral. Grâce à cette particularité l'urine se trouve arrêtée dans la région prostatique. Le véritable sphincter de la vessie, celui dont les contractions sont instantanées et qui est soumis à la volonté siège donc sur le trajet de l'urèthre : c'est le sphincter uréthral.

Pour que la *miction* s'effectue, il faut vaincre la résistance de ce sphincter. Or, la contraction du muscle vésical est insuffisante pour obtenir ce résultat ; il est nécessaire que nous fassions un léger *effort* : sous l'influence des contractions des muscles de l'abdomen les viscères pressent sur la vessie, augmentent son action sur son contenu et alors l'urine commence à s'écouler au dehors. La contraction vésicale suffit ensuite pour expulser ce liquide. A la fin il faut encore cependant faire un nouvel effort poup vider complètement la vessie. Vous vous rappelez en effet que le bas-fond vésical est concave et fixe, comme le trigone. Pour oblitérer complètement la cavité du réservoir urinaire, les viscères abdominaux doivent presser sur la partie supérieure de la vessie et la forcer à descendre contre le bas-fond. Ainsi s'effectue la miction.

Il est à noter que dans une vessie qui se contracte et se vide le diamètre antéro-postérieur et le diamètre vertical disparaissent les premiers, tandis que le diamètre transversal reste à peu près le même. C'est un fait sur lequel Henriet a beaucoup insisté et que je vous rappellerai lorsque je m'occuperai des corps étrangers de la vessie.

C'est encore le diamètre antéro-postérieur qui diminue ordinairement le premier dans les *contractions partielles* de la vessie qui se produisent pendant la lithotritie, lors même que le malade est anesthésié. En s'avançant vers la ligne médiane la paroi postérieure gêne la manœuvre du lithotriteur. Du reste ces contractions partielles peuvent cacher parfois complètement des fragments de calcul.

Mais revenons à la physiologie de la miction et voyons comment nous pouvons résister pendant un certain temps aux contractions de la vessie, qui se reproduisent d'une façon intermittente comme vous le savez.

Au début, il suffit simplement de ne pas répondre

aux sollicitations du muscle vésical, puisque l'intervention de la volonté est nécessaire pour triompher de la contraction réflexe du sphincter uréthral. L'urine se trouve alors refoulée de la région prostatique dans la vessie par la contraction réflexe du muscle prostatique de M. Sappey. Au bout d'un instant, le muscle vésical se contracte de nouveau et les mêmes phénomènes se reproduisent ; mais bientôt il faut l'intervention de la volonté pour contracter le sphincter uréthral et arrêter l'urine, qui tend à s'ouvrir toute la longueur du canal.

Chez la femme, c'est tout l'urèthre qui se contracte pour s'opposer à la miction. Vous vous souvenez qu'une couche continue et serrée de fibres musculaires striées s'enroule circulairement autour de ce canal et que cette couche est surtout épaisse au niveau du méat. Cette résistance est cependant moins grande que chez l'homme ; aussi le moindre effort, un éclat de rire, font-ils facilement sourdre quelques gouttes d'urine.

Voilà de quelle façon se produit chez l'homme et chez la femme la résistance aux contractions du muscle vésical. Mais comment sommes-nous avertis de ces contractions ? En un mot, comment naît le *besoin d'uriner ?* Jusque dans ces derniers temps, on a généralement admis la théorie de Küss et Duval. Ce serait le contact de l'urine avec la muqueuse prostatique qui produirait cette sensation, contact qui aurait lieu d'après le mécanisme que je vous ai indiqué.

On a cependant objecté, avec raison, que chez la femme la région prostatique n'existe pas, qu'il n'y a pas non plus de sphincter uréthral comme chez l'homme, mais que c'est tout l'urèthre qui joue ici le rôle de sphincter.

A cela on a répondu que l'on pouvait admettre que chez la femme la pression intra-vésicale, après avoir forcé les fibres lisses du sphincter, laisse échapper quelques gouttes de liquide dans l'urèthre où elles sont retenues par la contraction des fibres circulaires striées. Le réflexe qui amène le besoin d'uriner se développerait chez la femme sur presque toute l'étendue de la muqueuse uréthrale.

Voilà bien des hypothèses. Est-il même démontré que la moindre contraction du muscle vésical amène chez l'homme de l'urine dans la région prostatique de l'urèthre? Je ne le crois pas. Mes recherches sur l'emploi local de la cocaïne dans le traitement des affections des voies urinaires ont prouvé du reste, comme je vais vous le montrer, que la théorie de Küss et Duval est inexacte.

Lorsqu'on injecte sans sonde, avec le petit appareil que je vous ai décrit à propos du calcul de la résistance du sphincter uréthral, une solution de chlorhydrate de cocaïne dans la vessie, on détermine en quelques minutes l'anesthésie de la muqueuse uréthro-vésicale. Cette anesthésie peut être telle que pendant la miction qui suit cette injection de cocaïne les malades ne perçoivent même pas la sensation du contact de l'urine avec l'urèthre. S'ils ne voyaient pas s'écouler ce liquide, ils ne pourraient pas croire que la miction s'effectue, ce qui prouve que la cocaïne n'est pas seulement un analgésique, comme on l'a dit, mais un véritable anesthésique. Eh bien, après avoir produit cette anesthésie, injectez sans sonde dans le réservoir urinaire un liquide non irritant, une solution boriquée à 4 % par exemple, et vous verrez bientôt le malade vous prévenir qu'il éprouve le besoin très net d'uriner. Ce n'est donc pas la sensibilité de la muqueuse prostatique qui joue le principal rôle dans la sensation connue sous le nom de *besoin d'uriner*, puisque cette sensation se produit alors même qu'il existe une anesthésie complète de la muqueuse de l'urèthre postérieur. De plus, cette sensation n'exige pas une plus grande distension de la vessie pour se produire. En effet, j'ai montré dans ma thèse, entre autres chez un malade atteint de cystite tuberculeuse douloureuse, que la quantité d'eau boriquée nécessaire pour déterminer le besoin de la miction après l'anesthésie par la cocaïne de la muqueuse uréthro-vésicale était presque toujours inférieure à la quantité d'urine nécessaire pour éveiller la nuit ce même besoin d'uriner (1). C'est là une remarque de la plus haute importance au point de vue pratique. J'y reviendrai dans le cours de cette leçon.

D'un autre côté, si la théorie de Küss et Duval était exacte, lorsqu'on fait le lavage de la vessie sans sonde et sans anesthésier préalablement la muqueuse uréthro-vésicale, les malades devraient éprouver le *besoin d'uriner* dès que le liquide arrive dans la région prostatique. Or, le plus souvent cette sensation ne se produit pas ; elle ne se manifeste qu'au bout d'un instant, lorsque le réservoir urinaire a été plus ou moins distendu par le liquide qu'on y injecte, c'est-à-dire lorsque la vessie a atteint la *capacité physiologique* qu'elle possède au moment où l'on pratique l'injection.

M. Guyon a pensé que le besoin d'uriner naît seulement de la distension vésicale : « Il est probable, dit-« il, que le tiraillement des fibres lisses du col vésical « est la cause déterminante du besoin d'uriner. »

Cette théorie ne saurait expliquer tous les faits. On ne peut nier, par exemple, que la muqueuse prostatique et la muqueuse qui tapisse le col de la vessie puissent être parfois le point de départ d'un réflexe qui amène également le besoin d'uriner. Un corps étranger qui cherche à franchir le col (gravier, caillot sanguin, etc.) ; un liquide irritant introduit dans l'urèthre antérieur et poussé jusque dans la région prostatique déterminent quelquefois en effet une violente envie d'uriner. Il peut en être de même du contact d'un cathéter. Dans ces cas, il ne saurait être

(1) Th. de Doct. p. 132.

question de la distension vésicale, car très souvent la vessie contient peu de liquide.

La muqueuse vésicale tout entière peut également être le point de départ du besoin d'uriner. Lorsque les urines sont très concentrées, il suffit souvent d'une petite quantité de ce liquide pour que le besoin d'uriner se fasse sentir.

Je crois, Messieurs, que la cause unique qui détermine la sensation du *besoin d'uriner*, c'est la *contraction du muscle vésical*, qui peut se produire dans des conditions très variables.

Prenons le cas ordinaire : l'urine s'accumule dans la vessie peu à peu en mettant en jeu l'élasticité des parois de cet organe ; à un moment donné les fibres lisses du muscle vésical tiraillées se trouvent irritées ; elles entrent donc en contraction. Mais l'urine est arrêtée au niveau du col vésical par la tonicité du sphincter situé dans cette région ; d'autre part, elle est incompressible, comme toutes les masses liquides. La contraction des fibres musculaires du corps de la vessie n'aboutit donc qu'à la compression de la muqueuse vésicale et des éléments nerveux contenus dans l'épaisseur même de la tunique musculaire. Rappelez-vous qu'il existe sur le trajet des nerfs des parois vésicales des ganglions analogues à ceux qui forment les plexus d'Auërbach et de Meissner. Eh bien, ce doit être l'excitation de ces divers éléments nerveux, excitation produite par les contractions des fibres musculaires du corps de la vessie, comme je viens de vous le dire, qui produit la sensation du *besoin d'uriner*. L'anesthésie due à la cocaïne employée localement est tout à fait superficielle ; je vous le prouverai bientôt ; elle n'a donc aucune action sur les ramifications nerveuses situées un peu profondément dans l'épaisseur des parois vésicales. Vous voyez par conséquent que cette anesthésie ne saurait être invoquée contre la théorie que je soutiens.

Cette théorie de la *contraction vésicale* s'applique également aux différents cas que j'énumérais tout à l'heure. Lorsque la muqueuse soit du corps, soit du col de la vessie, soit encore de la région prostatique de l'urèthre est le point de départ du *besoin d'uriner*, on peut admettre en effet que ce besoin n'est déterminé qu'indirectement. Je m'explique. Ces muqueuses sont alors le point de départ d'un réflexe qui aboutit à la contraction du muscle vésical, et c'est cette *contraction* qui détermine encore le *besoin d'uriner*. Elle ne peut du reste être niée dans ces cas, où il se produit parfois un véritable spasme.

La théorie de la *contraction vésicale* a donc l'avantage de s'appliquer aussi bien chez la femme que chez l'homme, et dans les cas où la vessie contient peu de liquide tout aussi bien que lorsque le réservoir urinaire est distendu par une quantité notable d'urine.

Quoi qu'il en soit, retenez bien que la théorie de Küss et Duval est une théorie complètement inexacte, heureusement pour les malades. Si l'anesthésie de la muqueuse uréthro-vésicale à l'aide de la cocaïne avait fait disparaître le *besoin d'uriner*, ce précieux médicament aurait été loin de donner d'aussi bons résultats dans certaines affections des voies urinaires, parce qu'il aurait rendu impossibles les lavages de la vessie sans sonde.

Sensibilité de la muqueuse vésicale. — La sensibilité de la muqueuse vésicale au contact est des plus obtuses. On peut retenir en effet une assez grande quantité d'urine sans même en avoir conscience. A l'état normal, nous ne sentons notre vessie que lorsque se produit le besoin d'uriner. Il existe une tolérance analogue pour le contact de certains corps étrangers : calculs, instruments du cathétérisme. Lorsqu'il ne se produit pas de cystite, la tolérance de la vessie pour des calculs même volumineux arrive parfois à des limites invraisemblables. La région du trigone et le col vésical présentent cependant, même à l'état normal, une certaine sensibilité. Un petit calcul placé dans cette région produit parfois une douleur assez vive. Le contact d'une sonde avec le col vésical entraîne à peu près le même résultat. Civiale a beaucoup insisté sur cette sensibilité plus marquée de la muqueuse au niveau du col de la vessie : « Toutes les fois que la « vessie renferme un calcul, dit-il, le malade ne souffre « réellement qu'au moment où le corps étranger vient « s'appliquer sur le col. J'ai utilisé cette observation pour « diminuer les douleurs dans l'application de la lithotritie ; « et pour rendre le déplacement des calculeux moins « pénible et moins dangereux, je les fais voyager couchés « sur le dos ou sur le côté. Au moyen de cette précaution, « des malades qu'on croyait ne pouvoir être transportés « ont parcouru de longues distances sans éprouver aucune « incommodité, tandis que d'autres, qui voyageaient à la « manière ordinaire, se sont vus forcés de s'arrêter, et ont « même éprouvé quelquefois de graves accidents. »

A l'état pathologique, cette sensibilité du col est parfois extrême. Dans les cystites tuberculeuses douloureuses, par exemple, le simple contact de la sonde avec cette région de la vessie est horriblement douloureux. Aussi doit on avoir bien soin de ne faire chez ces malades que des injections intra-vésicales sans sonde, lors même qu'il s'agit d'injections calmantes.

Je viens de vous démontrer que la sensation du *besoin d'uriner* naît de la *contraction vésicale*. C'est donc là une sensibilité spéciale que présente la vessie. Lorsqu'on résiste trop longtemps à ce besoin, il se produit une véritable douleur, qui devient extrême dans les cas de rétention brusque d'urine. Vous savez en effet quelles douleurs atroces, quelle anxiété poignante présentent les malades dès les premières heures de la rétention. Eh bien, ce n'est là qu'une exagération de l'état normal ; le mécanisme en est toujours le même. C'est en réfléchissant au caractère intermittent de ces douleurs, qui se rapprochent de plus en plus en augmentant d'intensité ; c'est en les comparant aux douleurs que l'on constate pendant les contractions utérines, dans l'accouchement, que j'ai été amené à penser que ces diverses sensations pourraient bien être surtout dues à la compression des éléments nerveux contenus dans l'épaisseur des parois de la vessie pendant les contractions du muscle vésical. Ces éléments, comme je vous l'ai déjà dit, sont fortement pressés entre la masse liquide incompressible et le plan musculaire en contraction.

Cette sensibilité spéciale qui se manifeste sous l'influence de la contraction vésicale et qui devient bientôt pénible, limite la véritable capacité de la vessie, la *capacité physiologique*, comme l'a très justement appelée M. Guyon. C'est celle qui nous intéresse le plus. Vous verrez toute l'importance qu'elle présente lorsque nous nous occuperons des cystites. Mais je tiens à vous en parler dès maintenant.

Il est d'abord facile de comprendre, après ce que je viens de vous dire, que la capacité physiologique de la vessie doit être variable, parce qu'elle est subordonnée à la sensibilité et à la contractilité de cet organe. Ainsi lorsque le réservoir urinaire est enflammé, sa muqueuse est plus sensible, ses parois musculaires sont moins élastiques ; elles réagissent donc plus vite, d'où la production plus rapide du besoin d'uriner et par suite la diminution de la capacité physiologique de la vessie, diminution qui est parfois considérable.

Mosso et Pellacani se basant sur des faits d'expérimentation, ont cru devoir conclure que « l'excitation à vider « la vessie est en rapport avec la pression du liquide qui « y est contenu et non avec la quantité de liquide qu'elle peut contenir. » Eh bien, je ne crois pas que cela soit absolument juste. Il est possible qu'une petite quantité de liquide introduite dans le réservoir urinaire brusquement et à l'aide d'une forte pression suffise pour déterminer le besoin d'uriner. On comprend aussi qu'une contraction énergique du diaphragme et des muscles abdominaux puisse produire ce même besoin avant que la vessie n'ait atteint sa capacité physiologique ordinaire, par suite de la compression de ses parois, qui se trouvent pressées entre l'urine et les viscères abdominaux. Mais le plus souvent le besoin d'uriner se manifeste avec une quantité de liquide qui est sensiblement la même. Voici en effet ce que j'ai noté dans les quelques milliers de lavages de la vessie sans sonde que j'ai pratiqués depuis 1886, suivant le procédé que je vous indiquerai dans la prochaine leçon. Avec un écoulement lent, une pression relativement faible et un liquide non irritant porté à la température de 37 degrés, j'ai constaté chez la plupart des sujets, en faisant plusieurs injections dans la même séance, que la capacité physiologique de la vessie était à peu près la même à chaque injection. En regardant baisser le liquide dans le récipient gradué, je savais à quel moment précis le besoin d'uriner allait se manifester. C'est là un fait important dont nous trouverons de nombreuses applications dans le traitement des affections de l'urèthre et de la vessie.

Je ne vous parlerai point du fonctionnement normal du réservoir urinaire dans ses rapports avec le système nerveux périphérique et l'axe cérébro-spinal. Ce sont là des détails d'un intérêt secondaire qui nous entraîneraient trop loin. Je me contenterai de vous rappeler qu'il existe deux arcs nerveux dans le phénomène de la miction : l'arc spinal ou réflexe et l'arc cérébral ou volontaire.

J'arrive maintenant à une question beaucoup plus importante au point de vue pratique : je veux parler de l'absorption par la muqueuse uréthro-vésicale.

D'abord, la muqueuse vésicale absorbe-t-elle? On l'a cru longtemps. Ségalas, Bérard, Longet, Hicks ont admis cette absorption. En 1867, Küss et son élève Susini nièrent au contraire formellement l'absorption vésicale, qui avait déjà été rejetée par Civiale et sir H. Thompson. Dans la discussion qui s'engagea sur ce sujet à la Société de biologie, l'ancienne opinion fut cependant défendue par Paul Bert, Gubler et M. Brown-Séquard. A la même époque, Demarquay étudiant la question sur 16 rétrécis, nota 8 fois une absorption plus ou moins rapide et 8 fois une absence totale d'absorption.

Aujourd'hui, les résultats obtenus par Küss et Susini sont classiques. Ils ont été confirmés en 1871 par les travaux d'Alling, et en 1878 par ceux de Cazeneuve et Livon. On admet donc que la vessie *saine* n'absorbe pas. Son épithélium est imperméable ; il s'oppose absolument aux pàssages des liquides toxiques que l'on introduit dans le réservoir urinaire. Ainsi on a pu maintenir longtemps dans une vessie saine sans déterminer de phénomènes d'empoisonnement des substances très actives, telles que la morphine, la belladone, la strychnine, l'atropine.

L'épithélium de la muqueuse vésicale conserve son imperméabilité quelques heures après la mort. En effet, si l'on injecte du ferro-cyanure dans la vessie d'un animal, qu'on le mette à mort, qu'on découvre la vessie et qu'on dépose un sel ferrique sur la face externe de ce réservoir, on ne verra pas se former de bleu de Prusse, preuve que les deux sels sont séparés par une barrière infranchissable, l'épithélium. Mais si, avec un fil de fer introduit dans la vessie par l'urèthre on gratte, on détruit un peu la surface épithéliale, aussitôt on voit se former une tache bleue en ce point (Küss et Duval).

Cazeneuve et Livon ont surtout cherché si l'urée traverse l'épithélium vésical. Ils ont étudié à cette effet la dialyse sur des vessies pleines d'urine, extirpées à des chiens et plongées aussitôt dans l'eau distillée. Ils ont reconnu que la dialyse ne commençait que quatre heures après la mort de l'animal. Le raclage de la muqueuse avec le bec mousse d'une sonde amène la dialyse de l'urée à travers une vessie qui vient d'être extraite, ce qui prouve que l'imperméabilité vésicale est bien due à la fonction physiologique propre de l'épithélium (Mathias Duval).

Lorsque cet épithélium est altéré, il y a absorption. On a vu chez un vieillard atteint de catarrhe de la vessie, une injection intra-vésicale d'eau alcoolisée donner lieu rapidement à tous les phénomènes de l'ivresse.

De son côté, Alling a montré que l'on pouvait rendre absorbante une vessie qui ne l'était point auparavant en y déterminant une cystite par une injection de teinture de cantharides.

Voilà ce qui est généralement admis aujourd'hui. Je dois maintenant ajouter qu'un auteur italien, M. Tricomi (de Rome), est arrivé à des conclusions différentes. Dans une communication qu'il a faite en avril 1889 au Congrès de Bologne, il aurait prétendu que dans une vessie dont l'épithélium est sain l'absorption est égale à celle qui s'effectue par la voie hypodermique pour la strychnine, l'acide prussique, le chloroforme, l'hydrogène sulfuré, tandis que l'absorption est plus lente pour la cantharidine, le sublimé, l'acide phénique, la morphine et la cocaïne. Avec 12 à 15 centigrammes de cocaïne on produirait le même effet qu'avec une injection sous-cutanée de 3 centigrammes de la même substance.

Lorsque l'épithélium est altéré, l'absorption de la première série des substances indiquées ne varierait pas, tandis que l'absorption de la deuxième série de substances serait retardée.

Vous devez encore savoir quelle est l'opinion de M. le professeur Guyon sur ce sujet. Dans une leçon publiée en 1888, voici comment il s'exprime : « Rappelons d'abord « que la vessie n'absorbe pas et que l'inflammation, quoi « qu'on en ait dit, ne modifie que très peu, à cet égard,

« son état physiologique. » Ensuite, après avoir dit qu'il
n'a pu rien obtenir avec les instillations de morphine et de
cocaïne, il conclut de la façon suivante : « Chercher
« l'anesthésie directe de la muqueuse vésicale alors même
« que son épithélium est modifié par l'inflammation est
« donc peu réalisable. »

Enfin, je dois vous faire connaître les résultats de mes
recherches sur les injections sans sonde de solutions plus
ou moins concentrées de cocaïne dans le réservoir urinaire. C'est en 1887 que j'ai commencé à employer cette
substance analgésiante dans le traitement local des cystites; depuis cette époque, j'en ai très souvent fait usage
dans différentes affections des voies urinaires. Eh bien, je
n'ai jamais constaté de symptômes d'intoxication, quoique
j'aie eu recours parfois à des doses énormes de cocaïne et
dans des cas où la vessie était très enflammée. Je n'ai
même pas remarqué de phénomènes bien nets du côté des
fonctions du système nerveux, de la circulation et de la
respiration. Mais chez la femme, il faut éviter avec soin
de laisser tomber dans le vagin une quantité même faible
de la solution calmante. La muqueuse vaginale absorbe
parfaitement en effet, et j'ai vu les symptômes généraux
dont je vous parlais tout à l'heure se manifester chez une
malade atteinte de cystite un jour où l'on avait laissé
pénétrer dans le vagin une petite quantité de la solution
de cocaïne. Les jours suivants, on évita cette particularité
et les signes de l'absorption ne se manifestèrent plus.
C'est donc là une remarque importante qu'il faut bien
retenir.

Vous voyez que les résultats de mes recherches con-
cordent bien avec le fait avancé par M. Guyon, à savoir
que la muqueuse vésicale même enflammée absorbe peu.

Nous devons nous demander à présent si l'épithélium
de la muqueuse uréthrale est aussi imperméable que celui
de la vessie. Les expériences pratiquées par Alling soit

sur lui-même soit sur des animaux ont montré que non ; la muqueuse uréthrale jouit d'un pouvoir absorbant évident. Les mêmes substances qui restent inertes au contact de la muqueuse vésicale provoqueraient leurs accidents toxiques ordinaires si on les abandonnait dans le canal.

Je crois devoir vous faire remarquer que cette absorption nécessite encore un temps assez long, car dans mes recherches, je n'ai pas noté les symptômes d'absorption de la cocaïne par la muqueuse uréthrale. Il est vrai que la solution calmante n'est restée que quelques minutes en contact avec le canal de l'urèthre.

Telles sont les différentes particularités que je tenais à vous signaler au sujet de l'absorption par la muqueuse uréthro-vésicale. Maintenant, de ce que la vessie même atteinte de cystite absorbe peu, faut-il en conclure comme l'a fait M. Guyon, que « chercher l'anesthésie directe de « la muqueuse vésicale alors même que son épithélium « est modifié par l'inflammation est peu réalisable » ? Heureusement non ; je suis en désaccord absolu sur ce point avec l'habile chirurgien de Necker. Je vous montrerai tout à l'heure que cette anesthésie directe peut parfaitement être réalisée en quelques minutes avec une solution de chlorhydrate de cocaïne convenablement employée. C'est là un fait de la plus haute importance qui simplifie singulièrement le traitement des *cystites* dites *douloureuses* et qui permet d'apporter un soulagement rapide aux douleurs parfois si intenses qu'éprouvent les malades atteints d'une affection des voies urinaires.

Du mode d'emploi de la Cocaïne

DANS LE TRAITEMENT

DES AFFECTIONS DES VOIES URINAIRES

Lorsque Karl Kôller (de Vienne) eut fait connaître en septembre et octobre 1884 les résultats de ses premières recherches sur l'action analgésiante de la cocaïne sur l'œil, plusieurs chirurgiens s'empressèrent d'expérimenter ce nouvel anesthésique sur les muqueuses uréthrale et vésicale. Les uns l'employèrent pour diminuer la douleur due au cathétérisme dans le traitement des rétrécissements de l'urèthre. Les autres, beaucoup plus nombreux, cherchèrent à remplacer le chloroforme par la cocaïne employée localement dans la lithotritie. Ces dernières observations se multiplièrent assez rapidement. On s'enthousiasma tout d'abord pour ce médicament et l'on put croire un moment que la lithotritie ne se ferait plus guère qu'à l'aide de la cocaïne. Mais peu à peu on reconnut que cet agent anesthésique pouvait déterminer des symptômes d'intoxication, que l'anesthésie ainsi obtenue ne durait que peu de temps, qu'elle était incontestablement moins avantageuse que la chloroformisation lorsqu'il fallait employer l'aspirateur, et l'on arriva à cette conclusion que la cocaïne peut rendre des services si le calcul est petit, facile à broyer et à évacuer, mais que lorsque la pierre est volumineuse, dure, et que l'on doit faire l'aspiration, il est nécessaire de recourir au chloroforme.

J'ai eu trois fois l'occasion d'employer la cocaïne dans la lithotritie, chez des malades qui avaient refusé le chloroforme. Bien que j'en aie obtenu d'assez bons résultats et que je n'aie point constaté de phénomènes d'intoxication, je reconnais que l'anesthésie directe de la muqueuse vésicale par la cocaïne est loin en effet de présenter ici les mêmes avantages que la chloroformisation, surtout si l'on doit se servir de l'aspirateur.

Dans les rétrécissements de l'urèthre, j'ai constaté que pour obtenir à l'aide de la cocaïne une anesthésie àpeu près complète, il faut avoir soin de mettre la solution calmante en contact non seulement avec l'urèthre pénien, mais aussi avec l'urèthre postérieur et le col de la vessie. Si l'on se contente d'anesthésier l'urèthre antérieur seul, il arrive ce qui a été noté par plusieurs auteurs : tant que la bougie traverse l'urèthre pénien, le malade ne souffre pas, mais dès qu'elle pénètre dans la région membraneuse il se plaint et il continue à éprouver une sensation plus ou moins douloureuse pendant que l'instrument traverse la région prostatique. Cela tient à ce que l'action de la cocaïne ne dépasse guère les limites des points avec lesquels elle est mise en contact.

Si donc chez un rétréci pusillanime ou dont l'urèthre est très sensible on veut éviter la douleur due au cathétérisme, il faudra avoir soin d'anesthésier tout l'urèthre, ce qui ne pourra être obtenu qu'en injectant la solution de chlorhydrate de cocaïne sans sonde à l'aide du petit appareil spécial que j'ai décrit en étudiant la résistance du sphincter uréthral.

Si les chirurgiens ont expérimenté de bonne heure la cocaïne dans le traitement des rétrécissements de l'urèthre et des calculs vésicaux, peu d'entre eux se sont occupés de voir ce que pourrait donner cette substance anesthésique dans le traitement des cystites. Je crois avoir été l'un des premiers à étudier cette question, à continuer les recherches d'une façon suivie et dans des cas de plus en plus graves.

Le 30 juin 1887, dans une communication à la Société
de médecine pratique sur le traitement de la cystite
puerpérale, je notais les excellents résultats que m'avaient
donnés 15 à 20 grammes d'une solution de chlorhydrate
de cocaïne au cinquantième ou au vingt-cinquième injectés
dans la vessie sans sonde après avoir fait le lavage
vésical avec la solution boriquée.

Le 5 avril 1888, je citais à la même Société l'observation d'une malade au septième mois de la grossesse que
j'avais guérie d'une cystite extrêmement douloureuse à
l'aide des injections intra-vésicales sans sonde d'eau boriquée et de chlorhydrate de cocaïne.

Au mois de juillet suivant, dans une leçon que j'eus
l'honneur de faire à l'hôpital Saint-Louis, à la clinique de
mon éminent maître M. Péan, je racontais les heureux
résultats que m'avait donnés la cocaïne chez trois autres
malades atteints de cystite douloureuse.

Au mois de novembre de la même année, je montrais
dans ma thèse combien est précieux cet agent anesthésique dans les cystites en général et surtout dans les
cystites douloureuses. Je démontrais, preuves en mains,
d'une façon irréfutable, que le traitement de choix de ces
cas si graves de cystites consiste dans les injections
intra-vésicales sans sonde d'eau boriquée précédées et
suivies d'injections de cocaïne, et je prouvais que la
taille appliquée au traitement de cette affection constitue
une des erreurs chirurgicales les plus manifestes et les
plus déplorables.

Le 17 janvier 1889, j'ai encore montré dans une communication faite à la Société de Médecine pratique sur
les dangers que présente le traitement des cystites douloureuses par les piqûres de morphine, les excellents
résultats que j'avais obtenus avec la cocaïne chez un
nouveau malade atteint de cette affection.

Enfin, le 27 mai 1889, j'ai noté dans une communication

faite à l'Académie des Sciences sur la physiologie de la région membraneuse de l'urèthre combien la cocaïne m'avait été d'un précieux secours chez un de nos confrères les plus distingués que j'avais guéri d'une cystite grave.

C'est pendant que je poursuivais ces recherches, auxquelles je consacrais tout le temps et toute la patience nécessaires, et que je constatais des résultats de plus en plus satisfaisants, que M. Guyon publia la leçon dans laquelle il niait la possibilité de réaliser à l'aide de la cocaïne l'anesthésie directe de la muqueuse vésicale.

Les causes d'une telle erreur méritaient d'être recherchées. Je me demandai si les mauvais résultats qu'avait obtenus l'habile chirurgien du service spécial de Necker ne tenaient pas à la méthode et au procédé opératoire. Je me mis donc à étudier de plus près l'action de la cocaïne employée localement sur la muqueuse uréthro-vésicale et je constatai bientôt différentes particularités d'une importance capitale. Ces particularités, que j'ai surtout notées dans les cas de cystites douloureuses, montrent que si la cocaïne n'est pas convenablement employée elle est loin de donner en effet les merveilleux résultats que j'ai indiqués dans mes divers travaux sur ce sujet.

Tout d'abord j'ai remarqué que l'action de la cocaïne est très superficielle. Si l'on produit le plus petit traumatisme les malades éprouvent de la douleur malgré l'emploi de cette substance anesthésique. Voici ce que j'ai noté, en 1888, dans le service de mon excellent maître M. Péan, chez deux malades atteints de cystites graves et que l'on était obligé de sonder parce qu'ils ne vidaient pas complétement leur vessie. Malgré l'anesthésie préalable de l'urèthre par la cocaïne, la présence de la sonde pendant l'injection boriquée était mal supportée. D'autre part, j'avais essayé de maintenir la sonde à demeure après avoir fait une nouvelle injection de cocaïne dans la vessie. Eh bien, cet organe se contractait et les malades souffraient

plus qu'avant l'opération, si bien qu'au bout de vingt minutes, une demi-heure, il me suppliaient de retirer la
sonde. Lorsque j'avais enlevé celle-ci, la douleur se cal-
mait, mais pas aussi complétement que chez les malades
qui étaient soumis à l'injection anesthésiante sans sonde.
Lorsque j'avais soin de retirer le cathéter aussitôt après
avoir injecté la solution de chlorhydrate de cocaïne, la
douleur due à la cystite était calmée, mais pas complètement comme chez mes autres malades.

J'ai ensuite expérimenté les instillations d'une solution
très forte de chlorhydrate de cocaïne, comme les a faites
M. Guyon, et j'ai constaté que les résultats n'étaient pas
en effet très satisfaisants. Cela tient d'abord au passage
de l'explorateur perforé, qui, je le répète, diminue l'efficacité de la cocaïne, puis à la trop petite quantité de solution employée. J'ai remarqué qu'il faut avoir soin d'en
injecter une quantité suffisante pour que toute la muqueuse
vésicale ou au moins la plus grande partie soit bien en
contact avec cette solution, qui peut alors être relativement faible, au vingt-cinquième et même parfois au cinquantième.

J'ai encore noté un fait que vous comprendrez facilement,
surtout après ce que je vous ai dit des propriétés de l'épithélium uréthral, c'est que l'anesthésie de l'urèthre ajoutée
à celle de la vessie présente un avantage très apréciable.

Enfin, la cocaïne ne doit pas faire la base du traitement
des cystites douloureuses, comme le veut M. Guyon. Il
ne faut pas demander aux substances anesthésiques plus
qu'elles ne peuvent donner. Le plus sûr moyen de faire
disparaître la douleur dans les cystites, c'est incontestablement de guérir l'inflammation de la muqueuse vésicale.
On devra donc s'efforcer surtout de nettoyer fréquemment
la vessie, de la débarrasser des produits inflammatoires
et septiques qu'elle contient, et de modifier l'état de sa
muqueuse à l'aide de médicaments appropriés : acide bo-

rique, nitrate d'argent. Or, le grand avantage de la cocaïne c'est de rendre ces opérations possibles, non douloureuses et non irritantes, si l'on a soin d'injecter les liquides dans la vessie sans sonde d'après le procédé que j'ai décrit depuis longtemps déjà. Une nouvelle injection de cocaïne faite à la fin de ces séances en déterminant le repos absolu de l'organe, la disparition de la douleur et l'amélioration subite de l'état général, ne peut alors avoir qu'une heureuse influence sur la cystite.

Pour obtenir de bons résultats de la cocaïne dans cette affection, il faut donc :

1° Anesthésier à la fois l'urèthre et la vessie ;

2° N'employer qu'une solution de chlorhydrate de cocaïne à 4 % ou même souvent à 2 %, mais en quantité suffisante pour bien imprégner toute la muqueuse vésicale, soit 15 grammes, 20 grammes de solution ;

3° Injecter cette solution dans la vessie sans sonde ;

4° Avoir bien soin de faire en même temps des injections intra-vésicales sans sonde d'eau boriquée d'après le procédé que je vais bientôt vous décrire.

Si la cocaïne a échoué dans les cystites entre les mains de M. Guyon, cela tient uniquement à ce qu'elle n'a pas été employée dans de bonnes conditions.

L'action de cette substance analgésiante diffère considérablement en effet de celle de la morphine, qui, pour agir d'une façon efficace, a besoin d'être absorbée. La cocaïne au contraire a une action directe très marquée sur les extrémités périphériques des nerfs des muqueuses. C'est l'anesthésique local par excellence. M. Guyon a donc tort de se baser un peu sur les insuccès qu'il a constatés avec la morphine injectée dans la vessie pour en conclure que la cocaïne ainsi administrée est tout aussi inefficace. Cette substance analgésiante donne d'excellents résultats ; son action sur la muqueuse uréthro-vésicale peut même se prolonger plus longtemps qu'on ne l'a dit, mais à condition, je le répète, de ne produire aucune irritation si légère qu'elle soit.

Je dois encore vous rappeler qu'après l'anesthésie de la muqueuse uréthro-vésicale par la cocaïne, on obtient la sensation du besoin d'uriner avec une quantité de liquide inférieure à la quantité d'urine nécessaire pour déterminer ce besoin la nuit pendant le sommeil. Le lavage de la vessie sans sonde peut donc être pratiqué après cette anesthésie sans crainte de produire une distension exagérée de la vessie. C'est là encore un point capital à noter dans l'action de la cocaïne employée localement sur la muqueuse uréthro-vésicale. S'il n'en avait pas été ainsi, cette substance, malgré son action analgésiante remarquable, ne m'aurait donné, j'en suis persuadé, que de médiocres résultats dans le traitement des cystites douloureuses, parce que je n'aurais pas pu agir directement sur la cause de l'état douloureux, c'est-à-dire sur l'inflammation de la muqueuse vésicale.

J'en ai fini, Messieurs, avec le mode d'emploi de la cocaïne dans le traitement des cystites. Si j'ai autant insisté, c'est qu'il s'agit là d'une des questions les plus importantes de la thérapeutique des voies urinaires. L'erreur commise par M. le professeur Guyon a eu des conséquences déplorables, à cause de sa grande autorité en pareille matière, autorité du reste très méritée, je me plais à le reconnaître. On a abusé en effet de la morphine et de la taille dans le traitement des cystites douloureuses. Or, vous savez quels résultats peu encourageants a donnés la section du corps de la vessie dans cette affection (1) et combien la morphinomanie a été souvent chez ces malades la conséquence si regrettable de l'emploi de la morphine.

L'anesthésie de la muqueuse uréthrale à l'aide de la cocaïne est encore le meilleur moyen de faire cesser le

_____

(1) Thèse de doctorat. — Paris 1888.

spasme de la région membraneuse qui accompagne
certains rétrécissements de l'urèthre. Il en est de même
dans les rétrécissements dits spasmodiques. Cela tient à
ce que cette substance, ainsi que je vous l'ai déjà dit,
diminue la résistance du sphincter uréthral. Mais on ne
doit pas oublier que ce n'est là qu'un traitement palliatif;
c'est surtout la cause du spasme uréthral qu'il faut
chercher et traiter avec soin, ce qui présente parfois les
plus grandes difficultés.

Il en est de même dans les affections douloureuses
de la vessie sans lésions de cet organe, c'est-à-dire dans
les *cystalgies* ou *névralgies vésicales*. Là aussi la cocaïne
peut, dans certains cas tout au moins, faire disparaître
les crises ¡douloureuses ainsi que le spasme qui parfois
les accompagne ; mais pour obtenir une guérison durable,
c'est la cause qu'il faudra trouver et traiter. Souvent ce
sera du côté du système nerveux que vous devrez diriger la
médication principale.

Il est d'autres circonstances au contraire où l'usage seul
de la cocaïne suffit. Ainsi, chez certains malades la muqueuse uréthrale est tellement sensible qu'aussitôt que
l'on introduit un instrument dans la région pénienne, il
se produit par action réflexe un spasme de la région membraneuse accompagné de la contraction presque invo-
lontaire des muscles qui entourent cette région, et tout
cathétérisme devient alors impossible. C'est chez les
rétrécis qu'on a le plus souvent l'occasion de rencontrer
cette variété de spasme. Je l'ai constatée pour la première fois, en 1887, chez un typhique atteint de rétention
d'urine, que je ne pus sonder qu'après avoir anesthésié la
muqueuse uréthrale à l'aide de la cocaïne. Il est évident
que dans ces cas, connus depuis longtemps déjà, il suffit
d'anesthésier l'urèthre avant de tenter le cathétérisme.
On évite ainsi la production de ce spasme tout à fait
accidentel.

Je vous rappellerai en terminant que l'on doit encore recourir à la cocaïne toutes les fois que le lavage de la vessie sans sonde exige une trop forte pression. Ainsi, chez certains névropathes, chez certains tuberculeux atteints de cystite, une pression de 82 grammes est insuffisante pour triompher de la résistance du sphincter uréthral. Or, à l'aide de la cocaïne, on peut obtenir ce résultat avec une pression de 17 grammes. Mais il faut avoir bien soin d'anesthésier tout l'urèthre. Vous savez en effet que la diminution de la résistance du sphincter uréthral est beaucoup plus prononcée lorsqu'on ajoute à l'anesthésie de la région pénienne celle de l'urèthre postérieur.

Dans ce qui précède, j'ai supposé, bien entendu, que la muqueuse uréthro-vésicale était saine ou simplement enflammée. Si elle présentait une solution de continuité, la cocaïne serait absorbée et il pourrait survenir des accidents graves d'intoxication. Du reste, il sera toujours bon, même en dehors de tout traumatisme de cette muqueuse, de surveiller les effets de la substance analgésiante, lorsqu'on aura recours à des doses un peu considérables.

Vous devez encore savoir que la cocaïne affaiblit les contractions de la vessie. Voici ce que j'ai constaté à ce sujet. Dans les cystites intenses avec phénomènes douloureux très marqués, la cocaïne employée aux doses indiquées ne détermine point de gêne dans l'expulsion du contenu vésical, mais les contractions de la vessie ne présentent plus ordinairement la même violence.

Chez certains tuberculeux et surtout chez certains prostatiques, ces mêmes doses de cocaïne diminuent d'une façon plus sensible la force d'expulsion du muscle vésical, et cette action se manifeste plus ou moins longtemps après l'injection de la solution calmante. Ainsi chez le confrère dont je vous ai parlé la première miction pendant le lavage était très lente à s'effectuer ; la deuxième l'était moins et la troisième était tout à fait normale. Chez un prostatique âgé, j'ai vu la faiblesse des contractions vésicales persister plusieurs heures après une anesthésie par la cocaïne non suivie de lavage boriqué. Il faudra donc agir avec beaucoup de prudence chez les tuberculeux et chez les prostatiques.

Dans les cas de cystites douloureuses, cette modération des contractions vésicales ne peut être qu'avantageuse. Il en est de même dans la lithotritie.

Comment expliquer cette diminution de la contractilité du muscle vésical, diminution si passagère qu'elle peut disparaître avant même la fin d'une séance de lavages vésicaux? Il est probable que ce phénomène est dû à la disparition momentanée des réflexes dont la muqueuse uréthro-vésicale est ordinairement le siège.

Voilà, Messieurs, ce que m'ont appris mes recherches sur l'emploi de la cocaïne dans le traitement des affections des voies urinaires, recherches auxquelles j'ai consacré, je vous le répète, tout le temps et toute la patience nécessaires. Vous voyez que l'anesthésie directe de la muqueuse uréthro-vésicale est aujourd'hui parfaitement réalisable et que la cocaïne convenablement employée est l'un des médicaments les plus précieux qu'aient à leur disposition les chirurgiens qui s'occupent de la thérapeutique des maladies des voies urinaires.

Du Lavage de la Vessie sans sonde

ET DU LAVAGE CONTINU DE L'URÈTHRE ANTÉRIEUR

A L'AIDE DE LA PRESSION ATMOSPHÉRIQUE

Messieurs,

Je vous ai déjà indiqué les données scientifiques sur lesquelles reposent ces deux procédés. Dans cette leçon, je me propose surtout de vous décrire d'une façon complète le manuel opératoire du lavage de la vessie sans sonde et du lavage continu de l'urèthre antérieur à l'aide de la pression atmosphérique. Les applications de ces procédés sont tellement nombreuses dans la chirurgie des voies urinaires, que j'aurai à chaque instant l'occasion de vous en parler. Je dois donc vous en faire connaître dès maintenant le manuel opératoire. Je vous dirai aussi comment j'ai été conduit à la recherche de ces procédés.

Lorsque je commençai, en 1886, à m'occuper du traitement des cystites et des rétrécissements de l'urèthre, deux faits avaient tout particulièrement appelé mon attention : c'était d'une part l'imperfection des moyens classiques employés pour agir directement sur la muqueuse vésicale, et en second lieu l'impossibilité de faire parfois une antisepsie complète de l'urèthre et de la vessie avant de pratiquer une opération quelconque sur les voies urinaires, même la plus simple de toutes, le cathétérisme.

Simplifier le procédé des injections intra-vésicales et

supprimer tout traumatisme inutile, tel fut le premier but que je cherchai à atteindre. Or, il devint bientôt évident pour moi que l'usage de la sonde, toujours irritant et désagréable, souvent même douloureux, était complétement inutile dans la plupart des cas. Ce premier point acquis, ma préoccupation fut de chercher à substituer, pour la propulsion du liquide, à la force aveugle et fatalement variable que l'on emploie en se servant d'une seringue ou d'une poire en caoutchouc, une force connue, constante, facile à doser. La pression atmosphérique me permit, comme je vous l'ai montré en vous décrivant la physiologie de l'urèthre, d'obtenir très facilement ce résultat. J'étais dès lors en possession d'un procédé au moyen duquel je pouvais faire des injections intra-vésicales d'une façon simple et non irritante.

Ces recherches sur le lavage de la vessie sans sonde à l'aide de la pression atmosphérique eurent une autre conséquence heureuse. Elles ne tardèrent pas à me conduire à une découverte importante : *le lavage continu de l'urèthre antérieur*.

Je pus calculer, en effet, ainsi que je vous l'ai dit, la résistance du sphincter uréthral. Dès lors il me suffit, pour agir exclusivement sur l'urèthre antérieur, de faire construire un instrument avec lequel on a une pression beaucoup plus faible que celle reconnue nécessaire si l'on veut forcer la région membraneuse.

Mais le *lavage continu de l'urèthre antérieur* me permettait de faire l'antisepsie de cette partie des voies urinaires ; d'autre part, avec le *lavage de la vessie sans sonde* je pouvais rendre aseptique la cavité vésicale et la région postérieure de l'urèthre : il m'était donc facile de faire maintenant d'une façon rigoureuse l'antisepsie directe de l'urèthre et de la vessie avant de pratiquer une opération plus ou moins grave sur ces régions dangereuses. Je pouvais désormais tenter avec succès certaines opérations

que des maîtres éminents n'osaient encore entreprendre,
telles que le cathétérisme fait séance tenante chez les
prostatiques (1) à la troisième période avec état général
grave, et la dilatation plus rapide des rétrécissements de
l'urèthre, même lorsqu'ils sont compliqués de cystite (2).

D'un autre côté, comme les injections intra-vésicales
étaient devenues, par le fait des modifications que j'avais
apportées au manuel opératoire, d'une application facile,
non douloureuse et dépourvue de danger, je ne devais pas
tarder à prouver que le seul traitement logique et véritablement efficace des cystites consiste à agir directement
sur la muqueuse vésicale. En effet, si les découvertes
faites par Davaine et Rayer, les beaux travaux de Pasteur
et plus tard les publications de Lister ont achevé cette
révolution commencée par l'anesthésie et le pincement
des vaisseaux, révolution qui a transformé la chirurgie
moderne et lui a fait obtenir ces succès merveilleux que
nous constatons aujourd'hui, il faut bien reconnaître que
la médecine n'en a encore retiré qu'un léger profit. Autant
le résultat est sûr lorsqu'on agit directement sur le point
malade, autant il est incertain quand la substance modifi-
catrice doit traverser l'organisme avant de porter son
action sur le siège de la lésion. De plus, il n'est pas sans
inconvénients de faire absorber ainsi certaines substances.
Le système digestif par exemple se trouve fort mal de
l'emploi à l'intérieur de l'acide borique, du borax, du ben-
zoate de soude, du salol, etc...

Avant de vous décrire mon procédé du lavage de la
vessie sans sonde, je vous rappellerai que depuis longtemps déjà les chirurgiens ont appelé l'attention sur les
fâcheux effets produits par le cathétérisme employé dans

_____

(1) *Arch. gén. de méd.*, août 1887.
Progrès médical, 1888, n° du 9 juin.

(2) *Académie de médecine,* séance du 29 octobre 1887.

le but d'introduire des liquides dans la cavité vésicale. En 1842, Civiale disait en parlant des injections faites chez certains malades : « La douleur déterminée par le passage « de la sonde fait plus de mal que l'injection ne produit de « bien, outre qu'elle suffit pour dégoûter les malades d'un « moyen précieux que rien ne peut remplacer. »

En 1859, Nélaton s'exprimait ainsi : « Cette méthode est « réellement utile, malheureusement elle n'est pas tou- « jours applicable à cause de l'excessive sensibilité de la « vessie et de la douleur que détermine l'introduction de « la sonde. »

Je ne vous parlerai point des tentatives faites par Cloquet, Mallez, Zeissl, Bertholle, etc..... pour supprimer l'usage de la sonde dans le manuel opératoire des injec- tions intra-vésicales. Sachez seulement que lorsque j'en- trepris, en 1886, mes recherches sur ce sujet tous ces procédés étaient tombés dans l'oubli le plus complet. Si vous désiriez cependant avoir des détails sur cette question, vous les trouveriez dans le chapitre d'historique contenu dans ma thèse (1).

Mon appareil pour le lavage de la vessie sans sonde à l'aide de la pression atmosphérique est des plus simples. Il se compose d'un réservoir quelconque, d'un tube en caoutchouc de 1m50 à 2 mètres de longueur et d'une série de six mandrins métalliques tubulés.

Si l'on veut se servir d'un de ces vases de formes variées qu'emploient les accoucheurs pour faire des injections intra-utérines et qui présentent une tubulure à leur partie inférieure, il suffit d'y adapter le long tube en caoutchouc de mon appareil. Si l'on préfère employer une bouteille, le litre de verre ordinaire, on peut alors recourir au siphon. Comme pour l'appareil des hôpitaux désigné sous le nom de laveur, il faut un bouchon en caoutchouc traversé par

(1) Paris, 1888.

deux petits tubes. On peut employer le bouchon de l'aspirateur Potain; seulement on ne se contentera pas d'adapter le tube de mon appareil à l'un des petits tubes du
bouchon, il faudra encore prolonger ce dernier au moyen
d'un tube de caoutchouc qui plongera dans le liquide jusqu'au fond de la bouteille. Si l'on a une poire en caoutchouc il sera facile d'amorcer le siphon. Il suffira encore
pour cela de remplir le long tube extérieur du liquide que
l'on désire employer.

Si l'on ne veut pas recourir au siphon on pourra encore
utiliser la bouteille en la renversant; seulement il faudra
employer la disposition imaginée par Galante ou une disposition analogue. A la capsule on adaptera le long tube
en caoutchouc de mon appareil.

La seringue même, cette affreuse seringue dont je vous
ai dit tant de mal, parce que je crois que montée il est
impossible de la rendre aseptique, pourra vous servir de
récipient. Pour cela, vous en enlèverez le piston, puis vous
nettoierez bien le corps de la seringue, de façon à le
rendre aseptique, ce qui est alors possible, et vous fixerez
mon long tube en caoutchouc à l'extrémité de la canule.

D'autres récipients encore pourront être employés; il
me paraît inutile d'en faire l'énumération.

Quel que soit le vase que l'on choisisse, il faut avoir
soin de le graduer, afin de pouvoir se rendre compte de la
quantité de liquide que l'on injecte dans la vessie. Cette
graduation se fait facilement pour les vases en verre au
moyen d'une éprouvette graduée et d'une bande de diachylon de deux centimètres de largeur. On applique cette
bande sur le vase et l'on y marque à l'encre les hauteurs
du liquide de cinquante grammes en cinquante grammes.

Le mandrin tubulé, comme je vous l'ai dit, constitue la
partie essentielle de l'appareil injecteur. Je vous rappelle
que la portion que l'on introduit dans l'urèthre est cylindrique et mesure 3 centimètres de longueur. L'orifice de

sortie varie pour chacun des numéros de la série. Le numéro 1 a un orifice de 1 millimètre 1/3 de diamètre; le numéro 6 a un orifice de 3 millimètres de diamètre. Les autres numéros constituent la série intermédiaire graduée par tiers de millimètre.

La partie du mandrin tubulé injecteur que l'on introduit dans l'urèthre est emboîtée, comme vous le savez, dans le petit appareil que j'ai désigné sous le nom d'obturateur du méat, lequel est en caoutchouc. C'est la seule partie de l'appareil qui soit en contact avec la muqueuse uréthrale. Chaque opéré peut donc avoir son obturateur; c'est là un avantage incontestable et très apprécié par les malades.

Voici la série des mandrins tubulés avec la pression que fournit chaque numéro :

N° 1	Diamètre 1 ^{mm} 1/3	Pression 16 gr. 157.
N° 2	—	1 ^{mm} 2/3	—	25 gr. 245.
N° 3	—	2 ^{mm}	—	36 gr. 352.
N° 4	—	2 ^{mm} 1/3	—	49 gr. 479.
N° 5	—	2 ^{mm} 2/3	—	64 gr. 626.
N° 6	—	3 ^{mm}	—	82 gr. 208.

Pour le calcul de ces pressions j'ai supposé le récipient placé à une hauteur de 1m30.

Comme vous le voyez, cette graduation méthodique me permet de reconnaître facilement et avec une rigueur mathématique la pression constante que j'emploie dans tel ou tel cas. Elle me permet encore de régler dans une certaine mesure la rapidité de l'écoulement du liquide. Le mandrin tubulé est donc, je vous le répète, la partie essentielle de l'appareil. Il ne saurait être remplacé par un bout de sonde, qui se déforme trop facilement dès que l'on presse un peu pendant l'injection au niveau du méat urinaire. Mais vous pouvez faire construire ce mandrin tout entier en caoutchouc durci, comme celui que je vous présente. Certaines seringues en caoutchouc ont des canules qui, à la rigueur, pourraient servir dans des cas simples.

Je dois ajouter qu'avec un peu d'habitude on arrive bien vite à supprimer plusieurs numéros. Ainsi depuis long-temps déjà je n'emploie que les numéros 1, 3 et 6. J'ai même trouvé le moyen, comme je vous l'ai dit, de faire le lavage de la vessie sans sonde dans tous les cas avec le mandrin tubulé n° 1. Je vous rappelle qu'il suffit pour cela d'anesthésier l'urèthre avec une solution de chlorhy-drate de cocaïne à 1/50. Au bout de cinq minutes, le lavage se fait avec la plus grande facilité. De plus, le malade n'éprouve aucun sentiment pénible tout en conser-vant la sensation bien nette du besoin d'uriner.

Lorsqu'il n'y a pas contre-indication je continue cepen-dant à me servir des numéros 3 et 6, pour aller plus vite; l'écoulement du liquide est en effet beaucoup plus rapide.

Pour faire le lavage de la vessie sans sonde avec mon appareil, on commence par le remplir de liquide, en ayant bien soin de ne pas laisser d'air dans le tube de caout-chouc. On place ensuite le récipient à 1m 30 au-dessus du malade, couché sur un lit ou une chaise longue, et l'on introduit le mandrin recouvert de l'obturateur du méat dans l'urèthre : le liquide remplit d'abord l'urèthre anté-rieur, puis presse sur la portion sphinctérienne, l'entr'ouvre et pénètre dans la vessie. Aussitôt que le malade éprouve le besoin d'uriner on interrompt le courant du liquide et l'on retire le mandrin avec l'obturateur. Immédiatement après la miction, qui s'effectue naturellement, on recom-mence l'injection et on la répète autant de fois qu'on le juge nécessaire.

Un point capital sur lequel je ne saurais trop insister, c'est de cesser l'injection dès que le malade éprouve un véritable besoin d'uriner, autrement on distendrait la vessie, ce qu'il faut toujours éviter, surtout dans les cas de cystite aiguë.

Il n'est pas indispensable que le malade soit couché ; il peut se tenir debout le dos appuyé contre un objet résistant. Je préfère cependant la position horizontale ; c'est plus commode et l'on obtient ainsi plus facilement le relâchement des parois abdominales. A l'hôpital, le malade était couché et le réservoir, une bouteille ordinaire, était placé sur une planche mise en travers sur les barres du ciel de lit. Pour interrompre le courant du liquide, je me sers d'un serre-tube spécial, mais on peut employer tout simplement une des petites pinces de M. Péan dont on se sert pour le pincement des vaisseaux, instrument qui se trouve dans toutes les trousses.

Tel est le procédé qui me permet de faire chez l'homme le lavage de la vessie sans sonde à l'aide d'une pression faible, connue, constante, facile à doser. Avec ce procédé, tout traumatisme uréthral et surtout vésical est évité. On n'a jamais à lutter contre la résistance de la vessie, puisque l'on cesse l'injection dès que le besoin d'uriner se fait sentir. Il est même remarquable de voir le plus souvent juste la même quantité de liquide déterminer ce besoin plusieurs fois de suite. Parfois il faut au contraire une quantité de liquide de plus en plus grande à mesure que les injections se répètent dans la même séance, ce qui prouve bien qu'en opérant de cette façon on n'irrite pas la vessie.

Il semble a *priori* que le lavage de la vessie sans sonde ne doive pas présenter chez la femme, à cause du peu de longueur et du peu de résistance de l'urèthre, les mêmes avantages que chez l'homme. Voilà pourquoi les auteurs que j'ai cités se sont exclusivement occupés des injections intra-vésicales sans sonde chez l'homme. Eh bien c'est là un erreur complète, dont j'ai eu la preuve dès le début de mes recherches. L'observation IX de mon premier travail (1) sur cette question montre combien ce procédé même chez

(1) Loc. cit.

la femme est supérieur au procédé classique. Depuis cette époque, j'ai eu fréquemment l'occasion de faire chez la femme le lavage de la vessie sans sonde à l'aide de mon appareil, et je m'en suis toujours très bien trouvé.

Le manuel opératoire est le même que chez l'homme, seulement il est inutile, en général, de placer le récipient aussi haut, et en second lieu d'introduire complètement le mandrin dans l'urèthre. Si la vessie est très irritée, on se servira du n° 1, sinon on pourra employer le n° 3 pour faire plus rapidement le lavage. L'introduction d'un numéro plus élevé est en général douloureuse ; il vaut mieux s'en abstenir. Peut-être cela tient-il aux plis que présente la muqueuse uréthrale chez la femme.

J'arrive maintenant au *lavage continu de l'urèthre anté-rieur* que je fais à l'aide d'une véritable sonde à double cou-rant. Ce petit instrument se compose d'une tige cylindrique creuse, droite, de 30 centimètres de longueur, de 1 ^{mm} 2/3 de diamètre, évasée à l'une de ses extrémités et terminée à l'autre extrémité par une boule de forme olivaire allongée analogue à l'extrémité de l'hystéromètre. Cette boule a 3 ^{mm} 2/3 de diamètre ; elle est munie de quatre rainures profondes. L'orifice de sortie, situé à son extrémité, a un millimètre de diamètre. Cette sonde est en argent fin, ce qui permet d'éviter l'oxydation et de lui donner à l'aide d'un mandrin plein toutes les formes que l'on désire. On peut obtenir ainsi en quelques secondes la plus fine sonde à injections intra-utérines qui existe (1). Je dois ajouter que cette sonde à injections intra-utérines a déjà donné de bons résultats (2).

Mais revenons au lavage continu de l'urèthre antérieur. Pour faire ce lavage, on adapte l'extrémité évasée de ma sonde au long tube en caoutchouc de l'appareil pour le

(1) Voir *Gazette des Hôpitaux*, 1887, n° 144.

(2) Voir Bull. Soc. Méd. prat. 1889.

lavage de la vessie sans sonde. On introduit ensuite dans l'urèthre, la verge étant placée verticalement, l'extrémité à boule de l'instrument que l'on pousse doucement jusque dans le cul-de-sac du bulbe. Le liquide revient par les rainures, puis entre la tige de l'instrument et les parois de l'urèthre qu'il nettoie. Comme vous le voyez, c'est un lavage d'arrière en avant ; il se fait donc dans les meilleures conditions. Une fois l'appareil installé on n'a plus à s'en occuper ; on le laisse fonctionner aussi longtemps que l'on veut : c'est un véritable *lavage continu.* Si l'on veut arrêter pour un instant l'écoulement du liquide il suffit de pincer avec les doigts le tube en caoutchouc ou d'employer l'une des pinces de M. Péan.

Je vous ai dit que le diamètre de l'orifice de sortie de cette sonde uréthrale à double courant était d'un millimètre. Le calcul montre que la pression fournie par cet appareil ne dépasse guère 8 gr. Or, comme la plus faible pression nécessaire pour franchir la région membraneuse est de 14 gr. 967 ; comme d'autre part on a soin de ne pas fermer l'urèthre en appuyant sur le méat, il en résulte que le liquide ne saurait pénétrer dans l'urèthre postérieur et la vessie. On opère donc en toute sûreté, ce qui est important, surtout dans mon mode de traitement de la blennorrhagie aiguë par le nitrate d'argent (1).

Tel est le lavage continu de l'urèthre antérieur. C'est le seul procédé qui permette de faire le lavage de cette portion de l'urèthre d'une façon commode, sûre, rapide et complète.

J'ai omis, à dessein, de vous parler des calculs qui m'ont permis d'évaluer la pression fournie par chacun des mandrins tubulés et par la sonde uréthrale à double courant. Je vous les ai déjà indiqués en vous parlant de la résistance du sphincter uréthral.

_____

(1) *Revue gén. de clin. et de thérap.* 1888, nᵒˢ 17 et 18.

Je n'ai pas cru devoir employer une pression supérieure à 82 gr. ; une telle pression serait dangereuse, il me semble. De plus, l'écoulement du liquide serait trop rapide.

Je terminerai, Messieurs, par quelques considérations générales sur les principales applications du lavage de la vessie sans sonde et du lavage continu de l'urèthre antérieur.

Toutes les fois qu'il existe de la cystite, dans tous les cas où l'on a à pratiquer une opération quelconque sur la vessie ou sur toute l'étendue de l'urèthre, on doit faire le lavage de la vessie sans sonde, *à condition que le ou la malade puisse vider spontanément sa vessie d'une façon complète.*

Le lavage de la vessie sans sonde d'après le procédé que je viens de vous décrire constitue le traitement de choix des cystites. C'est surtout dans ces cystites graves désignées sous le nom de *cystites douloureuses* que le lavage de la vessie sans sonde donne des résultats merveilleux, alors que les lavages faits par les procédés classiques sont impossibles ou manifestement nuisibles. Ce mode de traitement est encore très avantageux dans la cystite tuberculeuse, la cystite blennorrhagique et la cystite calculeuse. Vous savez, en effet, combien est douloureux le cathétérisme chez la plupart de ces malades.

Il est un point particulier sur lequel je crois devoir appeler votre attention. Vous savez que chez certains malades, après la disparition de la douleur et de la fréquence des mictions, alors que l'urine ne contient presque plus de pus, il persiste encore un besoin impérieux d'uriner. Eh bien cette incommodité des plus gênantes disparait rapidement sous l'influence de quelques injections intra-vésicales faites sans sonde avec de l'eau boriquée tiède, puis avec une solution faible de cocaïne.

S'il existe en même temps que la cystite une uréthrite plus ou moins intense, on aura bien soin de faire préalablement un large lavage de l'urèthre antérieur. Dans les cystites aiguës, il faut toujours se servir au début des mandrins tubulés n° 1 ou n° 2, car la vessie ne tolère souvent dans ces cas que 40 à 60 gr. de liquide. Il est donc bon d'employer une pression faible jointe à une grande lenteur de l'écoulement du liquide pour ne pas trop distendre le réservoir urinaire. Comme la capacité vésicale physiologique augmente rapidement dans la plupart des cas, on peut bientôt employer le mandrin n° 6 chez l'homme et le mandrin n° 3 chez la femme. Quelle que soit la quantité de liquide tolérée, il est bon de ne pas en injecter plus de 200 gr. à la fois. Cela suffit pour que les malades puissent uriner. On a soin de faire trois ou quatre injections successives et de terminer en laissant dans la vessie une quantité plus ou moins grande d'eau boriquée suivant que sa capacité physiologique est plus ou moins considérable.

Dans les cystites subaiguës et dans les cystites chroniques on peut souvent employer dès le début les gros mandrins ; il est préférable cependant de débuter encore par les n°ˢ 1 ou 2 pour mieux s'assurer de la sensibilité de la vessie.

Le choix du liquide varie suivant les cas. Ordinairement je commence par employer la solution saturée d'acide borique puis, lorsque la douleur est moins vive, si l'urine contient encore beaucoup de pus, j'ai recours aux solutions sursaturées d'acide borique à 8 % et 15 %. J'ai indiqué le premier en France comment on prépare la solution sursaturée à 15 % et je crois avoir employé le premier cette solution dans le traitement des cystites (1).

Les solutions de nitrate d'argent à 1/500 et même à 1/250 donnent aussi de bons résultats dans les cystites

(1) *Bulletins et Mém. de la Société de Méd. prat. de Paris*, 15 février 1888, p. 98, et *Journal de Méd. de Paris*, 12 février 1888.

rebelles, surtout dans les cystites blennorrhagiques, mais elles ont l'inconvénient d'être notablement plus douloureuses. J'ai montré qu'il y avait avantage à faire précéder et suivre ces injections de solutions de nitrate d'argent d'un lavage avec une solution saturée d'acide borique.

J'ai l'habitude de répéter au début les lavages boriqués deux fois par jour, surtout dans les cas de cystite aiguë. Si l'on fait un seul lavage dans les 24 heures l'amélioration est beaucoup moins rapide. Plus tard, je fais des injections moins fréquentes, tous les jours, puis tous les deux ou trois jours.

Les solutions sursaturées d'acide borique et les solutions de nitrate d'argent ne doivent être employées que tous les deux ou trois jours.

La température des liquides employés doit être de 38 à 40 degrés au moment où ils sont placés dans le récipient de l'appareil. Il y a cependant une exception importante à cette règle : dans la cystite qui survient pendant la grossesse il ne faut pas dépasser 36 à 37 degrés, sinon il est fréquent de voir survenir des contractions utérines. C'est un fait qu'il est bon de se rappeler.

Lorsque le lavage de la vessie sans sonde est fait avant ou après une opération pratiquée sur la vessie, dans un but antiseptique, il suffit d'employer la solution boriquée à 4 % et à la température de 38 degrés. Je me suis très bien trouvé de l'emploi de ces lavages, répétés trois ou quatre fois dans les 24 heures, à la suite de la lithotritie. On diminue ainsi l'irritation vésicale et l'on évite plus sûrement les accidents fébriles. Dans ces cas, je fais préalablement le lavage de l'urèthre antérieur, qui permet de débarrasser cet organe des fragments de calcul que l'on y rencontre fréquemment. C'est là un moyen simple et très efficace, pourvu que ces fragments ne soient pas trop gros. Il est nécessaire en effet que la boule de l'instrument puisse passer au-dessous d'eux ; le courant liquide de retour peut alors les entraîner sans difficulté.

Il est évident que ce moyen peut être employé pour d'autres corps étrangers du canal uréthral. Cette application du lavage continu de l'urèthre antérieur mérite donc d'être retenue.

La simple exploration de la cavité vésicale nécessite les soins antiseptiques que je viens de vous indiquer. On fera avant et après l'exploration le lavage de la vessie sans sonde et préalablement le lavage de l'urèthre antérieur, s'il existe une uréthrite aiguë ou chronique. On aura soin aussi de laisser à la fin un peu d'eau boriquée dans la vessie. On sait en effet que l'on a vu survenir chez certains malades des accidents fébriles, de la cystite, de l'orchite, de l'uréthrite, à la suite d'explorations faites même par des chirurgiens d'une habileté incontestable. Eh bien, je suis convaincu que ces accidents sont dus à un défaut d'antisepsie et qu'ils peuvent être évités en prenant les précautions dont je viens de vous parler. Ces accidents peuvent d'ailleurs se montrer à la suite d'une exploration uréthrale, aussi suis-je d'avis de ne pratiquer le cathétérisme qu'en prenant les mêmes précautions antiseptiques, qui ont du reste l'avantage de diminuer l'irritation produite par la bougie.

Si le simple cathétérisme est susceptible de déterminer les complications dont je parlais tout à l'heure, on comprend que celles-ci sont encore bien plus à craindre après la dilatation, la divulsion, l'uréthrotomie interne ou l'électrolyse. Le traitement des rétrécissements de l'urèthre nécessite donc une antisepsie des plus rigoureuses, surtout lorsqu'il existe en même temps de la cystite. Il ne suffit plus alors de faire le lavage de la vessie sans sonde et le lavage de l'urèthre antérieur au moment de l'opération, il faut encore les répéter au moins une ou deux fois dans les 24 heures. La solution boriquée à 4 % portée à la température de 40 degrés suffit pour cet usage.

En prenant ces précautions, non seulement on évite toutes les complications, même dans les cas les plus graves, mais on peut encore agir avec une rapidité beaucoup plus grande, tout en n'ayant recours qu'à la simple dilatation. Vous savez en effet quels résultats remarquables j'ai obtenus dans le traitement des rétrécissements de l'urèthre, résultats que j'ai communiqués au dernier Congrès de chirurgie. Du reste, dans les rétrécissements très serrés, le lavage de la vessie sans sonde permet seul d'agir directement sur la vessie et sur la portion de l'urèthre située en arrière de la stricture, portion si souvent altérée dans les cas graves de rétrécissements uréthraux.

Le lavage de la vessie sans sonde peut encore servir au diagnostic de certaines fistules uréthrales. Ainsi, chez un malade dont j'ai rapporté l'observation dans ma thèse il me fut facile de diagnostiquer de la sorte une fistule uréthro-rectale qui avait été méconnue jusqu'alors. Depuis cette époque, j'ai pu diagnostiquer de la même façon des petites fistules siégeant au niveau de la région pénienne.

Le lavage continu de l'urèthre antérieur me paraît le seul moyen qui permette de diagnostiquer sûrement l'*uréthrite postérieure*, en débarrassant d'une façon complète l'urèthre présphinctérien et surtout le cul-de-sac du bulbe, si difficile à nettoyer, du pus qu'il peut contenir. En faisant ensuite uriner les malades et en ayant soin de recueillir dans un verre à expérience le premier jet d'urine on constate alors dans ce liquide la présence de filaments, de grumeaux et de globules de pus isolés.

J'ai montré dès 1886, à l'hôpital Saint-Antoine, que l'on peut trouver tous ces éléments dans l'urine chez des malades qui ont simplement de l'uréthrite chronique antérieure. Après le lavage continu de l'urèthre présphinctérien, l'urine de ces malades ne contenait plus de pus.

Ce diagnostic précis a une très grande importance au point de vue du traitement, qui est absolument différent dans les deux cas. Si l'urèthre prostatique est sain, il est au moins inutile, sinon nuisible, d'aller y déposer des substances plus ou moins irritantes. D'autre part, si l'on croit n'avoir affaire qu'à une uréthrite antérieure et que la portion rétro-sphinctérienne de l'urèthre soit en même temps malade, tous les moyens auxquels on aura recours seront insuffisants pour guérir complétement le malade, si l'on se contente d'agir uniquement sur l'urèthre antérieur. On a dit que les symptômes fonctionnels étaient différents dans les deux cas. C'est vrai quelquefois, mais lorsqu'il s'agit d'uréthrite chronique, c'est très souvent inexact. La plupart des malades de l'hôpital Saint-Antoine qui ont fait l'objet de mes recherches sur ce sujet n'avaient aucun symptôme qui pût faire supposer une lésion chronique de l'urèthre prostatique. Du reste, pour mieux vous montrer toute l'importance que présente cette question, je vais vous citer l'observation suivante :

Je suis consulté un jour par un de mes confrères qui était désolé ; depuis plus de 15 mois il était atteint d'une blennorrhée dont il ne pouvait arriver à se débarrasser. Il avait été soigné d'abord par M. le professeur Fournier par les moyens classiques, puis M. le professeur Guyon lui avait fait des instillations de nitrate d'argent. Tous ces traitements avaient échoué. Je l'examine avec soin ; je lui fais le lavage continu de l'urèthre antérieur et je constate qu'il existe de l'uréthrite chronique postérieure. Je traite alors à la fois l'urèthre antérieur et l'urèthre postérieur et j'arrive ainsi à le guérir complétement. Je l'ai revu plusieurs mois plus tard ; la guérison s'était maintenue.

Le moyen que je viens de vous indiquer est donc, vous le voyez, le seul qui puisse vous permettre de faire un diagnostic précis et par suite d'appliquer un traitement rationnel.

J'en ai fini, Messieurs, avec ces considérations générales anatomiques, physiologiques et thérapeutiques. J'ai peut-être été un peu long, mais l'importance que présentent ces différents sujets justifie, il me semble, les détails dans lesquels j'ai cru devoir entrer. Dans la prochaine leçon je commencerai l'étude des affections de l'urèthre.

MALADIES DE L'URÈTHRE

Messieurs,

Les affections de l'urèthre tiennent une large place dans la pathologie des voies urinaires. Les malformations de cet organe, les tumeurs, les corps étrangers, les calculs, les lésions traumatiques, les fistules, la contractilité exagérée ou pervertie de l'urèthre, l'accroissement ou la perversion de la sensibilité de sa muqueuse, constituent autant de maladies d'une réelle importance et que vous devez connaître; mais la plus fréquente de toutes est incontestablement l'inflammation de la muqueuse uréthrale et la lésion qui présente le plus d'importance par sa gravité, ses complications, sa grande fréquence, c'est le rétrécissement de l'urèthre. D'un autre côté, le traitement de cette dernière affection est encore à l'ordre du jour, autre raison qui me décide à commencer cette étude de la pathologie uréthrale par la description des strictures de l'urèthre. Je m'y décide d'autant plus volontiers que l'antisepsie m'a permis de simplifier notablement la thérapeutique des rétrécissements uréthraux (1) et que les résultats que j'ai obtenus sont encore aujourd'hui trop récents pour être bien connus.

(1) Académie de médecine, séance du 29 oct. 1887. Congrès français de chirurgie, Paris 1889.

DES RÉTRÉCISSEMENTS ORGANIQUES
DE L'URÈTHRE

Les rétrécissements organiques de l'urèthre sont des états morbides permanents, qui ont pour effet de diminuer, d'une manière progressive, la souplesse et la dilatabilité des parois de ce canal, et de réduire graduellement son diamètre jusqu'à rendre impossible la sortie de l'urine et l'introduction des sondes ou des bougies les plus déliées (Civiale).

Ainsi définis, les *vrais rétrécissements* de l'urèthre ne peuvent être confondus ni avec les *rétrécissements spasmodiques*, ni avec les *rétrécissements inflammatoires aigus*, ces derniers étant dus à une tuméfaction temporaire plus ou moins accentuée de la muqueuse uréthrale survenant parfois dans certaines uréthrites intenses.

Cette définition élimine en même temps les simples déviations du canal et les coarctations dues à des tuméfactions accidentelles des parois uréthrales.

Anatomie pathologique. — L'anatomie pathologique des rétrécissements de l'urèthre était à peu près inconnue des anciens; la plupart des idées qu'ils avaient sur ce point étaient en effet des plus erronées. Aujourd'hui, on possède, grâce aux travaux dont cette question a été l'objet dans ces quarante dernières années, des notions assez précises sur la nature des lésions qui constituent les strictures uréthrales. On admet avec Voillemier deux sortes de coarctations de l'urèthre : des *rétrécissements inflammatoires*, presque toujours d'origine blennorrhagique, et des *rétrécissements cicatriciels* ou d'origine traumatique. Nous allons étudier successivement chacune de ces deux variétés.

Rétrécissements inflammatoires. — La forme, le

siège, le nombre de ces rétrécissements sont variables et méritent d'être décrits avec quelques détails.

Dans le plus grand nombre des cas, le rétrécissement présente dans son ensemble l'aspect de deux cônes, dont les sommets se confondent ou sont réunis par un goulot de quelques millimètres. Le cône postérieur est ordinairement plus évasé que l'antérieur. M. Thompson, qui donne à cette variété le nom de *rétrécissements annulaires indurés*, fait également remarquer qu'à ce niveau, l'induration du tissu pathologique est plus considérable qu'au niveau du cône antérieur.

Dans d'autres cas, le *rétrécissement annulaire* est très court : il intercepte le canal, suivant l'expression de Reybard, à la manière d'une ligature placée perpendiculairement à son axe.

Mais la partie du canal resserrée est encore parfois moins épaisse et moins étendue. L'urèthre peut être obstrué seulement par un mince diaphragme membraneux présentant une ouverture à son centre ou sur l'un des côtés. Il existait deux petites ouvertures de la grandeur d'une tête d'épingle fine dans un cas de ce genre chez un malade dont l'observation est citée dans la *Gazette médicale* de 1854.

Dans des cas assez nombreux, suivant les auteurs, ce diaphragme membraneux est même très incomplet ; il constitue alors les rétrécissements que l'on a désignés sous le nom de *brides*. Sir Charles Bell, Civiale, Voillemier ont beaucoup insisté sur cette forme des strictures uréthrales. Après la section de l'urèthre dans le sens de sa longueur, on ne retrouve plus parfois ces brides constatées par le cathétérisme lorsque le canal était encore intact. Voillemier a montré qu'il s'agit de brides fibreuses très étroites appartenant au tissu cellulaire sous-muqueux. Tantôt la muqueuse qui les recouvre est libre et mobile ; tantôt elle leur est adhérente sur une longueur plus ou moins grande. Un fait noté par Voillemier et qui a également beaucoup frappé Civiale, c'est qu'au niveau de ces replis le canal paraît ordinairement sain. M. Thompson pense qu'il s'agit là parfois de courtes fausses routes.

Les *brides* uréthrales ont une forme, une étendue, une épaisseur, une consistance et une direction extrêmement variables. Elles présentent le plus souvent la forme de croissants; quelquefois elles ressemblent aux valvules des veines. Ces dernières brides peuvent quelquefois gêner notablement la miction sans mettre obstacle à l'introduction des cathéters. Budd en cite un exemple dans la *Gazette médicale* de 1840.

Les brides ont généralement une direction perpendiculaire à l'axe du canal, mais il y en a d'obliques et même de longitudinales.

M. Thompson donne à toutes ces dernières formes de coarctation de l'urèthre le nom de *rétrécissements linéaires*.

Assez souvent le tissu pathologique qui constitue les rétrécissements n'occupe qu'une des parois de l'urèthre, et c'est ordinairement la paroi inférieure, au niveau de la région périnéo-bulbaire. Dans ces cas, l'induration, généralement peu étendue, existe sous forme de plaques irrégulières et légèrement saillantes dans le canal. D'autres fois, ces plaques sont répandues irrégulièrement par places de grandeur et de forme très variables, d'où la formation de rétrécissements multiples, dont le trajet est sinueux et l'orifice situé parfois le long de la paroi. Ces strictures irrégulières sont souvent extrêmement difficiles à franchir.

Les *rétrécissements irréguliers* ou *tortueux*, d'apparence multiples, ne sont dus quelquefois qu'à une rétraction inégale des différentes parties d'un seul rétrécissement très étendu.

Chez certains individus qui ont eu plusieurs uréthrites

violentes le canal peut être rétréci depuis le méat jusqu'au sphincter uréthral.

Existe-t-il des *rétrécissements complets* d'origine blennorrhagique ? Cette oblitération de l'urèthre, même chez les individus dont l'urine s'écoule depuis plusieurs années par des fistules situées en arrière de la coarctation, est excessivement rare ; elle est même douteuse pour beaucoup d'auteurs et elle est niée par M. Guyon, qui pendant dix années de sa pratique à l'hôpital Necker n'a eu du reste que deux fois l'occasion de recourir à l'uréthrotomie externe sans conducteur pour des rétrécissements blennorrhagiques infranchissables, mais non imperméables.

Il est même à remarquer qu'à l'autopsie on ne trouve pas en général la coarctation aussi prononcée qu'on l'avait supposé, et qu'elle l'était en réalité, avant la mort. C'est un fait sur lequel ont insisté entre autres Civiale et Gosselin. « Lorsqu'un malade succombe, dit Civiale, soit aux
« suites de la rétention d'urine, soit à toute autre affec-
« tion, on ne trouve pas toujours le rétrécissement
« du canal proportionné aux difficultés qu'une main,
« même habile, avait éprouvées à introduire une
« très petite sonde. Ainsi, un homme est attaqué d'une
« rétention complète d'urine ; on fait plusieurs tentatives
« inutiles pour introduire, soit une sonde, soit une bougie ;
« ces instruments pénètrent bien dans le point rétréci,
« mais ils sont tellement serrés et comprimés qu'on ne
« peut les faire avancer sans courir le risque de déter-
« miner des accidents graves : la mort survient, et, quoi
« qu'on trouve l'urèthre rétréci, on fait passer, sans diffi-
« culté, l'instrument qui avait rencontré un obstacle in-
« surmontable pendant la vie. Cependant on acquiert la
« certitude que la sonde avait été bien dirigée, puisqu'on
« ne découvre aucune trace d'érosion ou de fausse route.
« Elle n'avait donc pu être retenue que par le point ré-
« tréci lui-même. »

« Si le malade succombe, dit Gosselin, avec un rétré-
« cissement prononcé et connu, les lésions s'effacent en
« partie après la mort, par le retrait du sang dont l'afflux
« contribuait pour une certaine part à constituer l'obs-
« tacle pendant la vie. »

Le siège ordinaire des rétrécissements blennorrhagiques est la région bulbaire de l'urèthre. Le fait avait
été déjà reconnu par Hunter; il était également admis
par Desault, Chopart, Sœmmerring. D'autres auteurs, au
contraire, surtout des auteurs anglais, pensaient que ces
strictures uréthrales avaient leur siège de prédilection
dans la région membraneuse. Civiale a fait connaître
les causes de l'erreur commise par ces derniers chirurgiens et il a montré que les rétrécissements organiques de
l'urèthre siègent spécialement dans les régions suivantes :

1° L'orifice extérieur ;

2° Les deux extrémités de la fosse naviculaire ;

3° La région spongieuse ;

4° La courbure sous-pubienne, à la jonction des parties
bulbeuse et membraneuse.

La région sphinctérienne et l'urèthre prostatique n'en
sont jamais le siège.

Le rétrécissement blennorrhagique, dans l'immense
majorité des cas, est *multiple* : « le chirurgien a plus
« souvent affaire à des urèthres rétrécis qu'à des rétré-
« cissements de l'urèthre », suivant l'expression de Voillemier. On trouve ordinairement un premier point rétréci
dans la fosse naviculaire, à sa partie la plus profonde, un
second point dans la région pénienne, très près des
bourses, un troisième dans la région bulbaire. Très souvent l'explorateur fournit encore la sensation caractéristique du *ressaut* dans les points intermédiaires, surtout
dans la région scrotale et dans la région périnéale. Quand,
par hasard, il n'y a qu'une seule coarctation, elle siège
dans la région bulbaire.

Il est encore à noter que les rétrécissements blennorrhagiques sont d'autant plus étroits qu'on se rapproche
davantage de la région périnéo-bulbaire, où se trouve
presque toujours la stricture la plus prononcée. Ainsi le
rétrécissement pénien est plus serré que le rétrécissement naviculaire, le périnéal plus que le scrotal, et le
bulbaire plus encore que le périnéal. Ce sont là autant de
faits très importants qui ont été surtout bien indiqués par
M. le prof. Guyon, lequel a encore mis en évidence une
particularité que je dois vous signaler. Dans la portion
pénienne de l'urèthre, entre la coarctation de la fosse
naviculaire et celle de la racine de la verge, il est assez
fréquent de rencontrer chez les anciens blennorrhagiques
des rétrécissements plus ou moins prononcés. Or, ces
rétrécissements sont le plus souvent inflammatoires et
cicatriciels à la fois. Ce sont des *rétrécissements mixtes* ou
scléro-cicatriciels. Je reviendrai plus tard sur cette variété
de strictures uréthrales, que je tenais à vous signaler dès
maintenant.

Je vous ai déjà parlé de l'étendue des rétrécissements
inflammatoires en vous décrivant leurs formes. Je n'y
reviendrai pas. Je me contente de vous rappeler que
cette longueur varie en général de quelques millimètres
à un ou deux centimètres, et j'arrive à l'étude de la *structure* des rétrécissements d'origine blennorrhagique.

Quand le rétrécissement est arrivé à un certain degré,
voici les altérations anatomiques que l'on rencontre après
avoir ouvert l'urèthre suivant sa longueur. Dans le point
rétréci, le canal étalé n'a pas plus de 3 à 4 millimètres de
large sur une longueur à peu près égale. A ce niveau la
muqueuse est blanchâtre, uniformément lisse, sans traces
de cicatrices, mais très adhérente aux parties sous-jacentes. Dans certains cas, au contraire, la muqueuse est
rugueuse, inégale et se confond absolument avec le tissu
sous-jacent. Ce tissu est dur et présente à la coupe une

couche consistante de deux ou trois millimètres d'épaisseur quelquefois.

Au niveau du rétrécissement le corps spongieux est fortement dévié vers le centre du canal. Ses mailles sont infiltrées d'une matière jaune et grisâtre dans laquelle on distingue souvent quelques restes des cloisons épaissies. Quand l'altération est ancienne, il est comme transformé en une bande ligamenteuse jaunâtre étroite. Cette altération du tissu érectile lui-même est fréquemment appréciable au toucher : en suivant du doigt la surface externe de l'urèthre pendant la vie, on sent autour du canal, au niveau du rétrécissement, une masse indurée d'une consistance si ferme et si résistante, qu'on a pu croire à quelque production cartilagineuse.

Quelquefois les corps caverneux eux-mêmes sont altérés. Le tissu pathologique s'y présente sous la forme de bandes irrégulières ou de petits noyaux, dont le volume varie depuis celui d'un grain de riz jusqu'à celui d'un gros pois. On a vu alors le pénis présenter dans son entier une apparence dure, noueuse, comme cartilagineuse, et être déformé pendant l'érection.

En saisissant les bords de la section uréthrale au niveau du rétrécissement, et en cherchant à les écarter, on éprouve une résistance que l'on ne sent pas aussi grande dans les autres points du canal, et l'on ne parvient pas à éloigner ces bords l'un de l'autre autant qu'on le fait dans les parties saines. Il y a donc au niveau du point rétréci diminution d'extensibilité de la paroi uréthrale. Il est à noter que l'on constate ce fait même dans les cas où le tissu du rétrécissement est très mince, dans les coarctations auxquelles Gosselin a donné le nom de rétrécissements *fibroïdes*. Aussi ce chirurgien en conclut-il que l'altération de la paroi uréthrale est physiologique autant et souvent plus qu'anatomique. Avec un changement anatomique à peine appréciable, dit-il, il s'opère un double changement physiologique, savoir une diminution de l'extensibilité normale et une tendance au retrait, qui n'existe pas au même degré dans la partie saine de l'urè thre.

Voillemier a également beaucoup insisté sur cette modification vitale des éléments élastiques et musculaires de l'urèthre au niveau des rétrécissements. « Dans leur « état normal et habituel, dit-il, ces tissus sont contractés « de façon à effacer complétement le calibre du canal ; « mais, pendant l'acte de la miction, ils se laissent facile- « ment dilater par les urines. Il en est tout autrement, « quand ils ont subi l'atteinte d'une inflammation pro- « fonde : à leur contraction physiologique et intermittente « succède une rétraction pathologique et permanente. Les « changements intimes apportés dans leur structure « doivent être identiques avec ceux qu'éprouvent les « tissus fibreux et musculaires dans certaines rétractions « des membres ; cependant il est impossible de dire au « juste en quoi ils consistent. On sait seulement qu'ils se « manifestent à la suite d'une phlegmasie, et l'on est « réduit à noter leurs effets, qui sont incontestables. « Ainsi quand un rétrécissement, après avoir été dilaté « au point de laisser passer une bougie de 5 à 6 millimè- « tres, revient à son premier état dans l'espace de « 48 heures, on ne peut attribuer cette prompte récidive « à la lymphe plastique dont les modifications sont tou- « jours lentes à se produire. Il faut admettre un autre « agent plus puissant et surtout plus rapide : or ce ne « peut être que la rétraction des tissus élastiques et mus- « culaires de l'urèthre, dont le mode de vitalité est « altéré. »

Dans les *rétrécissements linéaires*, je vous ai déjà dit que très souvent il s'agit d'une bride fibreuse très étroite appartenant au tissu cellulaire sous-muqueux et formant un cercle plus ou moins complet. Je vous rappelle que la muqueuse est tantôt libre et mobile, tantôt adhérente sur une longueur plus ou moins grande, dans cette forme de rétrécissements, que l'on rencontre surtout dans le premier tiers de la verge, où il en existe d'ordinaire deux ou trois séparés les uns des autres par un espace de 1 à 2 centimètres.

Voyons maintenant, Messieurs, comment se forment les rétrécissements inflammatoires de l'urèthre. Il existe deux théories pour expliquer le point de départ de la néoformation fibreuse qui caractérise cette variété de rétrécissements. L'une place le foyer principal en dehors de la muqueuse ; l'autre, au contraire, accorde à la membrane interne du canal le rôle essentiel.

M. Alph. Guérin a été l'un des plus ardents défenseurs de la première théorie. Pour lui, il se produirait à la suite de l'inflammation de la muqueuse uréthrale dans la blennorrhagie une sorte de phlébite du tissu spongieux de l'urèthre qui aurait pour conséquence, dit-il, un dépôt de lymphe plastique et une rétraction inflammatoire des trabécules du tissu spongieux. Il n'y aurait jamais de fausse membrane sur la surface libre de la muqueuse.

Ce dernier fait est généralement admis, mais l'histologie a montré que les rétrécissements inflammatoires sont dus à une véritable sclérose interstitielle qui a son point de départ au sein même de la muqueuse chroniquement enflammée. La néoformation conjonctive s'étend ensuite plus ou moins loin dans l'épaisseur des parois uréthrales. Elle consiste d'abord dans l'infiltration des tissus par des cellules conjonctives nouvelles, nées soit par la prolifération des cellules conjonctives normales, soit aux dépens d'un blasthème (*lymphe plastique des anciens*). Ensuite, ces éléments nouveaux s'organisent en tissu conjonctif vrai. Enfin il se produit une régression, une rétraction et même une atrophie de cette néoformation conjonctive. Voilà pourquoi toutes les tuniques de l'urèthre, y compris la muqueuse, sont atteintes d'atrophie, et pourquoi au niveau du rétrécissement les parois du canal sont moins épaisses que dans les parties saines (*rétrécissement atrophique* de quelques auteurs).

C'est donc la néoformation conjonctive rétractile qui joue le principal rôle dans la genèse des rétrécissements inflammatoires. La modification vitale des éléments élastiques et musculaires dont je vous ai parlé est également très importante et mérite d'être retenue.

Tous ces faits d'anatomie pathologique vous montrent, Messieurs, que la cure radicale des rétrécissements de l'urèthre est bien difficile à réaliser. Peut-être même ne sera-t-elle jamais obtenue.

RÉTRÉCISSEMENTS CICATRICIELS. — Cette variété de rétrécissements est beaucoup plus rare que la précédente. Elle succède à une ulcération ou à une plaie de l'urèthre. Il se produit alors, comme dans les autres parties de l'économie, une cicatrisation par la néoformation d'un tissu inodulaire sur la muqueuse et dans les couches sous-jacentes, si celles-ci ont été lésées. Ce sont de véritables cicatrices, qui possèdent toutes les propriétés ordinaires du tissu inodulaire. Ces rétrécissements sont donc encore beaucoup plus graves que les précédents, puisque dans ces cas la rétractilité et la diminution de l'extensibilité des parties atteintes sont au maximum.

Les limites des rétrécissements cicatriciels sont nettes et tranchées. On n'y trouve pas cette infiltration diffuse que je vous ai indiquée à propos des rétrécissements d'origine inflammatoire. L'étranglement est brusque, et de chaque côté de l'obstacle, l'urèthre reprend de suite ses caractères normaux. Le tissu cicatriciel n'est destiné en effet qu'à remplacer la substance détruite.

Il est encore à noter que l'évolution de ces strictures est très rapide. Elles arrivent quelquefois à gêner la miction au bout de quelques semaines seulement, tandis qu'il faut des années pour que les malades s'aperçoivent qu'ils ont un rétrécissement d'origine inflammatoire.

Les rétrécissements cicatriciels peuvent se rencontrer dans toutes les régions de l'urèthre. Ainsi on en trouve dans la région membraneuse, qui n'est jamais atteinte dans les rétrécissements blennorrhagiques. Voillemier a cité des cas où les lobes latéraux de la prostate hypertrophiée étaient soudés. Au-dessous, le canal ne laissait parfois passer qu'une bougie de 2 millimètres. C'est l'une des trois formes de rétrécissements cicatriciels consécutifs à des ulcérations admises par cet auteur. Les deux autres formes sont les ulcérations de l'uréthrite aiguë et les ulcérations chancreuses.

Les rétrécissements cicatriciels succédant à des chancres n'occupent guère que le tiers antérieur de l'urèthre. On les trouve surtout au niveau du méat et dans la fosse naviculaire.

Les rétrécissements cicatriciels qui succèdent à des traumatismes sont beaucoup plus communs que les rétrécissements consécutifs aux ulcérations. Ils siègent de préférence dans les régions bulbeuse et membraneuse. Il est rare que la cicatrice occupe toute la circonférence du canal, parce que dans les ruptures de l'urèthre, même très étendues, il persiste presque toujours une petite languette de tissu sain à la paroi supérieure. La cicatrice est du reste toujours plus épaisse à la paroi inférieure de l'urèthre lorsqu'il y a eu exceptionnellement une rupture complète.

Dans la région bulbeuse, la stricture est ordinairement à la fois cicatricielle et inflammatoire. La rupture s'accompagne en effet d'une contusion plus ou moins profonde. L'inflammation ainsi développée se propage très facilement au tissu spongieux et détermine cette néoformation conjonctive dont je vous ai parlé tout à l'heure. Aussi le canal se trouve-t-il alors englobé dans une masse fibreuse plus ou moins épaisse. Les altérations sont parfois si étendues, la rétraction des tissus fibreux si prononcée, qu'il en résulte une coudure et un raccourcissement de la verge.

Dans ces cas graves de rétrécissements cicatriciels siégeant dans la région bulbeuse, on trouve du reste ordinairement sur la muqueuse une cicatrice large, difforme, traversée par des brides dures, saillantes et irrégulièrement disposées.

Les rétrécissements d'origine traumatique peuvent déterminer, lorsqu'il existe des fistules en arrière de la stricture, une oblitération complète de l'urèthre. On en connaît plusieurs exemples cités par différents auteurs.

RÉTRÉCISSEMENTS MIXTES OU SCLÉRO-CICATRICIELS. — Je vous ai déjà dit un mot de cette variété de rétrécissements. Je viens de vous en citer encore une forme. Je vais maintenant vous donner quelques détails plus précis sur la variété la plus fréquente de ces strictures.

Les rétrécissements *mixtes* sont presque toujours multiples et siègent dans la portion pénienne. Ils sont d'origine blennorrhagique, mais il semble qu'à l'état phlegmasique se soit surajouté un autre processus. Voillemier a pensé que la blennorrhagie peut quelquefois déterminer des ulcérations, auxquelles succéderaient de véritables strictures cicatricielles coïncidant avec les lésions ordinaires des rétrécissements inflammatoires. D'autres se sont demandé si les rétrécissements dont il s'agit ne sont pas surtout dus à de légers traumatismes passant parfois inaperçus, se traduisant d'autres fois par l'écoulement de quelques gouttes de sang. Une tentative de coït ou simplement des érections prolongées, des injections maladroitement pratiquées peuvent provoquer de petites déchirures du canal lorsque la muqueuse est enflammée, parce qu'elle a perdu alors sa souplesse et son extensibilité. La cicatrisation de ces petites plaies serait plus ou moins influencée par l'inflammation de la muqueuse uréthrale.

Dans cette variété de strictures, le tissu pathologique est disposé sous forme d'îlots isolés.

Ces coarctations sont difficiles à dilater et elles récidivent très facilement. Beaucoup appartiennent à la variété désignée sous le nom de rétrécissements élastiques.

Les rétrécissements, quelle que soit la variété à laquelle ils appartiennent, sont le point de départ d'accidents et de complications souvent fort graves. L'inflammation de la muqueuse derrière le rétrécissement est un fait extrêmement commun. Cette membrane est rouge, quelquefois molle, tomenteuse et même ulcérée. Aussi les coarctations uréthrales sont-elles fréquemment accompagnées d'écoulements, d'où la nécessité de faire dans tous les cas une antisepsie rigoureuse du canal dans toute son étendue.

La dilatation de l'urèthre derrière l'obstacle est également très fréquente. Elle peut être peu prononcée, mais parfois aussi elle acquiert un développement considérable. Civiale cite une pièce d'un musée de Londres où il existe deux calculs arrêtés dans une poche volumineuse située derrière un rétrécissement. Celle que je vous présente, et que j'ai trouvée dans la collection de Mallez, est absolument semblable.

Sous l'influence de ces altérations, il se forme souvent à ce niveau des abcès péri-uréthraux. D'autres fois il se produit des ruptures, des fissures, des déchirures du canal, qui sont le point de départ d'une infiltration urineuse. Les fistules sont encore des lésions fréquentes en arrière des rétrécissements, lorsque ceux-ci n'ont pas été traités à temps.

C'est derrière le rétrécissement, et non dans le point rétréci lui-même que l'on trouve ordinairement ces excroissances que les anciens anatomistes désignaient sous le nom de *carnosités, fongosités, caroncules*, et qu'ils regardaient comme la cause la plus fréquente des strictures uréthrales. Ces excroissances existent en effet réellement, mais elles sont rares. Vous en trouverez des exemples cités non seulement par les anciens auteurs mais aussi par Desault, Amussat, Civiale, Lallemand, Ricord. Elles se présentent parfois sous l'aspect de petites granulations d'un gris sale, dont les unes, très molles, adhèrent à la surface muqueuse, tandis que les autres, plus consistantes, font corps avec cette membrane. D'autres fois, elles ont la forme d'excroissances vasculaires. Dans le voisinage du col de la vessie, elles prennent la forme de petits polypes.

On a trouvé de ces excroissances limitées au col de la vessie et à la portion prostatique de l'urèthre. M. Thompson cite une pièce du musée de Guy's Hospital, à Londres, où l'on voit une seule excroissance mesurant 18 millimètres de long sur 8 de large située à la réunion des portions membraneuse et prostatique. Pendant la vie, cette végétation avait donné lieu à tous les symptômes des rétrécissements et avait été traitée comme tel.

J'en ai observé un cas cette année à ma clinique. Les végétations étaient situées dans l'urèthre postérieur.

L'orchite complique assez souvent les rétrécissements de l'urèthre, ce qui s'explique par la grande fréquence de l'uréthrite postérieure consécutive aux coarctations uréthrales. Je ne parle pas de l'orchite due au cathétérisme, laquelle peut être évitée en ayant soin de faire une antisepsie rigoureuse de l'urèthre.

Mais c'est la vessie d'abord, puis les uretères et enfin les reins qui subissent les plus nombreuses et les plus graves altérations sous l'influence des rétrécissements de l'urèthre. L'hypertrophie de la paroi vésicale est fréquente. Vous en voici un exemple remarquable. Je vous parlerai plus tard de toutes ces complications. Aujourd'hui, je me borne à vous les citer et à vous rappeler qu'elles sont les causes ordinaires de la mort chez les rétrécis qui tardent trop à réclamer les secours si puissants de la chirurgie actuelle.

Symptômes. — Les troubles fonctionnels propres aux rétrécissements de l'urèthre varient suivant le degré et l'ancienneté de la maladie. Un rétréci peut rester assez longtemps sans soupçonner l'affection dont il est atteint. Lorsque la stricture est arrivée à un certain degré, elle ne tarde pas cependant à provoquer d'ordinaire une série de désordres plus ou moins graves dans les fonctions des organes génito-urinaires, et consécutivement dans les autres systèmes de l'économie.

Les effets des rétrécissements sont locaux ou généraux.

Je vous ai dit que la muqueuse de l'urèthre est fréquemment altérée en arrière des rétrécissements. Il en résulte qu'il existe souvent un écoulement uréthral chronique ; mais dans la plupart des cas il s'agit d'un écoulement très léger, qui peut devenir, il est vrai, assez abondant sous l'influence de différents excès. Civiale et M. Thompson ont beaucoup insisté sur la fréquence de ces écoulements chroniques dans les cas de rétrécissements de l'urèthre.

Mais ce sont surtout les troubles de la miction qui éveillent l'attention du malade et qui présentent en effet une importance capitale dans cette affection. Le rétréci remarque qu'il met plus de temps à uriner et que le jet de son urine est moins gros que d'habitude. Peu à peu ces symptômes s'accentuent ; la miction devient de plus en plus difficile, et bientôt les malades sont obligés de se livrer à de véritables *efforts* pour vider leur vessie.

Civiale fait remarquer avec juste raison que la diminution de la force de projection de l'urine, les modifications du jet, son aplatissement, sa bifurcation, sa forme plus ou moins en spirale et tournoyante ne peuvent pas cependant faire juger d'une façon absolue du degré d'étendue, de dureté et d'épaisseur de la coarctation. Certaines de ces modifications se retrouvent, en effet, à tous les degrés des rétrécissements et même dans des cas où il n'existe pas de strictures uréthrales. Le pouvoir expulsif plus ou moins considérable de la vessie joue un rôle très important dans la force de projection et même dans le volume du jet d'urine. Or les parois vésicales sont tantôt hypertrophiées, c'est le cas le plus fréquent, tantôt atrophiées chez les malades atteints de rétrécissements de l'urèthre. Il doit donc résulter de deux conditions si opposées des différences énormes dans la manière dont l'urine est expulsée.

Lorsque le rétrécissement est devenu très serré et que les malades s'obstinent à refuser les secours de la chirurgie, la difficulté de la miction devient extrême. On voit alors les malheureux patients prendre les positions les plus bizarres et faire des efforts inouïs. Leur visage se congestionne, tout leur corps se couvre de sueurs, la verge entre en demi-érection et il se produit parfois des hernies, un prolapsus du rectum, des épistaxis, des hémoptysies et même des hémorrhagies cérébrales. Ces efforts violents n'aboutissent souvent qu'à l'émission d'une petite quantité d'urine, qui s'écoule goutte à goutte. Le soulagement n'est donc que de courte durée ; bientôt de nouveaux besoins se font sentir et les mêmes phénomènes pénibles se reproduisent. On a vu de ces malades uriner jusqu'à cent fois dans les 24 heures et ne pouvoir goûter un instant de repos.

Lorsque les malades atteints de rétrécissements de l'urèthre même peu avancés ont fini d'uriner, ils éprouvent encore une sorte de besoin, une sensation de pesanteur due à la présence d'une certaine quantité de liquide dans le canal, surtout derrière le rétrécissement. Pour expulser cette urine ils se compriment le périnée avec les doigts. Malgré cette précaution ils s'aperçoivent au bout de quelques instants que leurs vêtements sont souillés par de l'urine qui n'avait pas été chassée et qui a suinté peu à peu.

Plus tard, à la suite des violents efforts dont je viens de vous parler, il n'est pas rare de voir apparaître une véritable incontinence d'urine. Celle-ci tient à ce que la dilatation progressive du canal en arrière du rétrécissement s'est étendue au col de la vessie. Cette incontinence a lieu d'abord le jour, puis elle se prolonge pendant la nuit.

A la suite d'un refroidissement, d'un écart de régime, d'excès vénériens, les rétrécis sont atteints assez souvent d'une rétention complète d'urine, d'ordinaire passagère, mais qui peut être durable. Dans certains cas rares, cet accident est même le premier symptôme qui indique l'existence d'un rétrécissement.

Au début, les rétrécis ne souffrent pas en urinant. Lorsqu'il existe une ulcération, une inflammation de l'urèthre en arrière de la coarctation, les malades ressentent au contraire parfois une douleur très vive. Mais c'est un fait exceptionnel. En dehors des complications et des strictures nécessitant de violents efforts pour vider la vessie, on peut dire que les rétrécissements uréthraux ne sont pas douloureux.

Il en est de même de la fréquence des mictions. Les besoins d'uriner ne se rapprochent que lorsqu'il survient de la cystite ou quand la vessie ne peut plus se vider complétement.

Les rétrécissements de l'urèthre ont une action très directe sur l'acte de la génération. Les érections sont parfois rendues fréquentes par l'état d'irritation du canal. Ces érections peuvent être incomplètes ; la verge subit même parfois des déviations assez prononcées pour entraver le coït. Ces érections peuvent être douloureuses.

L'éjaculation détermine quelquefois une douleur extrêmement vive due soit à une distension de l'urèthre postérieur soit à une brusque dilatation du rétrécissement. Elle est imparfaite : le sperme retenu derrière la stricture coule en bavant ; souvent il reflue dans la vessie et il est rejeté par l'urine. La fécondation peut donc être rendue impossible.

Plusieurs auteurs, Civiale entre autres, auraient vu un grand nombre de cas où la guérison des rétrécissements de l'urèthre aurait rétabli l'aptitude à la fécondation, depuis longtemps abolie.

Je ne vous parlerai pas aujourd'hui, Messieurs, des phénomènes généraux consécutifs aux strictures uréthrales, tels que troubles digestifs, accidents fébriles, empoisonnement urineux, troubles qui amènent la cachexie urinaire. Ces phénomènes généraux ne se produisent que sous l'influence des nombreuses complications que l'on observe chez les rétrécis et que je vous décrirai plus tard. Sachez seulement que tout rétrécissement de l'urèthre a une marche plus ou moins rapide, mais fatalement progressive. Si l'on n'intervient pas les phénomènes généraux que je viens de vous citer apparaîtront tôt ou tard et entraîneront infailliblement la mort du malade.

HUITIÈME LEÇON

DIAGNOSTIC DES RÉTRÉCISSEMENTS

Messieurs,

Les symptômes fonctionnels que j'ai passés en revue dans la dernière leçon ne permettent que de soupçonner un rétrécissement de l'urèthre. La plupart de ces symptômes se rencontrent en effet dans d'autres maladies qui entravent également la miction. Leur ensemble donne bien parfois presque une certitude ; cependant on ne peut porter un diagnostic rigoureux que lorsqu'on a exploré l'urèthre.

Je ne vous parlerai point des diverses bougies porte-empreintes en cire ou autre substance analogue dont on se servait autrefois pour obtenir une sorte de moulage du rétrécissement. Ces instruments sont aujourd'hui abandonnés. Je ne ferai que vous citer la bougie de Phillips terminée par une demi-olive et la bougie de Voillemier terminée par la moitié d'un cône coupé dans sa longueur, instruments destinés à diagnostiquer les rétrécissements valvulaires. Je me bornerai aussi à vous rappeler que l'endoscopie peut fournir certains renseignements utiles pour le diagnostic des strictures uréthrales.

L'exploration uréthrale se fait aujourd'hui avec les *bougies à boule*. La tige de ces instruments est mince et flexible, tandis que la boule, plus volumineuse et de forme olivaire, présente une certaine résistance. La boule seule est en contact intime avec tous les points du canal.

On commence par prendre un explorateur dont la boule

réponde au n° 21 et on l'introduit doucement jusque dans la vessie. Un urèthre normal doit, suivant M. Guyon, donner aisément passage à un explorateur de ce calibre. M. Thompson pense que lorsqu'on passe facilement un explorateur n° 17 il n'existe pas de rétrécissement, ou du moins qu'il est bien léger.

Je ne vous parlerai pas aujourd'hui des rétrécissements de gros calibre, qui ont été surtout étudiés par les chirurgiens américains. C'est une affection qui me paraît complexe et qui nécessite de nouvelles recherches.

La bougie à boule éprouve toujours une légère résistance à franchir la région sphinctérienne et son passage dans cette portion de l'urèthre est douloureux. Voilà deux faits que je vous ai déjà cités et que vous devrez bien retenir.

S'il existe un rétrécissement, on prend des explorateurs de plus en plus petits, jusqu'à ce que l'on en ait trouvé un qui franchisse la stricture. Auparavant on a eu bien soin de déterminer le point où avait lieu l'arrêt des explorateurs trop volumineux. Pour cela, on palpe l'urèthre avec un ou deux doigts, et l'on reconnaît très bien à travers les tissus le relief de l'olive, au moins dans toute l'étendue de la portion spongieuse de l'urèthre, qui est la région où l'on rencontre ordinairement les strictures uréthrales. On connaît donc ainsi le siège du rétrécissement. Pour en déterminer le degré il suffit de constater sur la filière le diamètre de la boule exploratrice qui a franchi la stricture avec un léger frottement, alors que le numéro supérieur était arrêté.

En retirant l'explorateur doucement, on constate au niveau de la coarctation un soubresaut caractéristique, qui a fait dire à M. Guyon que l'on ne peut sûrement diagnostiquer un rétrécissement qu'après l'avoir franchi.

On apprécie encore la longueur du rétrécissement en mesurant l'étendue de l'espace dans lequel la boule est serrée. Aussitôt qu'elle redevient libre, on le sent parfaitement, soit à l'aller soit au retour. Mais cette appréciation n'est qu'approximative. Comme le fait très bien remarquer Voillemier, on ne mesure ainsi que la partie la plus étroite. Or, vous savez que les rétrécissements ont le plus souvent la forme d'un sablier.

L'explorateur fournit habituellement des renseignements très précis sur le nombre des coarctations, parce que dans les cas de rétrécissements inflammatoires, de beaucoup les plus fréquents, la stricture la plus étroite, comme je vous l'ai dit, siège dans la région périnéo-bulbaire. Une atrésie du méat, le plus souvent congénitale, peut cependant gêner et même rendre impossible le diagnostic exact du nombre des rétrécissements.

Lorsqu'aucun explorateur ne peut être introduit, le diagnostic se fait avec de fines bougies. On perçoit la sensation d'une résistance vaincue quand la bougie passe à travers le rétrécissement. Mais il faut bien savoir que le chirurgien peut s'abuser sur la marche de la bougie, qui se recourbe alors qu'elle semble avancer. Voici comment on peut s'apercevoir de l'erreur : en abandonnant l'instrument à lui-même, son élasticité le fait sortir du canal.

La pointe de la bougie peut aussi être pincée dans le rétrécissement, et empêcher sa progression. On en est averti par la résistance que l'on éprouve en voulant la retirer. Cette particularité permet d'affirmer qu'elle est bien dans le rétrécissement. Tous ces détails ont leur importance. Mon excellent maître, M. Horteloup y insiste avec juste raison dans la dernière édition de la pathologie chirurgicale de Nélaton.

Quelquefois aucun instrument ne pénètre; des tentatives réitérées avec les bougies les plus fines sont infructueuses. On dit alors que le rétrécissement est infranchissable. Il faut bien savoir cependant que ces rétrécissements ne sont pas ordinairement complets : ils livrent encore passage à l'urine.

En palpant avec le doigt la paroi inférieure de l'urèthre, on trouve assez souvent des nodosités plus ou moins saillantes, indépendantes de la peau et adhérentes à l'urèthre, notions qui aident au diagnostic. Tout le conduit est quelquefois dur et inextensible.

Passons maintenant au *diagnostic étiologique*.

Comme le fait très justement remarquer M. Guyon, tout individu qui n'a pas de passé uréthral, c'est-à-dire qui est indemne de blennorrhagie, de traumatisme, d'ulcération spéciale, n'a pas droit au rétrécissement.

D'autre part, on ne doit pas considérer comme rétréci un individu qui n'a eu sa première blennorrhagie que peu de mois ou un an auparavant. Il faut un temps assez long pour que les néoformations conjonctives dues à la blennorrhagie aboutissent à la rétraction fibreuse qui constitue le rétrécissement. Un intervalle de deux ans, suivant M. Guyon, représente un minimum. Souvent ce n'est qu'au bout de six, huit et même vingt ans que les malades éprouvent les premiers symptômes du rétrécissement.

L'exploration de l'urèthre est encore d'un grand secours pour diagnostiquer cette variété des strictures uréthrales. Je vous ai dit que les rétrécissements blennorrhagiques sont presque toujours multiples; qu'ils ont la forme de brides ou d'anneaux plus ou moins complets, qu'ils affectent certains sièges de prédilection : fosse naviculaire, angle uréthral, région scrotale, région bulbaire, et que c'est dans ce dernier point que l'on rencontre habituellement la stricture la plus prononcée. L'explorateur à boule olivaire vous permettra de reconnaître toutes ces particularités; vous rencontrerez même fréquemment dans l'intervalle des rétrécissements des ressauts plus ou moins nombreux et plus ou moins caractéristiques.

Certains blennorrhagiques sont atteints de rétrécissements beaucoup plus tôt que je ne vous le disais tout à l'heure. La stricture peut être constituée cinq ou six mois après le premier écoulement uréthral. Mais dans ces cas l'inflammation n'est pas la seule cause qui a déterminé la coarctation ; il y a eu en même temps un véritable traumatisme. Dans la chaude-pisse cordée, il se produit en effet des déchirures plus ou moins étendues, ainsi que je vous l'ai dit, non seulement lorsqu'il y a rupture de la corde, mais encore parfois à la suite d'érections très fortes. Ce traumatisme est suivi d'un saignement qui se fait goutte à goutte. Il faut donc avoir bien soin d'interroger les malades sur ces accidents et sur le saignement qui en est la conséquence.

Le coït peut déterminer également cette forme de traumatisme dans des cas où l'inflammation de l'urèthre est légère. J'ai observé un cas de ce genre à l'hôpital Saint-Louis. Il s'agissait d'un malade dont la blennorrhagie était à la période terminale ; il n'y avait presque plus d'écoulement. Sous l'influence d'un premier coït il s'était écoulé quelques gouttes de sang. Une demi-heure plus tard un nouveau coït avait été suivi d'un écoulement sanguin tellement abondant qu'à son arrivée à l'hôpital le malade présentait tous les symptômes des grandes hémorrhagies. Il affirma n'avoir ressenti aucune douleur vive lorsque s'était produit le traumatisme.

Rappelez-vous que ces sortes de strictures, qui appartiennent à la variété des rétrécissements *scléro-cicatriciels*, siègent d'ordinaire à la région pénienne, surtout vers sa partie moyenne. C'est là que l'explorateur à boule sera arrêté lorsque vous les rencontrerez, particularité qui vous aidera à les reconnaître.

Un traumatisme peut encore se produire pendant les rapports sexuels en dehors de toute inflammation de l'urèthre. Un mouvement brusque peut en effet dévier le membre de sa direction rectiligne. La verge en érection tend alors à se courber, à se couder même au niveau de sa racine, c'est-à-dire de l'angle uréthral, d'où une déchirure plus ou moins prononcée à ce niveau et un écoulement sanguin révélateur. Les commémoratifs, le siège du rétrécissement, qui est unique, son évolution rapide permettront de faire le diagnostic de la cause qui l'a produit.

M. Guyon croit devoir rattacher à ces deux dernières causes les rétrécissements que l'on dit consécutifs aux *chancres intra-uréthraux*. Il n'a jamais observé, dit-il, cette cause des strictures uréthrales, qu'il est tenté de nier.

Les véritables coarctations dues aux chancres succèdent à des ulcérations dont le siège était le méat et quelquefois la fosse naviculaire. C'est donc dans ces points que l'on rencontre cette variété de rétrécissements cicatriels, dont le diagnostic est encore rendu facile par la présence de cicatrices significatives.

Les rétrécissements traumatiques les plus fréquents succèdent à une chute à califourchon, à un coup de pied dans la région périnéale, à des fractures du pubis, accidents qui sont suivis immédiatement d'un écoulement sanguin par l'urèthre, d'une tuméfaction périnéale, d'une rétention d'urine et parfois de tout un ensemble de symptômes graves.

L'évolution de ces rétrécissements est toujours très rapide. Quelquefois même cette rapidité est extrême : ainsi on a vu la difficulté de la miction survenir au bout de quelques semaines.

L'exploration du canal montre dans ces cas que le rétrécissement est unique. On le rencontre surtout dans la région membraneuse à la suite des fractures du pubis. Dans les cas de chute à califourchon, de traumatisme du périnée, il siège dans la région périnéo-bulbaire. Voilà autant de signes qui permettront de diagnostiquer cette variété si grave des strictures uréthrales.

Je ne fais que vous citer aujourd'hui les rétrécissements cicatriciels consécutifs à un traumatisme interne de l'urèthre causé par certaines opérations appliquées à la cure de cette affection, telles que uréthrotomie interne, électrolyse, cautérisations diverses... J'y reviendrai à propos du traitement des strictures uréthrales.

Tels sont les différents signes qui vous permettront de reconnaître en général non seulement la coarctation de l'urèthre mais encore sa variété et la cause qui l'a produite. Il y a évidemment des cas complexes où deux sortes de causes sont intervenues ; cependant à l'aide des commémoratifs vous arriverez le plus souvent à faire un diagnostic précis, même lorsque se présenteront ces difficultés.

Les rétrécissements de l'urèthre peuvent-ils être confondus avec d'autres affections ? Je ne vous citerai point les cystites ni les calculs vésicaux bien que ces maladies aient donné lieu à des erreurs de diagnostic : avec un peu d'attention et à l'aide de l'explorateur vous ne commettrez pas de pareilles méprises. Les calculs de l'urèthre sont également d'un diagnostic facile.

L'hypertrophie de la prostate peut produire des symptômes fonctionnels analogues à ceux que l'on observe dans les rétrécissements, mais l'exploration du canal vous permettra de faire le diagnostic. Il existe de plus dans cette affection des symptômes que l'on ne constate pas dans les strictures uréthrales.

L'erreur de beaucoup la plus fréquente consiste à croire à un rétrécissement qui n'existe pas. L'explorateur peut se coiffer du cul-de-sac du bulbe et se trouver arrêté ; mais ce n'est pas là habituellement la cause de l'arrêt de l'instrument. Du reste, il suffit d'effacer ce cul-de-sac en exerçant une traction sur la verge pour que l'instrument pénètre immédiatement dans l'urèthre postérieur.

L'explorateur est surtout arrêté par le spasme de l'urèthre. Ce spasme peut se produire dans la région pénienne, ainsi que je vous l'ai dit, mais c'est ordinairement à la région sphinctérienne qu'on l'observe et qu'il donne lieu à des erreurs qui peuvent être graves. Voici comment vous arriverez à faire ce diagnostic différentiel. Vous vous rappellerez d'abord que tout malade qui n'a pas de passé uréthral n'a point droit au rétrécissement. Vous vous rappellerez également que les blennorrhagiques ont presque toujours plusieurs coarctations. Si donc vous ne constatez aucun ressaut du méat à la région membraneuse, il y a bien des chances pour qu'il s'agisse d'un spasme du sphincter uréthral, car les rétrécissements cicatriciels qui siègent dans cette région succèdent à des traumatismes trop violents et présentent une évolution trop spéciale pour laisser la moindre incertitude. Enfin l'exploration vous permettra d'affirmer qu'il s'agit d'un spasme du sphincter uréthral et non d'un rétrécissement.

En effet, grâce à une pression légère, mais soutenue, la région sphinctérienne de l'urèthre finit ordinairement par céder et la boule de l'explorateur passe dans l'urèthre postérieur. On peut ensuite retirer l'instrument sans éprouver la moindre difficulté. Le spasme ne résiste en effet qu'à l'entrée. Il ne donne pas non plus ce ressaut dur, sec et presque toujours multiple que l'on sent en franchissant les rétrécissements ; le spasme offre plus de mollesse, plus d'élasticité, bien qu'il retienne plus ou moins la boule.

Le spasme une fois vaincu ne se reproduit pas à l'instant même ou il se reproduit de telle sorte qu'il est momentanément impossible de passer. Il est donc très variable d'un moment à l'autre.

La douleur accusée par les malades est ordinairement plus vive en cas de spasme que lorsqu'il s'agit d'un rétrécissement. M. Guyon a beaucoup insisté sur toutes ces particularités, qui ont une réelle importance.

Mais souvent le spasme résiste à l'explorateur à boule. Les auteurs conseillent de recourir alors aux instruments rigides métalliques, qui passent d'ordinaire facilement. Ceux que l'on doit employer de préférence sont la bougie Béniqué ordinaire et l'explorateur plein de la vessie. Pour introduire ces instruments il faut avoir bien soin d'effacer autant que possible la dépression du cul-de-sac bulbaire en attirant le plus qu'on peut la verge sur le ventre, vers l'ombilic.

M. Guyon conseille d'introduire l'explorateur plein de la vessie en travers, le talon à droite et le bec à gauche, par exemple jusqu'à la région périnéo-bulbaire. On tient ensuite la verge bien tendue et on laisse l'explorateur évoluer de lui-même. Sous la seule pression du poids du pavillon, l'instrument ne tarde pas à s'engager dans la région sphinctérienne. En le retirant, on sent qu'il n'est ni serré ni retenu, ce qui aurait lieu dans le cas de rétrécissement.

Il n'est point rare de voir tous ces moyens échouer. On peut alors essayer le cathétérisme à la suite. Bien que les petites bougies triomphent d'ordinaire moins facilement des spasmes de l'urèthre que les instruments plus volumineux, on arrive parfois à introduire un de ces conducteurs. Il suffit, lorsqu'on a réussi, d'y fixer un cathéter métallique, qui pénètre aisément si l'obstacle est spasmodique.

Enfin, il est des cas où tous les instruments sont arrêtés. On conseille, lorsque ce fait se produit, d'éviter de prolonger les manœuvres, qui ne peuvent qu'augmenter la contracture du sphincter, et d'attendre quelques heures ou même quelques jours. On fait remarquer que les sensations perçues dans la partie perméable de l'urèthre jointes aux commémoratifs ont pu déjà donner presque la certitude et qu'en somme la démonstration seule manque, car on ne peut dire d'une façon certaine s'il y a ou non rétrécissement qu'après avoir franchi l'obstacle.

Voilà, Messieurs, les règles formulées par les auteurs et

entre autres par M. le professeur Guyon. Eh bien, n'y a-t-il pas quelque autre chose à faire ? Évidemment si ; il faut recourir à la cocaïne, qui simplifie du reste singulièrement tout ce manuel opératoire que je viens de vous exposer en calmant le spasme du sphincter uréthral au lieu de l'exaspérer, comme le font tous ces instruments. Grâce à ce précieux médicament anesthésique, le diagnostic du spasme uréthral se fait dans tous les cas avec une facilité extrême. Voici comment il faut procéder. Lorsque l'explorateur à boule se trouve arrêté dans la région bulbaire, à l'entrée de la région sphinctérienne, et que, pour toutes les raisons que je vous ai longuement développées, on a lieu de croire qu'il s'agit d'un spasme du sphincter uréthral, on n'insiste pas, on retire de suite l'instrument. On prend alors le petit appareil à cocaïne que vous connaissez et l'on injecte dans l'urèthre postérieur 5 gr. d'une solution de chlorhydrate de cocaïne au cinquantième. Au bout de cinq minutes, vous constatez que l'explorateur à boule franchit la région sphinctérienne avec la plus grande facilité. Votre diagnostic est fait ; de plus, vous avez soulagé votre malade au lieu d'aggraver son état. Les injections de cocaïne faites sans sonde constituent en effet, comme je vous l'ai déjà dit, le traitement palliatif par excellence de cette affection, désignée le plus souvent sous le nom de *rétrécissement spasmodique de l'urèthre.*

Je passe maintenant à des cas plus complexes. Il peut arriver que l'on constate dans l'urèthre antérieur l'existence d'un ou de plusieurs rétrécissements et que l'on soit arrêté dans la région périnéo-bulbaire par un spasme du sphincter uréthral. M. le professeur Verneuil et ses élèves de Landeta, Folet, Cornillon, ont beaucoup insisté sur cette existence simultanée de rétrécissements de l'urèthre et de spasme du sphincter uréthral. Otis, de New-York, affirme que non seulement les strictures uréthrales mais

même l'atrésie relative du méat déterminent presque invariablement le spasme de la région membraneuse.

« En explorant un urèthre atteint de rétrécissement,
« dit M. Verneuil, on est arrêté à une distance du méat de
« 6 à 7 centimètres ; on franchit ce premier obstacle, puis,
« en poursuivant, on rencontre une nouvelle difficulté à une
« distance invariablement comprise entre 11 et 13 centimè-.
« tres. Le premier, variable, fibreux, se trouve dans la partie
« spongieuse; le deuxième, constant, spasmodique, sympto-
« matique du premier siège à la région membraneuse. »

M. le professeur Guyon est d'un avis tout opposé. « Je
« ne veux assurément pas nier la possibilité de ce spasme
« symptomatique, dit-il, mais je dois avouer que je ne l'ai
« jamais rencontré. Il serait donc exceptionnel ou d'un diag-
« nostic particulièrement difficile. Lorsqu'on a franchi ce
« dernier obstacle, les sensations transmises par la boule à
« la main du chirurgien sont très significatives. Elles démon-
« trent que l'obstacle offre bien tous les caractères du
« rétrécissement et non ceux du spasme. Mais si tous les
« explorateurs sont tenus en échec et si on ne passe
« qu'avec des bougies filiformes, il semble impossible de
« résoudre cliniquement la question. Cependant l'uréthro-
« tomie interne que j'ai si souvent pratiquée est très
« démonstrative. Elle m'a toujours permis de constater que
« la section du point périnéo-bulbaire fournit à l'aller
« comme au retour des sensations du même ordre et
« même plus accusées que celles des points antérieurs.
« L'obstacle le plus profond est donc en même temps le
« plus étroit, le plus épais, le plus résistant, ce qui est
« incompatible avec l'idée d'un spasme.

« Le *chloroforme*, auquel certains auteurs conseillent
« d'avoir recours pour faire le diagnostic du spasme, ne
« me paraît pas pouvoir être d'un grand secours. Les
« sphincters sont, en effet, particulièrement réfractaires à
« l'action des anesthésiques et il serait imprudent de

« pousser trop loin la résolution. Le chloroforme ne peut
« du reste exercer sur les sphincters qu'une action
« indirecte. Il agit primitivement sur la vessie plus ou
« moins excitée et douloureuse et par là sur le sphincter
« dont la contracture est presque toujours symptomatique
« d'une lésion du col. Il est bon, d'ailleurs, de ne pas
« ignorer que, dans les cystites douloureuses, le spasme
« persiste quelquefois sous le chloroforme, alors que la
« douleur semble avoir disparu.

« Quant aux résultats des autopsies, lorsqu'on les consi-
« dère dans leur ensemble, ils démontrent nettement que
« l'obstacle le plus profond, l'obstacle qu'on a voulu attri-
« buer au spasme, est en réalité un obstacle de la région
« bulbaire et non de la région membraneuse, et qu'il est
« constitué par un anneau fibreux, par un rétrécissement. »

Voilà deux opinions absolument contradictoires soute-
nues par deux professeurs également éminents de cette
Faculté. Où se trouve la vérité? Je crois que le problème
ainsi posé ne peut être résolu. Il faut diviser le sujet.
M. Guyon a raison, lorsqu'il dit que très souvent il existe
dans la région périnéo-bulbaire un rétrécissement beaucoup plus étroit que les autres et qui rend impossible le
diagnostic du spasme. Mais ce spasme peut exister dans
ces cas, comme le soutient M. Verneuil. De ce que la démonstration n'en peut être faite on ne saurait conclure
que ce spasme n'existe pas.

D'autre part, M. Guyon m'étonne beaucoup lorsqu'il
affirme qu'il n'a jamais vu le spasme du sphincter uréthral coïncider avec les rétrécissements de l'urèthre
assez larges pour permettre d'introduire un explorateur
jusque dans la vessie. Qu'il soit moins fréquent que ne le
dit M. Verneuil, c'est possible, mais il existe; je l'ai déjà
observé plusieurs fois. Ceux d'entre vous qui ont suivi,
en 1888, le service de mon illustre maître, M. Péan, se
rappellent encore certainement un cas de ce genre. Il

11

s'agissait d'un malade auquel on avait fait autrefois l'électrolyse linéaire, qui avait dû subir ensuite l'uréthrotomie
interne et dont le canal était de nouveau très rétréci, surtout dans la région périnéale. Au bout de quelques jours,
alors que le rétrécissement avait été déjà amélioré par la
dilatation permanente, on constata un spasme très net du
sphincter uréthral, spasme qui ne se produisait qu'au moment de l'introduction des instruments. Pour achever le
traitement il fallut employer la cocaïne et des cathéters
munis d'une bougie conductrice.

Vous avez pu aussi en observer un cas analogue à ma
clinique il y a quelques mois. C'était encore un malade
auquel on avait fait l'électrolyse linéaire, puis l'uréthrotomie interne et qui avait une nouvelle récidive.

Je ne vous rappelle que ces deux faits pour vous montrer
que le spasme de l'urèthre peut très bien exister en même
temps qu'un ou plusieurs rétrécissements organiques de
l'urèthre.

Quant au diagnostic de ces cas complexes, vous le ferez
encore assez facilement à l'aide de la cocaïne et des
cathéters munis d'une bougie conductrice, instruments
qui vous permettront en même temps de dilater les strictures uréthrales vraies que présentent les malades.

Il nous reste encore un dernier point à examiner dans
le diagnostic des rétrécissements de l'urèthre : je veux
parler du *degré de dilatabilité* des strictures uréthrales. De
cette notion complémentaire dépend en effet en grande
partie le choix des moyens à employer pour le traitement
de l'affection dont nous nous occupons.

L'expérience a démontré que les rétrécissements traumatiques sont beaucoup plus rebelles que les rétrécissements blennorrhagiques et qu'ils le sont d'autant plus que
l'intensité du traumatisme a été plus considérable. Vous
devrez donc vous informer auprès des malades de la
quantité de sang qu'ils ont rendue, du volume de la tumé-

faction périnéale, etc..... en un mot de tous les symptômes qui vous permettront de juger l'étendue de la déchirure, l'écartement de ses lèvres, l'épaisseur du tissu fibreux interposé.

L'intensité, la durée et le nombre des blennorrhagies antérieures devront également être notés avec soin dans les rétrécissements inflammatoires; mais ces renseignements n'ont qu'une valeur relative. Il y a encore bien des inconnues dans la pathogénie de cette variété des strictures uréthrales.

L'exploration vous fournira des informations plus précises que les commémoratifs. Vous noterez surtout la nature du ressaut au retour de l'explorateur. S'il est faible, doux, il indique une assez grande flexibilité. S'il est au contraire, rude, sec, il est probable que le rétrécissement présente une résistance assez forte.

L'étroitesse de la coarctation n'a pas grande importance, comme le fait remarquer avec raison M. Guyon, mais l'étendue circonférencielle des brides fibreuses, leur rapprochement en ont davantage. L'explorateur pourra fournir certains renseignements à ce sujet. « Si les « brides se succèdent à intervalles très rapprochés, si elles « se superposent de manière à donner l'idée d'un cylindre « plutôt que d'anneaux et la sensation d'une sorte de râpe, « si de plus elles sont fermes et dures, il y a lieu de « craindre, dit M. Guyon, que la dilatation soit difficile et « accidentée. »

Civiale a fait remarquer qu'il ne faut pas, au contraire, attacher trop d'importance au frottement rude, à cette sensation de râpe fine, de grattement, que donne parfois l'explorateur en traversant le point rétréci. Il ne faut pas se hâter, dit-il, d'en conclure que l'on a affaire à un rétrécissement fibreux, très résistant, parce que d'autres lésions peuvent donner cette sensation.

Le siège du rétrécissement peut aussi fournir des renseignements utiles sur son degré de dilatabilité. Rappelez-vous, par exemple, que les rétrécissements péniens appartiennent souvent à la variété des strictures traumatiques ou scléro-cicatricielles. Aussi sont-ils en général difficiles à dilater.

Les différentes particularités que je viens de vous indiquer ont une réelle importance, mais elles ne vous permettront pas de faire un diagnostic précis. Ce n'est que pendant le traitement que vous pourrez savoir exactement quelle est la résistance que présente la stricture uréthrale.

Telles sont les différentes particularités que présente le diagnostic des rétrécissements de l'urèthre. Vous voyez que cette question n'est pas toujours aussi facile à résoudre qu'on pourrait le croire au premier abord. Aussi, arrive-t-il encore assez souvent que des erreurs sont commises par des médecins et même des chirurgiens. En vous rappelant ce que je viens de vous dire, vous parviendrez cependant, j'en suis persuadé, à triompher des difficultés que la clinique pourra vous présenter.

Quant au *pronostic*, il est beaucoup plus grave dans les rétrécissements traumatiques que dans les rétrécissements blennorrhagiques. Je vous ai dit en effet que le premier progresse très rapidement, qu'il est résistant, peu dilatable. Les strictures d'origine inflammatoire ont une marche lente au contraire et sont en général beaucoup plus faciles à dilater. Mais, même dans cette dernière variété de rétrécissements, le pronostic est toujours sérieux, parce que la récidive est fatale tout aussi bien que dans les strictures traumatiques, si les malades négligent d'entretenir la liberté du canal à l'aide de cathétérismes plus ou moins rapprochés.

NEUVIÈME LEÇON

TRAITEMENT DES RÉTRÉCISSEMENTS

Messieurs,

L'antisepsie directe et rigoureuse des voies urinaires m'a permis, ainsi que je vous l'ai dit, de simplifier considérablement le traitement des rétrécissements de l'urèthre. Si je devais me borner à vous exposer la thérapeutique actuelle de l'immense majorité des strictures uréthrales, il me suffirait de vous décrire deux procédés opératoires : la *dilatation* et la *divulsion progressive*. Mais, pour que vous ne soyez pas embarrassés, sinon dans la pratique au moins à l'examen, il est bon que vous connaissiez les principales méthodes qui ont été proposées pour la cure des rétrécissements de l'urèthre. Du reste, vous vous rendrez mieux compte de cette façon des progrès véritablement merveilleux accomplis par la chirurgie moderne dans la thérapeutique de cette affection.

Les nombreux procédés auxquels on a eu recours pour obtenir la guérison des rétrécissements de l'urèthre peuvent être rattachés à quatre méthodes principales : la *dilatation*, la *divulsion*, l'*uréthrotomie*, la *cautérisation*.

La *dilatation* est la méthode la plus ancienne, celle qui a compté et qui compte encore le plus de partisans dans tous les pays; j'ajoute celle qui aujourd'hui peut être appliquée, au début du traitement, à presque tous les rétrécissements de l'urèthre, quelque serrés qu'ils soient et quelles que soient les complications qui les accompagnent.

Les premiers chirurgiens qui ont employé la dilatation

n'avaient pas, chose singulière, la moindre idée de ce mode de traitement des strictures uréthrales. Persuadés que l'obstruction de l'urèthre était due à des *carnosités*, ils croyaient que le seul moyen de rétablir le cours de l'urine était d'enlever ces végétations avec l'instrument tranchant ou de les détruire avec des caustiques. « Mais « si l'on examine avec soin leur pratique, dit Voillemier, « on s'aperçoit bientôt qu'ils faisaient, en réalité, tout « autre chose que ce qu'ils pensaient faire. Ainsi les in- « jections émollientes et les bougies graissées d'huile « douce avec lesquelles ils commençaient par amollir les « carnosités, les bougies enduites de pommade irritante « ou escharotique qu'ils employaient pour les corroder, « les tiges de plomb qu'ils introduisaient encore, pendant « un certain temps, dans le canal pour lui conserver son « calibre et amener la cicatrisation des ulcères produits « par la cautérisation, tous ces moyens n'agissaient qu'en « dilatant l'urèthre ou en développant dans les tissus une « phlogose légère favorable à leur distension. »

Ce n'est qu'au commencement du xviiie siècle que la dilatation fut posée en principe comme le véritable traitement des rétrécissements par Benevoli. Plus tard, Col de Villars, Astruc exposèrent avec plus de précision et complétèrent la pratique de Benevoli. Ils signalèrent en même temps un fait nouveau pour leur époque : c'est que l'urèthre a une grande tendance à se rétrécir. Astruc dit même formellement qu'on n'obtient jamais *une cure radicale*, ce qui n'est malheureusement que trop vrai encore aujourd'hui.

Desault et Chopart généralisèrent l'emploi de la dilatation ; mais c'est à Hunter, suivant Voillemier, que revient l'honneur d'avoir élevé ce traitement à la hauteur d'une véritable méthode, en faisant connaître mieux qu'on ne l'avait fait avant lui les caractères anatomiques des rétrécissements et le mode d'action des bougies. Dupuytren adopta les idées de Hunter. Plus tard, Voillemier essaya également d'expliquer l'action de la dilatation.

Voyons donc, Messieurs, sur quels principes repose cette grande méthode de traitement des strictures uréthrales.

Sous l'influence du simple contact des bougies introduites dans l'urèthre rétréci de manière à le remplir sans le forcer, le tissu pathologique qui constitue les rétrécissements se ramollit, s'assouplit, de telle sorte que le calibre du canal augmente peu à peu et permet bientôt l'introduction d'instruments volumineux. Pour expliquer ces phénomènes importants, on en est encore réduit à des interprétations plus ou moins théoriques, parce que le contrôle histologique manque. Ce que l'on sait de l'influence de l'irritation sur la nutrition et les transformations des éléments anatomiques en rend cependant assez bien compte.

Voilà ce qui se produit dans la *dilatation temporaire,* c'est-à-dire quand on retire la bougie aussitôt après l'avoir introduite. Nous devons nous demander à présent quels phénomènes on observe si la bougie est laissée à demeure pendant un temps plus ou moins long, en un mot lorsqu'on emploie la *dilatation permanente.*

Pendant les premières heures, la bougie se trouve de plus en plus serrée, mais bientôt elle joue de nouveau librement dans le canal et la miction peut s'effectuer facilement malgré la présence dans l'urèthre de ce corps étranger. Il arrive cependant parfois que le malade urine avec peu de facilité la première fois et même pendant la première journée. Dans ces cas, il suffit très souvent de tirer la bougie de quelques millimètres pour que la miction ait lieu sans difficulté. Sous l'influence du séjour prolongé de la bougie dans le canal, les modifications que je vous indiquais tout à l'heure dans la structure du rétrécissement se produisent donc encore beaucoup plus rapidement

que dans la dilatation temporaire. Elles se produisent
même dans les cas où l'extrémité de la bougie est simplement mise au contact de l'entrée d'un rétrécissement
infranchissable. Desault, Chopart, Dupuytren ont depuis
longtemps prouvé en effet que l'on peut ainsi arriver assez
vite non seulement à franchir la stricture mais encore à
introduire un instrument relativement volumineux. Dupuytren réservait à ce procédé de dilatation permanente
la dénomination de Vitale, et il qualifiait de Mécanique la
dilatation qui se fait lorsqu'on a pu introduire complètement la bougie dans le rétrécissement avant de la fixer.

Cette opinion du grand chirurgien français n'est pas
généralement admise aujourd'hui. On pense que dans les
deux cas il s'agit simplement d'une action dynamique.
Ces résultats « sont bien dus au contact, dit M. Guyon,
« au contact prolongé, mais au contact seul, nous avons
« même le droit de dire à un contact à distance, car
« bientôt la bougie entrée à frottement touche à peine les
« parois qui tout d'abord l'enserraient. Il n'y a en vérité,
« rien de mécanique dans ce mode d'action, qui cependant
« fournit les dilatations les plus rapides. »

Cette dernière opinion me paraît un peu absolue.
L'action dynamique existe, c'est incontestable ; il est
même probable qu'elle prédomine. Mais je crois que
Dupuytren a eu raison de soutenir qu'il existe une action
mécanique dans le procédé de dilatation permanente dont
il s'agit; seulement cette action mécanique n'est due, en
général, qu'indirectement à la bougie. Voici comment elle
se produit : à chaque miction l'urine est obligée de
passer entre ce corps étranger et les parois de l'urèthre ;
elle écarte donc celles-ci d'autant plus que la bougie
est plus volumineuse relativement au calibre du canal,
que la vessie se contracte plus énergiquement et que le
malade lui-même fait plus d'efforts pour uriner. Eh bien,
cette action mécanique indiscutable doit jouer un certain

rôle dans la dilatation permanente. C'est Lacuna le premier qui aurait signalé ce fait sur lequel ont insisté beaucoup plus tard Voillemier et surtout Gosselin. Vous savez en effet qu'un liquide introduit dans l'urèthre et soumis à une certaine pression peut suffire à dilater les strictures uréthrales, au moins dans une certaine mesure. Des injections d'huile auraient permis à Sœmmering et à Trye d'introduire des bougies dans des cas de rétrécissements qui n'avaient pu jusque-là être franchis. Brunighausen prétend avoir guéri trois rétrécissements de l'urèthre en comprimant avec force le canal derrière le gland au moment où le malade voulait uriner. Amussat et Reybard ont eu recours aux *injections forcées* comme moyen de dilatation. La pression liquide a même été employée il y a quelques années dans le service de M. Guyon pour obtenir également cette dilatation. Mais presque tous ces procédés avaient uniquement pour but de permettre d'introduire une bougie dans les cas de rétrécissements dits infranchissables. En 1882, le docteur Vandenabeele montra que l'on peut obtenir de cette façon une véritable dilatation analogue à la dilatation temporaire progressive. J'ai moi-même recueilli une observation de ce genre en 1886. Vous la trouverez en lisant un travail que j'ai publié en 1887, dans les *Archives générales de médecine*. J'en ai cité un second cas dans ma première communication à l'Académie de médecine. Chez ces deux malades, il s'agissait d'un rétrécissement étroit et résistant. J'ai montré également dans cette communication que l'on peut maintenir par ce procédé le calibre de l'urèthre après la dilatation. Il est donc logique d'admettre que la colonne liquide projetée d'arrière en avant pendant la miction doit agir dans la dilatation permanente de la même façon que la colonne liquide poussée d'avant en arrière avec une certaine force dans l'urèthre rétréci.

Quant à la dilatation permanente faite à l'aide des sondes,

comme la pratique M. Thompson par exemple, il suffit d'en lire la description pour voir que l'on a largement recours dans ces cas à l'action mécanique de l'instrument.

Il me semble aussi que dans la dilatation temporaire l'action mécanique joue un rôle plus considérable qu'on ne le croit généralement aujourd'hui. En tous cas, pourvu que l'on reste dans de justes limites, on peut y recourir avec avantage et sans déterminer les complications sur lesquelles insistent tant la plupart des auteurs actuels. Les accidents graves de l'empoisonnement urineux dont parlent ces auteurs, et que l'on observait si souvent autrefois, étaient dus à une antisepsie incomplète des voies urinaires. Ils surviennent même dans les cas où l'on n'a point recours à la pression, si l'on ne fait pas une antisepsie rigoureuse de l'urèthre et de la vessie. Quant aux accidents de rétention, ils sont eux-mêmes très rares lorsqu'on emploie la pression et non plus le simple contact, si l'on a soin de diminuer l'irritation produite par la bougie. Pour cela, il suffit de faire suivre le cathétérisme de deux ou trois injections intra-vésicales *sans sonde* d'eau boriquée portée à la température de 40 degrés. Lorsque la rétention se produit dans ces cas je crois en effet, avec Civiale, qu'il s'agit surtout d'un spasme de l'urèthre. Mais en général, ce spasme ne siège pas, comme le pensait le grand spécialiste français, au niveau du rétrécissement ; c'est le sphincter uréthral qui est contracté spasmodiquement. Sous l'influence de l'irritation produite au niveau de la muqueuse uréthrale par le passage de la bougie, le réflexe physiologique est accru et le sphincter uréthral entre en véritable contracture. N'est-ce pas, du reste, chez les névropathes que vous voyez de préférence survenir ces rétentions d'urine pendant le traitement des strictures uréthrales ?

Si j'insiste autant, Messieurs, sur cette question théorique de l'action mécanique des bougies dans la dilatation, c'est que l'on peut en tirer des conclusions importantes au point de vue pratique. Je viens de vous dire ce que je pense de l'emploi d'une pression modérée dans la dilatation temporaire. Nous allons examiner maintenant les procédés qui ont été proposés pour agir avec plus de force.

La *dilatation immédiate progressive* est un procédé de dilatation rapide dû à M. le professeur Le Fort. Elle consiste à passer non plus des bougies en gomme, mais des cathéters métalliques coniques à leur extrémité. On commence par placer une bougie à demeure, puis au bout de 24 ou 48 heures, on la retire et on la remplace par une bougie conductrice que l'on visse au plus petit cathéter de M. Le Fort. Ce cathéter, qui répond au n° 12 de la filière française, est alors introduit. Si le rétrécissement se laisse facilement dilater, on passe ensuite le n° 2 et successivement jusqu'au n° 4, qui répond au n° 21 de la filière. Si l'on éprouve une résistance un peu forte, on s'arrête, afin de ne pas faire de divulsion, et l'on met une sonde n° 10 ou 12 à demeure. Le lendemain, on passe un ou plusieurs des numéros suivants, et l'on arrive ainsi à introduire le plus gros cathéter en quatre séances au plus. On a soin de laisser une sonde à demeure du n° 18 ou 19. Les trois ou quatre jours suivants on passe des bougies en gomme de plus en plus volumineuses de manière à pouvoir introduire le n° 23 et l'on abandonne le malade après lui avoir appris à se sonder avec une bougie n° 19 ou 20, bougie qu'il passera tous les deux jours pendant trois semaines ou un mois, puis deux fois par semaine, puis une fois, enfin une ou deux fois par mois. Avec ce mode de traitement, le malade garde le lit pendant huit jours au plus, au bout desquels il peut reprendre ses occupations.

Ce procédé de M. le professeur Le Fort peut rendre de grands services lorsqu'on a besoin d'obtenir une dilatation rapide et que le rétrécissement n'est pas trop résistant;

mais il faut avoir bien soin de faire en même temps une antisepsie rigoureuse de l'urèthre et de la vessie pour ne pas déterminer de complications.

La *dilatation brusque sur conducteur* est un procédé qui, je crois, est au contraire complétement abandonné aujourd'hui. Voici en quoi il consiste. « Ce procédé, dit « Voillemier, n'est qu'une application de la manœuvre « ingénieuse imaginée par Amussat pour substituer à une « sonde déjà placée dans la vessie une autre sonde plus « grosse. Il demande : 1° un cathéter assez mince d'argent « ou d'acier dont le pavillon se démonte à volonté ; 2° un « long stylet muni d'un pas de vis ; 3° six sondes de « gomme élastique de diverses grosseurs et ouvertes par « les deux bouts.

« Le chirurgien, après avoir choisi un cathéter dont le « volume est en rapport avec l'étroitesse présumée du « rétrécissement, l'introduit dans l'urèthre et jusque dans « la vessie. Alors il enlève le pavillon du cathéter et visse « le stylet à sa place. De cette façon il a un long conduc- « teur rigide, dont une des extrémités est dans la vessie, « tandis que l'autre dépasse le méat urinaire de plus de « 30 centimètres. Avec la main gauche il tend la verge, « pendant qu'avec la droite il fait glisser sur le conducteur, « qu'un aide est chargé de soutenir, la plus petite des six « sondes, qui a été préalablement enduite d'huile en dedans « et en dehors et la pousse de force jusque au-delà du « rétrécissement. Après quelques instants il la retire et « la remplace par une plus grosse et répète cette manœuvre « jusqu'à ce qu'il ait introduit dans l'urèthre une sonde de « la grosseur qu'il a jugée convenable......... Lorsque le « rétrécissement est étroit et situé dans la portion courbe « du canal, il faut employer une très grande force pour « faire glisser la sonde sur le conducteur ; souvent même « celle-ci se plie quand elle est fine, et l'on ne peut la faire « avancer. Si elle est assez grosse pour présenter une

« certaine résistance, son extrémité peut déchirer le canal.
« Elle ne fera pas fausse route, puisqu'elle est maintenue
« par le conducteur, mais elle produira des lésions éten-
« dues et graves.

« On peut éviter, en partie, ces inconvénients en rem-
« plaçant les sondes de gomme élastique par des canules
« d'argent de diverses grosseurs, droites ou légèrement
« courbes. Comme le but qu'on se propose est d'écarter
« violemment les parois de l'urèthre, il vaudrait mieux,
« pour ne pas multiplier les cathétérismes, se servir d'une
« canule de forme conique. Son extrémité antérieure mince
« et parfaitement ajustée sur le conducteur pénètrera avec
« facilité dans le rétrécissement; son corps augmentant
« insensiblement de volume, il suffira de l'enfoncer plus
« ou moins profondément dans l'urèthre pour obtenir la
« dilatation qu'on jugera convenable....... Mais j'avoue que
« ce moyen mécanique défectueux m'inspire la plus grande
« défiance. »

Le procédé de M. Le Fort est incontestablement bien
supérieur à la dilatation brusque sur conducteur; aussi
comprend-on que ce dernier procédé ait été abandonné.

Le *cathétérisme forcé*, surtout préconisé par Desault,
Chopart, Roux et Boyer, n'a guère été pratiqué que dans
les cas de rétention d'urine due à un rétrécissement. Boyer
se servait pour pénétrer ainsi de force dans la vessie d'une
sonde conique, qu'il cherchait à guider avec l'index introduit dans le rectum. C'est un procédé dangereux auquel
on ne doit pas recourir. Vous savez combien la ponction
de la vessie suivie de l'aspiration est aujourd'hui une opération bénigne. Vous la répéterez donc plutôt que d'employer un pareil procédé. Sachez du reste qu'il suffit dans
ces cas d'introduire dans le canal et jusque dans la vessie
une fine bougie, que l'on fixe, pour que le réservoir urinaire
se vide peu à peu.

Je ne ferai que vous citer la *dilatation forcée* par le

procédé de Mayor, procédé qui consistait à introduire successivement dans la même séance sept cathéters d'étain ayant un diamètre graduellement croissant de 4 à 9 millimètres. « A moins d'en avoir été témoin, dit Voillemier, on ne « peut se faire une juste idée de la force avec laquelle il « maniait ses cathéters. » C'est une mauvaise opération, qui repose sur une donnée fausse et qui n'a guère été appliquée que par son inventeur.

La *dilatation rapide* a encore été pratiquée par d'autres procédés, aujourd'hui abandonnés, mais dont je vous dirai cependant quelques mots. Michéléna, Rigaud, Perrève ont employé dans ce but des instruments qui, au lieu d'agir à la manière d'un coin, comme les instruments précédents, traversent d'abord le rétrécissement, puis le distendent. En un mot ils agissent à la manière d'une pince dont on écarterait les branches.

Les dilatateurs de Michéléna et de Rigaud présentent les mêmes dispositions principales. C'est un cathéter creux divisé dans toute sa longueur en deux moitiés qui sont reliées entre elles par leur surface concave au moyen de petites lames métalliques articulées. Une vis placée sur le manche de l'instrument permet de faire glisser les deux valves l'une sur l'autre dans le sens de leur longueur. Par suite de ce mouvement les petites lames qui sont couchées dans la cavité du cathéter, quand celui-ci est fermé, se redressent et en écartent les deux moitiés. Mais pour s'éloigner l'une de l'autre, les valves sont forcées de glisser en sens inverse (Voillemier).

Le dilatateur de Pérève est aussi un cathéter divisé dans sa longueur, mais dont les deux moitiés, au lieu de glisser l'une sur l'autre, s'écartent directement. Ce cathéter creux, d'acier, est fendu dans le sens de la longueur, de manière à former deux valves réunies à trois centimètres de leur extrémité et assez flexibles pour qu'elles puissent être écartées l'une de l'autre dans une certaine mesure. L'instrument comprend encore trois autres pièces : 1° un anneau placé près du talon du cathéter pour limiter l'écartement des valves; 2° un fil d'acier anglais, non trempé, soudé au bout de l'instrument et libre entre les deux valves; 3° un mandrin creux ou tube métallique cylindrique ouvert par les deux bouts. Il est nécessaire d'avoir une série de sept numéros de dilatateurs.

Pour dilater un rétrécissement avec cet instrument, on introduit successivement dans l'urèthre le cathéter puis le mandrin, qui glisse sur la tige métallique placée entre les deux valves. Perrève portait toujours la dilatation à 6 millimètres dans la première séance. Dans les séances suivantes, qu'il répétait à trois ou quatre jours d'intervalle, il achevait la dilatation aussi rapidement que possible.

La dilatation rapide ainsi pratiquée constitue un procédé bien supérieur au procédé aveugle de Mayor, mais combien l'instrument de M. le professeur Le Fort est-il plus simple que celui de Perrève.

Les *dilatateurs de Charrière, de Corradi* et de *Holt* ne sont que des modifications du précédent.

Divulsion. — L'ingénieux instrument de Perrève avait permis à cet auteur de prouver par des observations nombreuses qu'on avait exagéré les dangers d'une violence exercée passagèrement dans l'urèthre. Il avait donc fait faire un véritable progrès au traitement mécanique des rétrécissements. Mais dilatait-il réellement les strictures uréthrales, ou les déchirait-il? Voillemier constata qu'il s'agissait souvent de véritables déchirures de l'urèthre. Il eut alors l'idée de supprimer non plus progressivement, mais d'un seul coup l'obstacle apporté par le rétrécissement au cours de l'urine, en un mot de faire la *divulsion*. L'instrument qu'il fit construire dans ce but et auquel il donna le nom de *divulseur cylindrique*, présente beau-

coup d'analogie avec le dilatateur de Perrève. « Il se com-
« pose : 1° d'un conducteur formé de deux petites lames
« d'acier soudées à leur extrémité vésicale, dans l'étendue
« de 4 centimètres et courbées, dans cette partie, comme
« une sonde. Ces lames sont très minces, planes en dedans
« et convexes au dehors, de façon que, réunies, elles
« forment un petit cathéter fendu dans sa longueur, et
« dont le diamètre n'est que de 2 millimètres ; — 2° d'un
« mandrin se terminant par une extrémité conique et por-
« tant, sur son talon, un bouton plat. Ce mandrin est plein
« et cylindrique dans presque toute sa longueur ; deux de
« ses côtés opposés sont creusés d'une gouttière longitudi-
« nale, plate, peu profonde, destinée à recevoir les lames
« du conducteur qui la remplissent entièrement. Les bords
« de la gouttière étant légèrement rapprochés, la trans-
« forment en une véritable rainure, en queue d'aronde,
« d'où les lames du conducteur ne peuvent s'échapper une
« fois qu'elles y sont engagées. — Quand l'instrument est
« armé, il est parfaitement cylindrique.

« Le conducteur ne varie pas de volume : on peut lui
« adapter des mandrins de toute grosseur ; mais celui
« dont je me sers généralement a 7 millimètres 2/3 de dia-
« mètre.

« La manœuvre opératoire est des plus faciles : on
« commence par introduire le conducteur jusque dans la
« vessie ; cela fait, on écarte un peu ses deux branches et
« on les engage dans les rainures du mandrin, qu'on
« enfonce d'un seul coup dans l'urèthre. Alors on retire
« l'instrument tout armé ou, si l'on rencontre un peu de
« résistance, on enlève d'abord le mandrin et, ensuite, le
« conducteur.

« L'opération terminée, on place dans l'urèthre une
« sonde qu'on laisse à demeure pendant vingt-quatre
« heures.

« Vers le dixième ou le quinzième jour on peut com-

« mencer à faire usage des bougies d'étain, pour calibrer
« le canal, et l'on en prolonge l'emploi suivant les résultats
« qu'on a obtenus.

« Le conducteur n'ayant que 2 millimètres de diamètre,
« son introduction dans l'urèthre est ordinairement très
« facile. Pour plus de sécurité, on peut ajouter à son
« extrémité une petite bougie. — Quand on a largement
« ouvert le rétrécissement avec un gros mandrin, on y
« fait passer très aisément une sonde de moyenne
« grosseur, pour peu qu'on ait l'habitude du cathétérisme.
« Mais si l'on craint de rencontrer quelque difficulté,
« comme le talon du conducteur porte un pas de vis, on
« peut y ajouter un long stylet, qui servira à faire glisser,
« jusque dans la vessie, une sonde percée par les deux
« bouts. Une sonde toute de gomme élastique suffirait à la
« rigueur, mais il vaut mieux que son extrémité vésicale
« soit munie d'un ajutage d'argent de 2 centimètres. Ce
« bout de métal s'ajuste plus exactement sur le stylet, et
« ses bords convexes risquent beaucoup moins d'érailler
« le canal ; il est en outre percé, sur les côtés, de trous
« nombreux pour assurer la sortie des urines. »

Voilà l'instrument et le procédé de Voillemier tels
qu'il les a décrits lui-même. La divulsion est considérée
encore aujourd'hui comme une bonne opération. Bien
qu'il préfère l'uréthrotomie interne à la divulsion, M. le
professeur Guyon a dit en parlant des rétrécissements qui
résistent à la dilatation : « vous n'avez plus qu'une
« ressource, c'est de diviser par l'uréthrotomie ou de
« complétement déchirer, à l'aide de la divulsion, les par-
« ties rétrécies. »

La divulsion est pourtant, Messieurs, une opération
grave. Voillemier lui-même le reconnaît. « Ce n'est pas,
« dit-il, que je croie la *déchirure* d'un rétrécissement
« complétement exempt de dangers. J'ai cité des faits qui
« prouvent le contraire....... Comme, dans mon opinion,

« ce procédé ne doit être employé que dans certains cas
« de rétrécissements, il s'agit de savoir s'il est plus ou
« moins dangereux, s'il donne des résultats meilleurs ou
« moins bons que telle autre opération, l'uréthrotomie,
« par exemple, à laquelle on serait obligé de recourir. »

Les partisans de la divulsion pensent que cette méthode
offre un double avantage sur l'uréthrotomie interne :
1° elle n'expose pas aux hémorrhagies, comme cette dernière opération, une simple déchirure du canal étant
moins sujette à saigner qu'une plaie par instrument tranchant ; 2° les déchirures se font dans les points rétrécis et
uniquement dans ces points.

Pour bien vous montrer la gravité que présente encore
cependant la divulsion brusque, je vous rappellerai qu'en
1886, dans la discussion qui eut lieu à la Société de chirurgie sur le traitement des rétrécissements, M. Le Dentu,
le défenseur de l'opération de Voillemier, déclara que sur
26 cas de divulsion il avait eu deux morts.

Eh bien, quoi qu'on en eût dit, il m'a semblé que la divulsion faite progressivement et méthodiquement présenterait
moins de dangers que la divulsion brusque, qui doit déterminer parfois des déchirures profondes de l'urèthre. Si l'on
a fait des déchirures incomplètes en employant les divers
procédés de dilatation rapide que je viens de vous décrire,
on ne les a pas faites méthodiquement et en prenant
toutes les précautions nécessaires, puisque les auteurs de
ces procédés étaient convaincus qu'ils faisaient uniquement de la dilatation. On comprend donc que les résultats
aient été déplorables et qu'ils aient fait dire à M. Guyon
que l'action mécanique exercée avec force sur un urèthre
rétréci n'a de chances d'agir d'une façon efficace et non
offensive qu'à la condition de diviser la stricture, de la
diviser en une seule séance et assez complétement pour
que le passage des urines puisse très facilement s'effectuer. « De toute nécessité, ajoute-t-il, il faut renoncer à

« un mode d'agir qui aurait la prétention d'être à la fois
« violent et progressif et ne pas oublier que toutes les fois
« que l'on a recours à la force, il faut être décidé à aller
« jusqu'au bout, et avoir prévu qu'on le pourra. »

C'est là une erreur, Messieurs, ainsi que je l'ai démontré
au dernier Congrès de chirurgie. La *divulsion progressive*
est possible, très efficace et extrêmement bénigne. De
toutes les méthodes de force, c'est celle qui présente la
plus grande bénignité, à condition de bien prendre toutes
les précautions que je vais vous indiquer et de suivre les
règles que j'ai formulées au Congrès de chirurgie. Comme
cette méthode est appelée à remplacer dans l'immense
majorité des cas, tous les autres procédés de force, je
dois vous en faire connaître les moindres détails.

La *divulsion progressive* diffère de la divulsion brusque
en ce qu'au lieu de donner un gros calibre à l'urèthre
rétréci dans une séance, elle ne permet d'arriver à ce
résultat que progressivement, après plusieurs séances
successives. Elle peut être faite avec toutes les bougies
métalliques munies d'un conducteur ; mais on doit choisir
de préférence les cathéters à extrémité conique. Ceux-ci
s'engagent mieux dans les rétrécissements et ne produisent pas ce ressaut brusque que donnent les bougies
cylindriques au niveau du point où se visse le conducteur.
En outre, Voillemier a montré que pour faire une bonne
divulsion, il faut employer un instrument cylindrique et
qui conserve sa forme en augmentant de volume, afin
que son action soit répartie également sur tous les points
de la circonférence de l'urèthre. Or, les cathéters coniques
remplissent ces deux conditions : un cône n'est en effet
qu'un cylindre dont le diamètre augmente progressivement.

L'instrument que je préfère pour faire la *divulsion progressive* est le cathéter métallique suivant, qui a été
construit sur mes indications. Il a la forme de la

bougie Béniqué, mais il est conique à son extrémité dans une étendue de 2 centimètres seulement. Il est creux pour laisser passer la bougie conductrice, comme le cathéter de M. le professeur Le Fort modifié par Langlebert. La partie conique de ce dernier instrument est trop longue. Pour agir avec la partie cylindrique sur un rétrécissement siégeant au niveau de la partie courbe de l'urèthre, il faut l'enfoncer profondément. Or, si cette manœuvre n'est pas faite avec beaucoup de prudence, on peut blesser la paroi antérieure de la vessie. Rappelez-vous, du reste, que la bougie de M. Le Fort a été construite pour faire de la dilatation et non de la divulsion. Entre la *dilatation immédiate progressive* et la *divulsion progressive* il y a en effet cette différence que l'une est un procédé de douceur tandis que l'autre est un procédé de force. Dans le premier cas, on s'arrête si l'on sent une certaine résistance ; dans le second cas au contraire, on passe outre de propos délibéré. On a donc beaucoup plus de chances de blesser la vessie avec cet instrument en faisant la *divulsion progressive* qu'en faisant la *dilatation immédiate progressive*. Voilà la principale raison qui m'a engagé à modifier, pour faire la divulsion, la bougie de M. Le Fort, qui n'en reste pas moins un excellent instrument pour la dilatation.

J'ai adopté la modification de Langlebert pour la bougie conductrice parce que je crois que l'on a moins à craindre de voir ainsi cette bougie rester dans la vessie, ce qui arrive trop souvent lorsqu'elle est simplement vissée à l'extrémité du cathéter.

Quant à la série que j'ai choisie, elle est à peu près la même que celle de M. Le Fort. Elle se compose des n°s 25, 30, 36 et 43 de la filière au sixième de millimètre. L'extrémité conique des deux petits cathéters répond au n° 10 et l'extrémité conique des deux cathéters les plus volumineux, au n° 12.

Voici comment se pratique la *divulsion progressive* avec ces instruments. Lorsqu'on a tenté la dilatation temporaire et la dilatation permanente, si l'on se trouve arrêté par la résistance, la dureté du rétrécissement, on laisse encore 24 heures une bougie à demeure. Il est bien entendu que l'on a soin de faire auparavant une antisepsie rigoureuse de l'urèthre et de la vessie, c'est-à-dire, de faire le lavage continu de l'urèthre antérieur et le lavage de la vessie sans sonde, seul possible dans ces cas graves. Au bout de 24 heures, on retire la bougie, on prend les mêmes précautions antiseptiques que la veille et l'on injecte *sans sonde* dans le réservoir urinaire une quantité d'eau boriquée un peu inférieure à la quantité que l'on sait nécessaire pour déterminer chez le malade le besoin d'uriner. Cette précaution a surtout pour but d'éloigner autant que possible la paroi antérieure de la vessie de l'extrémité du cathéter conique munie de sa bougie conductrice, afin d'éviter toute irritation du réservoir urinaire.

Après avoir pris tous ces soins préliminaires, après avoir rendu parfaitement aseptiques les instruments qui doivent servir à la divulsion et les avoir enduits de vaseline boriquée, on introduit l'une des moitiés de la bougie conductrice dans l'urèthre et jusque dans la vessie, puis on passe l'autre moitié dans la cavité que présente le cathéter conique qui a été choisi. La base du petit arrêt métallique conique situé à la partie moyenne de la bougie conductrice doit se trouver en contact immédiat avec l'extrémité du cathéter au moment où l'on fixe cette bougie. On se place ensuite à la gauche du malade et l'on pratique le cathétérisme suivant les règles habituelles jusqu'au niveau du rétrécissement, dans lequel on engage l'extrémité conique de la bougie métallique. On achève alors le cathétérisme en introduisant de force cette bougie dans l'urèthre postérieur. Ce dernier temps de l'opération doit être exécuté sans brusquerie, mais avec une pression continue. C'est le plus important. On retire ensuite le cathéter avec sa bougie conductrice. Si le rétrécissement siège dans la région pénienne, il est inutile d'enfoncer profondément le cathéter.

La *divulsion progressive* ainsi pratiquée ne présente guère plus de difficulté que le cathétérisme exécuté avec les bougies Béniqué.

Après l'opération, on dit au malade d'uriner, puis on lui fait deux nouvelles injections intra-vésicales *sans sonde* d'eau boriquée à la température de 40 degrés et on le laisse au repos. Ces injections diminuent notablement l'irritation produite par l'instrument.

Si l'on a lieu de craindre une rétention d'urine, ou même simplement une grande difficulté de la miction, on met une sonde à demeure. Lorsqu'il existe de la cystite, on fait plusieurs lavages boriqués dans les 24 heures.

Le lendemain, on remet une bougie à demeure et 24 heures plus tard on pratique de nouveau la divulsion en suivant les mêmes règles et en ayant soin de n'introduire qu'un seul cathéter, celui dont le numéro est immédiatement supérieur au cathéter déjà introduit.

Les séances suivantes se font également à deux ou trois jours d'intervalle et toujours d'après le même procédé. Il ne reste plus ensuite qu'à maintenir le calibre du canal en passant régulièrement des bougies.

Le traumatisme produit par la *divulsion progressive* est très léger : il ne s'écoule en effet que quelques gouttes de sang après chaque séance et l'on ne constate jamais ni infiltration d'urine, ni irritation uréthrale persistante. Je n'ai jamais vu se produire d'orchite à la suite de cette opération, qui est tellement bénigne que j'en suis arrivé à la pratiquer à ma clinique. Dans ces cas les malades ne gardent pas le repos absolu et ils n'ont point tous les soins que j'ai pu donner à ceux de l'hôpital. Il est vrai que chez eux j'ai constaté assez souvent de légers accès fébriles, qui ont cédé du reste immédiatement à de faibles doses de sulfate de quinine.

Quant à la douleur, elle est bien moins vive qu'après la divulsion brusque et l'uréthrotomie. Elle peut encore être notablement atténuée à l'aide de la cocaïne.

La durée du traitement est ordinairement de huit jours au bout desquels les malades peuvent reprendre leurs occupations. Elle est donc bien moins longue que lorsqu'on emploie la divulsion brusque ou l'uréthrotomie.

Lorsqu'on a fait les quatre séances de *divulsion progressive* et que l'on a employé successivement les quatre cathéters, le canal peut être maintenu facilement au n° 20.

Je crois inutile d'insister sur l'efficacité de la *divulsion progressive*. L'exemple que vous avez eu la semaine dernière à ma clinique vous l'a suffisamment prouvée. La preuve a été d'autant plus concluante que le malade, qui tenait à ne pas quitter son travail, s'est entêté pendant quinze jours à ne vouloir être soumis qu'à la dilatation temporaire. Vous avez pu constater qu'il était impossible avec ce procédé de dilatation d'introduire une bougie plus volumineuse que le n° 7. La dilatation permanente a permis d'introduire une bougie n° 12, puis ce procédé n'a plus donné aucun résultat. Trois séances de *divulsion progressive* m'ont permis d'introduire le cathéter n° 43 et samedi ce malade était en état de reprendre ses occupations.

Voici les résultats que j'ai obtenus à l'aide de la dilatation et de la *divulsion progressive*. Chez 105 rétrécis que j'ai traités jusqu'à présent dans divers hôpitaux de Paris et à ma clinique, ces deux procédés m'ont toujours suffi. Je n'ai cependant pas perdu un seul malade ; je n'ai même pas eu un seul accident grave. Et j'ai rencontré à peu près toutes les complications qui peuvent se produire dans cette affection ; j'ai eu à soigner des cas d'une gravité extrême dont vous pourrez vous rendre compte en lisant ma thèse et la communication que j'ai faite en 1887 à l'Académie de médecine (1). Un certain nombre de ces observations seront également publiées dans les leçons cliniques de mon éminent maître M. Péan. Je dois ajouter que chez un malade de l'hôpital Saint-Louis, il s'agissait d'un rétrécissement traumatique.

Comment expliquer les excellents résultats que j'ai obtenus à l'aide de la *divulsion progressive*, opération considérée jusque-là comme extrêmement dangereuse ? Ces résultats sont dus à plusieurs causes : d'abord à une graduation méthodique de la divulsion combinée à la dilatation permanente, qui me permet de ramollir les rétrécissements avant d'agir mécaniquement sur le tissu pathologique et par suite de diminuer l'intensité du traumatisme ; en second lieu, à une antisepsie directe et rigoureuse des voies urinaires ; enfin, à une dilatation préalable du rétrécissement relativement considérable. En effet, je n'ai dû recourir qu'une fois à la *divulsion progressive* avant d'avoir pu dilater préalablement l'urèthre jusqu'au n° 10 ou même au n° 11.

Telle est l'opération à laquelle j'ai donné le nom de *divulsion progressive* pour la séparer nettement de la divulsion brusque de Voillemier, d'une part, et de tous les procédés de dilatation, d'autre part. Vous voyez combien elle est supérieure à la divulsion brusque. Dans la prochaine leçon je vous montrerai que l'uréthrotomie et l'électrolyse lui sont également bien inférieures.

---

(1) De l'antisepsie de l'urèthre et de la vessie. Son application au traitement des rétrécissements uréthraux (Voy. Arch. méd. 1888).

DIXIÈME LEÇON

DE L'URÉTHROTOMIE

Messieurs,

L'uréthrotomie peut être définie, comme l'a fait Voillemier, une opération dans laquelle on incise l'urèthre pour
obtenir la guérison des rétrécissements.

Il existe deux procédés d'uréthrotomie : 1° celui qu'on
pratique dans la cavité du canal : c'est l'*uréthrotomie
interne*; 2° celui qu'on pratique en pénétrant dans le canal
à travers les téguments : c'est l'*uréthrotomie externe*.

Uréthrotomie interne. — Cette opération, suivant Civiale, était connue dès les temps les plus reculés et on y
procédait généralement d'avant en arrière et sans guide.
A la fin du xvıᵉ siècle elle eut un certain retentissement.
La Faculté de Paris crut devoir intervenir, et ce fut un
des principaux motifs pour lesquels elle déclara Turquet
de Mayerne indigne d'exercer l'art de guérir, « ce qui ne
« l'empêcha pas, dit Civiale, de devenir un homme fort
« célèbre, auquel le roi d'Angleterre confia le soin de sa
« santé. »

Jusqu'au commencement de ce siècle, tous les chirurgiens, à l'exception d'Ambroise Paré, n'agissaient généralement sur les rétrécissements que d'avant en arrière
et sans guide. En 1819, Arnott proposa d'ajouter à la ponction du rétrécissement, la division de dedans en dehors
et d'arrière en avant. Depuis cette époque, une foule

d'uréthrotomes ont été inventés, les uns agissant d'avant en arrière, les autres d'arrière en avant. Je vous citerai, entre autres, celui de Civiale (1823), pour débrider le méat et diviser d'arrière en avant les rétrécissements voisins de la fosse naviculaire ; celui d'Amussat (1824), le premier qui ait été muni d'un conducteur, ceux de Reybard, de Leroy d'Etiolles, de Ricord, un second uréthrotome de Civiale, ceux de Caudmont, de Trélat, de Voillemier, de Maisonneuve, de M. Horteloup....

L'*uréthrotome à bascule* ou à *lame cachée* de Civiale est encore employé aujourd'hui pour faire l'uréthrotomie dans les cas de rétrécissements du méat et de la fosse naviculaire. C'est un petit *bistouri caché* que l'on passe au travers des portions rétrécies du canal. En pressant sur la poignée, la lame fait une saillie déterminée d'avance, et l'on pratique la section en retirant l'instrument. Il faut bien prendre garde à ce que le tranchant soit tourné directement en bas, c'est-à-dire du côté du frein. Une pièce de gaze antiseptique et sèche roulée comme une bougie n° 23 ou 25 est ensuite introduite dans une étendue de 2 centimètres et demi environ et laissée à demeure. Elle arrête le sang et elle peut être changée après quelques heures contre un tampon semblable. Après un jour ou deux, le malade peut introduire lui-même une courte bougie conique. La dilatation consécutive doit être continuée pendant quelques semaines.

L'uréthrotome de Civiale pour pratiquer l'uréthrotomie d'arrière en avant dans les autres régions du canal se compose de différentes pièces, dont chacune a une action parfaitement déterminée. « Lorsque ces pièces sont réu-« nies, dit l'auteur, elles forment une tige droite, de 2 mil-« limètres et demi à 5 millimètres de diamètre, et de 190 « à 244 millimètres de longueur ; elle est terminée en olive « par un bout, et de l'autre par un renflement dans lequel « se trouvent une rondelle servant de poignée, un manche,

« une vis de pression, une crémaillère, une échelle gra-
« duée, un bouton, et tout l'appareil destiné à faire fonc-
« tionner la lame tranchante pendant l'opération.

« La gaîne présente une rainure longitudinale, qui con-
« tient le porte-lame et se termine en avant par une olive
« aplatie. Du côté correspondant au dos de la lame la
« saillie que forme cette olive dépasse à peine la circon-
« férence de la gaîne, mais du côté opposé elle est plus
« forte, disposition qui a permis de cacher entièrement la
« lame tranchante et de rendre les explorations plus fa-
« ciles, sans augmenter le volume de l'appareil.

« A l'extrémité opposée, la rainure de la gaîne est plus
« large, afin de loger l'armature et la partie carrée du
« porte-lame. La rondelle présente une fenêtre pour le
« va-et-vient de la tige porte-lame, plus épaisse en cet en-
« droit, du bouton et de l'appareil destiné à armer et à
« désarmer l'instrument. Sur le renflement de la gaîne, à
« peu de distance de la rondelle, se trouve la vis de pres-
« sion qui limite au point voulu la sortie de la lame. Sur
« un des côtés, la tige porte-lame présente une crémaillère
« de 2 à 5 crans, qui marquent la saillie que fait la lame
« en dehors de l'olive, lorsque l'instrument est armé. Cha-
« que cran répond à 2 millimètres de saillie de la lame
« et est marqué par une série de lignes tracées sur la
« gaîne ; et pour rendre le fait plus évident, j'ai ajouté une
« aiguille couchée, fixée au bouton de la tige porte-lame ;
« celle-ci se termine par un manche en bois. Sur la gaîne
« se trouve aussi le bouton d'une vis de pression destinée
« à arrêter le mouvement de la lame en arrière, et à em-
« pêcher l'instrument de se désarmer.

« Le porte-lame est une tige carrée, qui est reçue dans
« la rainure de la gaîne, et qui doit y glisser avec facilité.
« A l'une de ses extrémités se trouve la lame et à l'autre
« le manche.

« La lame, légèrement convexe, de 10 à 12 millimètres

« de longueur, très propre à couper, est cachée dans la
« gaîne, d'où on la fait sortir dans une étendue réglée par
« le mécanisme de l'instrument, et déterminée par le chi-
« rurgien, au moment d'opérer. Cette lame tient à la tige
« centrale ou porte-lame par une extrémité, au moyen
« d'une charnière ou, ce qui est préférable, est soudée
« avec elle, et par l'autre à une languette, au moyen d'une
« charnière. Lorsque l'instrument n'est point armé, cette
« languette reste appliquée contre le dos de la lame, et
« cachée comme celle-ci dans la rainure de l'olive ; mais,
« dès qu'on tire sur le manche pour armer l'instrument,
« cette languette arc-boute contre un arrêt placé dans
« l'olive, et de verticale qu'elle était, devient oblique, puis
« horizontale, et pousse de plus en plus la lame en dehors
« de l'olive, en même temps qu'elle lui donne de la soli-
« dité.

« On remarquera que ce n'est pas de l'extrémité, mais
« bien du milieu de l'olive, que la lame sort quand on
« arme l'instrument, disposition fort importante... »

Cet uréthrotome a l'avantage de permettre des sections
dans toutes les directions, de les mesurer à volonté et de
les exécuter sans aucune difficulté. C'est l'instrument
dont se sert encore aujourd'hui M. Thompson dans presque
tous les cas où il a recours à l'uréthrotomie interne.

En France et même à l'étranger, on emploie surtout
l'uréthrotome de Maisonneuve, qui est le plus simple.

Cet instrument se compose : 1° d'une tige métallique
courbe, cannelée dans sa concavité, de 1 à 3 millimètres
de diamètre et longue de 30 centimètres ; à son extrémité
antérieure se trouve un pas de vis extérieur de quelques
millimètres ; 2° d'une bougie fine de gomme élastique
assez longue, ayant une pointe conique et portant, à son
talon, un petit ajutage creusé dans son intérieur d'un pas
de vis pouvant s'adapter à celui du cathéter ; 3° d'un mandrin long de 30 centimètres, armé d'une lame aplatie, semi-

elliptique, ayant la forme d'un triangle isocèle. Le sommet
de cette lame est mousse, et ses côtés tranchants sont
légèrement concaves. Elle repose, par son dos, dans la
cannelure du cathéter. La lame se mesure de la base
adhérente au sommet mousse. Il en existe de plusieurs
dimensions. On emploie généralement des lames du n° 20
ou n° 24, surtout la lame n° 23.

En se servant d'un tube cannelé sur sa convexité on
peut agir sur la paroi inférieure de l'urèthre. Mais aujour-
d'hui on incise presque toujours la paroi supérieure et
alors on emploie l'instrument tel que je viens de vous le
décrire. Voici comment se fait cette opération. On commence par introduire la bougie dans l'urèthre et jusque
dans la vessie. On visse ensuite sur son talon l'extrémité
du conducteur métallique, qu'on introduit dans le canal
au travers du rétrécissement à la manière d'une petite
sonde. On pousse ce conducteur jusque dans la vessie. A
mesure qu'on l'enfonce, la bougie se replie dans le réservoir urinaire. Lorsque le conducteur est bien introduit
jusque dans la vessie, on glisse dans sa cannelure la tige
qui porte la lame. Avec une main on l'enfonce de manière
que sa lame parcoure toute la longueur du canal, tandis
qu'avec l'autre main on étend fortement la verge sur la
canule. L'angle mousse de la lame soulève toutes les
parties franchement extensibles tandis que les bords
tranchants sectionnent les points rétrécis qu'ils rencontrent aussi bien à l'aller qu'au retour. Il ne reste plus
ensuite qu'à retirer le conducteur et la bougie et à placer
une sonde à demeure, qu'on laisse 48 heures. Au bout de
quinze jours environ, on commence à passer des bougies.

Voillemier a reproché à l'uréthrotome de Maisonneuve
de sectionner des parties saines et de déterminer ainsi
des rétrécissements cicatriciels. Je crois que ce reproche
est fondé et qu'immédiatement en avant du rétrécissement surtout les parties saines sont fréquemment divi-

sées, de sorte que l'on a ensuite une stricture bien plus étendue qu'avant l'opération. L'uréthrotome de Voillemier me paraît préférable à ce point de vue.

Est-il logique aussi de faire la section sur la paroi supérieure de l'urèthre, alors que les parties les plus malades, les plus épaisses, les plus sclérosées du rétrécissement siègent surtout à la paroi inférieure ? Oui, dit-on, parce que l'uréthrotomie augmente le calibre de l'urèthre en y ajoutant une rallonge, une pièce losangique de tissu souple. Et comme preuve on parle d'*une* autopsie faite *un mois* après l'uréthrotomie !

Voyez plutôt les malades qui ont négligé de se passer des bougies après l'uréthrotomie. Qu'est-elle devenue alors cette pièce de tissu souple ? Vous la chercheriez en vain. Vous trouverez une stricture très résistante au contraire, parce que vous avez deux rétrécissements maintenant : l'un, l'ancien, qui siège sur la paroi inférieure ; l'autre, traumatique, cicatriciel, dû à l'incision, qui siège sur la paroi supérieure. Il y a longtemps que Civiale a signalé ce fait : « On a conclu à tort, dit-il, que les plaies « de l'urèthre dont la direction est longitudinale ne sont « jamais suivies de rétrécissements, et c'est sur ce fait « capital que repose la doctrine de l'uréthrotomie interne... « De toute évidence, on s'est fait illusion, ce que prouvent « l'analogie, les faits directs, et ceux-là mêmes qui se « rapportent à l'application de la méthode. »

Si l'on choisit la paroi supérieure de l'urèthre pour faire la section, il y a une autre raison. C'est que l'uréthrotomie interne faite même par un chirurgien habile est une opération terriblement dangereuse lorsqu'on incise la paroi inférieure du canal : des hémorrhagies redoutables en sont souvent la conséquence. Du reste, pratiquée même sur la paroi supérieure de l'urèthre par une main qui n'est pas suffisamment exercée, cette opération donne des résultats déplorables. M. Grégory, de Bordeaux, cite dans sa thèse une statistique de 44 opérés dont 8 succombèrent. Chez 7 de ces derniers on n'avait incisé que la paroi supérieure du canal.

M. Guyon lui-même a perdu des malades à la suite de l'uréthrotomie interne ; sur 459 opérés il a eu 20 morts.

Sur 25 malades uréthrotomisés par M. Le Dentu, deux succombèrent et un troisième eut des accidents septiques graves.

Des *hémorrhagies abondantes*, une *infiltration d'urine*, une *intoxication urineuse* avec *accès fébriles* plus ou moins intenses, l'*infection purulente* sont les causes ordinaires de la mort. L'orchite, la prostatite, l'uréthrite, etc..., sont encore des accidents fréquents à la suite de cette opération.

Si l'uréthrotomie interne est une opération qui exige une certaine habitude, et qui par suite n'est pas à la portée de tous les chirurgiens ; si ses résultats éloignés sont loin d'être aussi favorables qu'on l'a dit, peut-elle au moins, pratiquée par une main habile, perdre de sa gravité actuelle? Dans la discussion qui eut lieu, en 1886, à la Société de Chirurgie, et dont je vous ai déjà parlé, M. le professeur Trélat disait, à propos de l'uréthrotomie interne : « Sa bénignité augmentera sans doute encore au « fur et à mesure que se perfectionneront le manuel opé- « ratoire et l'antisepsie de l'urèthre, de la vessie... »

Eh bien, Messieurs, je crois qu'il est difficile au point de vue du manuel opératoire, de faire mieux que ne fait M. Guyon. Si l'on diminuait davantage la profondeur de la section, afin d'éviter les complications, ce ne serait plus une uréthrotomie, mais une simple scarification, qui donnerait alors des résultats tout à fait insuffisants.

Une antisepsie directe et rigoureuse de l'urèthre et de la vessie peut au contraire diminuer notablement les chances d'intoxication urineuse et d'infection purulente. Toutes les complications inflammatoires peuvent également être évitées en prenant ces précautions antiseptiques. Celles auxquelles on a eu recours jusqu'à présent sont en effet insuffisantes. Vous allez en juger vous-mêmes d'après ce qu'a écrit un élève de M. Guyon, en 1889, dans la *Gazette des Hôpitaux*.

Le traitement préliminaire, dit-il, est aujourd'hui réduit à peu de chose. Son maître, M. Guyon, donne la veille et le matin de l'opération, comme l'a conseillé Ricord, 60 centigrammes de sulfate de quinine, que l'on continue à dose faible (20 centigrammes) pendant les trois ou quatre jours qui suivent. Au moment de l'opération, on lave avec soin le gland et le prépuce avec une solution phéniquée au 1/40ᵉ. M. Guyon charge ensuite une seringue d'eau boriquée, introduit le bec de la canule dans le méat, qu'il serre sur elle avec les doigts de la main gauche, puis il pousse avec la main droite le contenu de la seringue dans le canal. Il l'injecte par une série de coups de pistons ayant toujours soin de retirer la canule du méat et de laisser le liquide s'écouler, dès que le canal est rempli, ce que sent très bien un doigt de la main gauche, qui, maintenant le canal serré sur la seringue, en apprécie parfaitement la tension. Puis c'est fini; on fait l'opération.

Eh bien, a-t-on seulement nettoyé de cette façon la partie du canal située en avant du rétrécissement? Je n'en suis pas convaincu et vous ferez bien de ne pas vous y fier si la stricture siège, comme il arrive souvent, dans la région périnéo-bulbaire. Mais c'est là un détail. Les lésions du canal ne sont pas d'ordinaire situées en avant de la coarctation; c'est en arrière qu'elles existent, ainsi que j'ai eu soin de vous le dire en vous parlant de l'anatomie pathologique de cette affection. La muqueuse est enflammée à ce niveau; elle est recouverte de pus, qui peut contenir les microbes les plus dangereux que l'on rencontre dans les voies urinaires. Et la vessie? Elle peut être atteinte d'une inflammation très intense. Pourquoi ne fait-on pas l'antisepsie de cet organe? Pourquoi ne pas faire plusieurs injections intra-vésicales? La raison en est bien simple, Messieurs; c'est que presque toujours le rétrécissement est très serré, et l'on ne peut point passer de sonde. Mais, direz-vous, on peut faire des injections intra-vésicales sans sonde et nettoyer ainsi non seulement la vessie, mais encore la partie du canal située en arrière du rétrécissement! Evidemment oui! Pourquoi ne le fait-on pas? Mystère.

Il est vrai que l'auteur de l'article en question nous apprend qu'un autre de ses maîtres a pensé à faire cette *antisepsie vésicale*. Pour cela, il donne à prendre aux malades, sous forme de solution, du biborate de soude, qui passe dans les urines sous forme d'acide borique. Un malade peut prendre, dit-il, 15 à 17 grammes de borax dans les 24 heures, soit 5 gr. 50 à 6 gr. 50 d'acide borique. Eh bien, les malades de ce chirurgien des hôpitaux ont bon estomac! On convient cependant que sous l'influence de l'ingestion de ce médicament il y a « un léger degré « d'inappétence. » On nous apprend également que deux malades qui avaient des lésions rénales anciennes ont succombé et que quelques jours avant la mort on avait constaté dans les urines la présence de l'acide borique. Je vous laisse le soin de conclure et d'apprécier ce que vaut ce singulier procédé d'*antisepsie vésicale*. Je vous ferai remarquer seulement que ces tentatives prouvent bien que l'uréthrotomie interne n'est pas une opération aussi bénigne que certains chirurgiens se plaisent à le dire. Quoi qu'on fasse, ce sera toujours une opération délicate, qui exigera une certaine habitude et fera courir des dangers aux malades. Mais heureusement on peut aujourd'hui s'en passer ou à peu près. Les indications de cette opération sont en effet devenues tout à fait exceptionnelles.

Uréthrotomie externe. — L'uréthrotomie externe est une opération fort peu employée aujourd'hui. On n'y a guère recours que dans les cas de rétrécissements infranchissables. Or, vous savez combien est rare cette variété de strictures uréthrales.

L'uréthrotomie externe se pratique *avec* ou *sans conducteur.*

Dans le premier procédé, on place le malade comme pour l'opération de la taille; on fait sur la ligne médiane une incision de 4 à 5 centimètres et on divise les parties molles jusqu'à ce que l'on puisse sentir le cathéter. On engage alors la pointe du bistouri dans la cannelure et on sectionne le rétrécissement dans toute sa hauteur. On retire ensuite le cathéter et on le remplace par une sonde à demeure. On fait un pansement antiseptique sur la plaie.

L'uréthrotomie externe *sans conducteur* est à peu près la seule que l'on emploie actuellement, puisqu'il s'agit presque toujours, ainsi que je vous l'ai dit, d'un rétrécissement infranchissable. Cette opération diffère surtout de la précédente par la difficulté que l'on éprouve à découvrir le bout postérieur de l'urèthre, difficulté parfois insurmontable.

La position du malade est la même que dans le premier cas. On introduit un cathéter dans le canal jusqu'au niveau du rétrécissement et on le confie à un aide, qui le maintient fixe. On incise les tissus comme dans l'opération précédente et l'on met à nu l'extrémité du cathéter. On cherche alors à introduire par l'extrémité antérieure du rétrécissement un stylet à l'aide duquel on puisse diviser la stricture dans toute sa longueur et faire pénétrer ensuite une sonde jusque dans la vessie. Cette sonde est laissée à demeure.

La découverte du bout postérieur est quelquefois impossible. Dans un cas de ce genre M. le professeur Duplay fut obligé de faire la taille hypogastrique et d'introduire une sonde par l'orifice uréthro-vésical, sonde qui vint faire saillie dans la plaie périnéale. Plusieurs chirurgiens ont eu recours depuis cette époque à ce procédé.

Mon excellent maître M. Horteloup emploie un procédé un peu différent du procédé classique, que je viens de vous décrire. Au lieu d'une seule incision médiane, il fait deux incisions courbes qui, partant du raphé médian à la partie supérieure, viennent se réunir au point que l'on a indiqué pour limite postérieure de l'incision et circonscrivent ainsi une portion de la peau : de ces deux incisions superficielles partent en se dirigeant de dehors en dedans deux sections profondes, qui viennent se réunir presque au niveau du canal de l'urèthre. Cette double section permet d'enlever ainsi une partie du périnée ayant la forme d'une tranche de fruit. La recherche du bout postérieur se trouve ainsi facilitée.

M. Horteloup ne met pas non plus de sonde à demeure. Vers le dixième jour, il commence à passer des bougies dans la partie antérieure du canal pour en maintenir le calibre. Au quinzième jour, il cherche à faire passer la bougie du bout antérieur dans le bout postérieur. Il répète ce cathétérisme tous les trois jours.

DE LA CAUTÉRISATION

La cautérisation de l'urèthre rétréci est une opération fort ancienne. Je vous ai dit que les anciens auteurs attribuaient la plupart des dysuries à des carnosités. Il n'est donc point étonnant qu'ils aient eu l'idée de détruire ces végétations à l'aide de la cautérisation. Ce que l'on connaît de leur pratique à cet égard ne remonte pas cependant au-delà du XVIe siècle. L'un des premiers procédés connus de cautérisation des rétrécissements de l'urèthre est celui d'Alph. Ferri, qui employait une bougie ordinaire dont il chargeait l'extrémité d'une composition rouge d'orpiment ou de vert-de-gris que l'on incorporait dans un mucilage. D'autres employaient l'alun, le minium, la sabine, etc... Les succès obtenus étaient surtout dus, comme vous le voyez, à la dilatation produite par la bougie.

Vers la fin du dix-huitième siècle, Hunter et Everard Home, à l'exemple de Roncalli et de Richard Wiseman, remplacèrent les escharotiques des anciens par le nitrate d'argent et firent de la cautérisation une véritable méthode.

La cautérisation a été pratiquée d'*avant en arrière* ou *latéralement*.

Hunter s'est approprié le procédé de la cautérisation antéro-postérieure en réglant la manœuvre de l'opération, dit Voillemier, en précisant les circonstances dans lesquelles on devait l'appliquer et en déterminant les avantages de ce procédé.

La cautérisation latérale, le procédé le plus ancien, était presque entièrement oubliée au commencement de ce siècle, lorsque Whateley, Arnott, Ducamp, puis Lallemand, Ségalas, Leroy (d'Etiolles) la remirent en honneur. Ces chirurgiens imaginèrent des instruments très ingénieux qui leur permirent de pratiquer cette opération avec plus de sécurité qu'on ne l'avait fait jusqu'alors. Watheley substitua aussi au nitrate d'argent la potasse caustique et Leroy (d'Etiolles) employa la pâte de Vienne.

Quel que soit le procédé employé, la cautérisation présente le grave inconvénient de n'agir qu'en produisant une perte de substance ; elle transforme donc ainsi un rétrécissement simplement inflammatoire en un rétrécissement cicatriciel et plus rétractile encore que le premier. Aussi la cautérisation ainsi pratiquée est-elle aujourd'hui complétement abandonnée. Mais il n'en est plus de même d'un autre mode de cautérisation que l'on pratique à l'aide de l'électricité. Je veux parler de la *galvano-caustique chimique* ou *électrolyse*, qui date déjà d'un quart de siècle et qui a fait naître au début les plus belles espérances.

Vous savez que lorsqu'un corps imparfaitement conducteur, se trouvant d'ailleurs dans des conditions de cohésion qui facilitent sa décomposition, se trouve placé dans le circuit d'une pile de tension suffisante, ce corps est décomposé : l'acide se porte à l'extrémité libre de l'électrode positive, l'alcali à l'extrémité libre de l'électrode négative. Lorsqu'ils ne peuvent attaquer les électrodes et que le corps interposé est de la matière organique, les acides et les alcalis naissants agissent sur les tissus à la manière des caustiques potentiels et déterminent l'apparition d'une eschare exactement limitée aux points de contact des électrodes. Ce phénomène de décomposition se produit également sur les corps vivants. On a donc ainsi un moyen d'effectuer des cautérisations comparables à celles que les acides ou les alcalis produisent, cautérisations dont l'activité se règle facilement en donnant au courant les qualités voulues de quantité et de tension. C'est cette méthode, dont Ciniselli le premier, suivant M. Tripier, aurait nettement indiqué les conditions physiques que l'on désigne sous le nom de galvano-caustique chimique ou électrolyse.

L'idée de traiter les rétrécissements de l'urèthre par l'électrolyse date de 1841 et appartient à G. Crusell (de Saint-Pétersbourg). Cet auteur employa des piles insuffisantes pour opérer une perte de substance ; il cherchait seulement à utiliser l'action *résolutive* de l'électrode négative pour dissoudre les engagements péri-uréthraux auxquels il attribuait un rôle considérable dans la production des rétrécissements. Un peu plus tard Wertheimber suivit le même procédé. Ces tentatives ne donnèrent pas de résultats satisfaisants et l'électrolyse appliquée au traitement des rétrécissements de l'urèthre ne devint une méthode thérapeutique véritablement efficace qu'en 1863 et

1864, avec Tripier et Mallez, qui employèrent des piles suffisantes pour produire une eschare. Ces auteurs eurent également recours à l'électrode négative et voici pourquoi M. Tripier avait remarqué que les caustiques alcalins donnent des cicatrices beaucoup moins rétractiles que celles produites par les caustiques acides. Or, comme le pôle négatif des piles agit à la façon des caustiques alcalins, il était logique de n'employer que l'électrode négative dans le traitement des strictures uréthrales.

Le procédé de Mallez et Tripier consiste a détruire circulairement les rétrécissements de l'urèthre à l'aide d'*olives* ou de *cylindres* électrolytiques. « L'électrode « négative, disent-ils, est formée d'un mandrin dont « l'extrémité ferme comme un embout, l'ouverture d'une « sonde de gomme destinée à protéger les parties sur « lesquelles ne doit pas porter la cautérisation. Nous « avions adopté d'abord un mandrin mince de maille-« chort à renflement terminal olivaire ; puis nous avons « remplacé l'olive par un cylindre de 2 à 3 centimètres « de long, afin de pouvoir agir latéralement sur une plus « large étendue. »

Les résultats fournis par ce procédé sont indiqués dans un travail couronné par l'Académie de médecine en 1869 (*De la guérison durable des rétrécissements de l'urèthre par la galvano-caustique chimique.* 2ᵉ éd. 1870). On y trouve des observations de malades revus au bout de trois, quatre et même six ans, chez lesquels la guérison s'était maintenue. J'ai eu l'occasion de revoir, en 1888, à l'hôpital Saint-Louis, dans le service de mon excellent maître M. Péan, un malade opéré autrefois par Mallez et qui serait resté douze ans sans suivre aucun traitement. Malheureusement ce sont des cas exceptionnels. Dans le travail que je citais tout à l'heure Mallez et Tripier notent déjà quelques cas de récidive. Or, depuis cette époque ces récidives sont devenues de plus en plus nombreuses ; il ne paraît pas y avoir eu un seul succès durable. De plus, cette opération n'est pas absolument sans dangers, aussi Mallez l'avait-il de moins en moins employée.

En 1880, le docteur Jardin, chef de clinique de Mallez, eut l'idée de faire construire un *uréthrotome électrolytique* et de pratiquer l'électrolyse linéaire. Cet instrument, construit sur le modèle de l'uréthrotome de Maisonneuve, est figuré à la page 11 de la thèse de Tripet (De l'électrolyse appliquée au traitement curatif des rétrécissements uréthraux. Paris 1881). Il se compose de deux parties : une branche femelle et une branche mâle.

« La branche femelle consiste en une longue tige métal-
« lique cannelée, recourbée en forme de cathéter, et recou-
« verte d'un enduit de gomme. A l'une de ses extrémités,
« l'extérieure, cette tige porte une plaque d'ivoire des-
« tinée à fixer l'instrument, et présentant une pente
« correspondant exactement à la cannelure de la tige sur
« laquelle elle est fixée. L'autre extrémité de la branche
« femelle se continue par une substance non métallique
« et incapable de conduire l'électricité. C'est sur cette
« substance que se trouve fixée une petite virole métalli-
« que portant un pas de vis qui sert à fixer la bougie
« conductrice.

« La branche mâle est constituée par une tige métal-
« lique flexible, pouvant s'introduire sans pression dans
« la cannelure de la branche femelle. Cette branche mâle
« porte à son extrémité profonde une lame de platine
« triangulaire tantôt évidée à son centre, tantôt pleine, et
« dont les bords sont plus ou moins amincis, mais dont
« le talon est mousse. On peut d'ailleurs varier à l'infini
« les dimensions de cette lame. A l'extrémité libre de cette
« branche mâle se trouve un renflement muni d'une vis
« servant à fixer l'électrode, renflement qui se continue

« par un bouton d'ivoire destiné à être saisi par les doigts
« qui doivent faire mouvoir le cathéter. »

Depuis que je dirige l'ancienne clinique de Mallez et
Jardin, j'ai voulu me rendre compte de la valeur de ce
dernier procédé d'électrolyse. J'ai donc pris des renseignements sur les malades opérés avec l'*uréthrotome électrolytique* muni d'une lame correspondant tantôt au
n° 22, tantôt au n° 24 de la filière Charrière. J'ai recherché
avec soin leurs observations ; j'ai même eu l'occasion
d'en revoir quelques-uns. Voici les résultats de mes
recherches, résultats que j'ai communiqués, en 1889, à
l'Académie de médecine.

Du 19 octobre 1880 au 22 mars 1882 il a été pratiqué à
la clinique trente-cinq électrolyses linéaires avec l'*uréthrotome électrolytique* de Jardin. De ces trente-cinq
malades, vingt-quatre ont été revus au bout de plusieurs
mois. Chez tous il y avait récidive. On les a dilatés, puis
on les a perdus de vue ou bien on a négligé de continuer
leurs observations.

Les onze autres malades ont été suivis pendant plusieurs
années. Chez eux la récidive a été également constante :
de plus, on a noté une autre particularité : plusieurs ont
dû subir au bout d'un temps plus ou moins long l'uréthrotomie interne. Ainsi, l'un de ces malades, qui se trouvait
cependant dans de bonnes conditions, fut opéré le 11 mai 1881.
Le 1er mai 1882, une bougie n° 9 passait difficilement. En
1884, on fut obligé de lui faire l'uréthrotomie interne à
l'hôpital Saint-Antoine.

J'ai vu sept de ces derniers malades. L'un opéré le 29
février 1881, est resté quinze mois sans faire aucun traitement. En 1885, on lui a fait l'uréthrotomie interne.

Un autre, opéré le 15 avril 1881, a subi l'uréthrotomie
interne en 1885.

Un troisième, opéré le 5 octobre 1881, est resté cinq ans

sans suivre aucun traitement. En novembre 1887, il est entré à l'hôpital Necker. M. Guyon lui a fait l'uréthrotomie interne.

Un quatrième, opéré le 9 septembre 1881, a pu rester deux ans sans suivre aucun traitement. On lui a fait l'uréthrotomie interne en 1888.

Un cinquième, opéré le 23 février 1881, en 3 minutes, a dû subir l'uréthrotomie interne en 1883.

Un sixième, opéré en 1881, avait déjà subi deux uréthrotomies. Le 3 décembre 1881, on passe facilement un n° 14. Cette année j'ai dû lui faire la divulsion progressive.

Un septième, opéré en 1882 et dont je n'ai pas retrouvé l'observation, a dû subir cette année la divulsion progressive.

Ainsi, sur trente-cinq électrolyses linéaires, il n'y a pas eu un seul succès durable. De plus, les huit malades que j'ai revus ont dû subir après cette opération, six l'uréthrotomie interne et deux la divulsion progressive. On comprend donc que Mallez et Jardin aient à peu près complétement abandonné ce mode de traitement des rétrécissements de l'urèthre. Si ce procédé est moins dangereux que celui de Mallez et Tripier, vous voyez que par contre il est suivi d'une récidive beaucoup plus rapide. Vous remarquerez également qu'après l'application de l'électrolyse même linéaire les rétrécissements de l'urèthre sont moins dilatables qu'avant cette opération.

Voici maintenant une autre observation plus intéressante encore :

Il s'agit d'un malade qui s'est présenté pour la première fois à ma clinique le 17 janvier 1889 avec un rétrécissement ancien non traumatique siégeant dans la région périnéo-bulbaire. Le canal n'admettait à cette époque qu'une bougie n° 7. Ce malade revient le 21 janvier; je lui passe un n° 9. Le 1er février, troisième séance de dilatation : je ne puis passer que le même n° 9. Je ne revois ensuite ce malade que plusieurs mois plus tard. Le 9 juillet il revient en effet à ma clinique. Il était désolé ; voici ce qu'il me raconte : le 4 février il s'est fait électrolyser, parce qu'on lui a dit qu'il serait ensuite guéri pour toujours. Il a bien objecté qu'un de ses amis avait subi autrefois l'électrolyse linéaire à la clinique de Mallez et que la récidive s'était produite au bout de quelques années ; mais on lui a répondu que l'uréthrotome électrolytique dont on allait se servir était un instrument bien supérieur à celui de Jardin, ce qui l'a décidé. Après l'opération on lui aurait passé une bougie n° 15. Au bout de 15 jours, nouvelle électrolyse linéaire, après laquelle on aurait passé de nouveau une bougie n° 15. Résultat : le premier jour, frissons répétés, fièvre intense qui persiste pendant 8 jours, écoulement uréthral abondant. A la deuxième opération, pas de fièvre, mais l'écoulement uréthral s'accentue et persiste pendant trois mois. Le malade a dû prendre de l'opiat et faire de nombreuses injections uréthrales astringentes. En même temps il a vu le jet d'urine diminuer de plus en plus et ce jour-là, le 9 juillet, il urine difficilement ; les mictions sont fréquentes et douloureuses ; l'urine contient du pus. Je l'examine en présence de plusieurs étudiants en médecine et nous constatons que le canal n'admet qu'une bougie n° 5. Ce n'est qu'au bout de sept séances que j'arrive à passer le n° 11.

Aujourd'hui, les complications ont disparu, le malade urine bien, mais la dilatation temporaire ne permet pas d'introduire une bougie plus volumineuse que le n° 11. Vous l'avez vu cette semaine et vous avez pu vous convaincre qu'il est impossible de passer le n° 12.

Voilà, Messieurs, ce que donne la cautérisation à l'aide de l'électricité, soit que l'on emploie l'électrolyse circulaire, procédé de Mallez et Tripier, soit que l'on ait recours à l'électrolyse linéaire, procédé de Jardin. Voyons main-

tenant ce que l'on obtient avec les courants électriques
continus faibles.

. Je vous ai déjà dit que G. Crusell (de Saint-Pétersbourg),
puis Wertheimber avaient employé ce procédé des faibles
intensités électriques et que les résultats obtenus n'avaient
pas été satisfaisants. Ce procédé a été repris surtout en
Amérique par le docteur R. Newmann, de New-York. Ce
chirurgien emploie pour cela à peu près le même manuel
opératoire que celui de Mallez et Tripier. Il a recours à
des olives de plus en plus volumineuses, à mesure que la
dilatation se fait. Il emploie de 2 à 10 milliampères, et il
fait des séances de 2 à 10 minutes à 8 jours d'intervalle.
Il lui faut ordinairement 8 ou 10 séances pour obtenir la
dilatation. Les résultats qu'à obtenus l'habile chirurgien
américain avec ce procédé de dilatation seraient satisfaisants. Mais le traitement est long, comme vous le voyez ;
il dure deux à trois mois. De plus, il ne peut être appliqué
que dans les cas simples.

Puisque la cure radicale des rétrécissements de l'urèthre
ne paraît pas mieux démontrée après ce mode de dilatation qu'après l'application des bougies, ses indications me
paraissent devoir être bien restreintes. Je crois pouvoir
vous en signaler une cependant. Voici le fait que j'ai observé. Un malade atteint de rétrécissement et présentant
des abcès au niveau du périnée est soumis à l'uréthrotomie interne. A la suite de cette opération, il se passe des
bougies de plus en plus petites parce qu'à chaque cathétérisme il s'écoule un peu de sang. Les abcès périnéaux
se reproduisent. Ce malade vient me consulter, en 1888,
environ un an après son uréthrotomie interne. Il
avait de nouvelles fistules périnéales et tout le périnée
rempli de pus et présentant les caractères de l'infiltration
chronique d'urine. Le rétrécissement n'admettait qu'une
petite bougie. A l'aide de la dilatation permanente, j'arrive à passer une bougie n° 24. Je donne issue au pus en

ne faisant, sur le désir du malade, qu'une simple incision périnéale. Les tissus redeviennent plus souples, mais il reste encore une certaine dureté et l'une des fistules persiste. Je supprime la sonde et je constate que le malade perd 10 numéros en quelques jours. Son rétrécissement présente tous les caractères du rétrécissement élastique et la fistule persiste. Ce malade va alors se faire électrolyser suivant le procédé de Newmann. Je le revois plusieurs mois plus tard. Il me raconte que sa fistule a guéri rapidement sous l'influence de l'électricité, que son rétrécissement se maintient maintenant assez bien, puisqu'il a pu rester deux mois sans suivre aucun traitement, et qu'il n'a perdu que 4 numéros. Du n° 16 il est tombé au n° 12.

Eh bien, Messieurs, il n'est pas douteux que dans les cas de ce genre l'emploi des courants faibles est bien préférable à l'uréthrotomie externe. Il ne faut donc pas rejeter l'électrolyse d'une façon complète. Il est bien évident que la cautérisation électrique appliquée comme méthode générale de traitement des rétrécissements est une méthode qui mérite d'être abandonnée. Les faits que je vous ai cités tout à l'heure le prouvent. Lorsque la dureté, la résistance de la stricture nécessite l'emploi d'un procédé de force, on ne doit également employer l'électrolyse soit par le procédé de Jardin, soit par celui de Mallez et Tripier qu'après avoir eu recours à la *divulsion progressive*, qui réussit à peu près toujours, ainsi que je vous l'ai dit. Quant à l'emploi des faibles intensités, suivant le procédé de Newmann, il faudra y recourir dans les cas analogues à celui que je viens de vous citer, avant de se décider à pratiquer l'uréthrotomie externe.

ONZIÈME LEÇON

CHOIX DE LA MÉTHODE

A SUIVRE

Dans le Traitement des Rétrécissements de l'Urèthre

Messieurs,

Vous connaissez maintenant les principales méthodes qui ont été proposées pour le traitement des strictures uréthrales. A laquelle devrez-vous recourir lorsque vous vous trouverez en présence d'un rétrécissement de l'urèthre ? Eh bien, voilà la règle que je vous conseille de suivre : quelle que soit la variété du rétrécissement et quelles que soient les complications qui l'accompagnent, commencez par essayer la dilatation, mais faites une antisepsie rigoureuse de l'urèthre et de la vessie.

Procédez de la façon suivante : après avoir interrogé le malade, si vous avez lieu de croire qu'il existe une stricture uréthrale, commencez par faire le *lavage continu* de l'urèthre antérieur ou de la portion de l'urèthre antérieur située en avant du rétrécissement, si celui-ci ne laisse pas passer la sonde uréthrale à double courant. Injectez ensuite *sans sonde* une solution boriquée à 4 % dans la vessie, d'après le procédé que je vous ai décrit ; faites uriner le malade et renouvelez les injections intra-vésicales *sans sonde*, s'il existe de l'uréthrite postérieure, jusqu'à ce que le liquide évacué soit clair. Faites alors une nouvelle injection intra-vésicale, mais arrêtez-vous avant que le malade éprouve le besoin d'uriner : comme ce besoin est produit toujours par la même quantité de liquide ou à peu près, lorsque vous l'injectez sans sonde suivant mon procédé, vous n'aurez qu'à noter quelle est la quantité d'eau boriquée nécessaire pour déterminer ce besoin chez votre malade. Vous pourrez donc cesser l'injection lorsqu'il ne manquera plus que 50 grammes de liquide, par exemple, pour faire naître le besoin de la miction.

S'il n'existe pas d'inflammation de l'urèthre postérieur, il suffira de faire uriner une seule fois le malade pour nettoyer la portion de l'urèthre située en arrière du rétrécissement, et de faire ensuite l'injection incomplète dont je vous parlais tout à l'heure.

Si le malade désire être anesthésié vous lui injectez alors sans sonde une solution de chlorhydrate de cocaïne à 1/50 dans l'urèthre antérieur et vous faites passer 5 grammes de la solution analgésiante dans l'urèthre postérieur. Au bout de 3 à 5 minutes l'anesthésie est obtenue. Comme elle ne présente aucun inconvénient, cette anesthésie doit être faite toutes les fois que le malade le demande. Vous pouvez même la faire immédiatement après le lavage continu de l'urèthre antérieur, avant le lavage de la vessie sans sonde, qui ne pourra qu'en être facilité. Mais l'anesthésie sera un peu diminuée au moment du cathétérisme. Vous pourrez sans inconvénient répéter l'injection de cocaïne avant d'introduire l'instrument.

Lorsque vous avez rendu l'urèthre et la vessie parfaitement aseptiques et que vous avez anesthésié l'urèthre, vous explorez le canal, comme je vous l'ai dit, avec des explorateurs à boule en gomme rendus eux-mêmes aseptiques. Vous pouvez obtenir ce résultat en les passant d'abord dans une solution de sublimé à 1/1000, puis dans une solution boriquée à 4 %, parce que la solution de sublimé irriterait l'urèthre.

Avant d'introduire les explorateurs vous avez encore soin de les enduire du mélange suivant :

Vaseline. . . . . : . . . .   30 grammes.
Acide borique pulvérisé. . . .   2   —

Je suppose que vous n'ayez pu passer qu'un explorateur n° 8 ; quelle bougie allez vous introduire maintenant ? En général, il faut être prudent dans cette première séance, surtout si le malade est névropathe ; il pourrait avoir du spasme du sphincter uréthral, d'où une rétention complète d'urine. Vous vous contenterez donc de passer une bougie du même numéro, c'est-à-dire une bougie n° 8. Je vous engage aussi à la retirer immédiatement, comme le conseillent M. Thompson et beaucoup d'autres auteurs.

Lorsque vous avez retiré la bougie, vous recommandez au malade d'uriner, ce qu'il fait facilement en général. Si la quantité de liquide que vous avez laissée dans la vessie est trop faible pour que la miction puisse s'effectuer, vous lavez l'urèthre antérieur de nouveau pour chasser la vaseline boriquée qui s'y trouve et vous injectez de l'eau boriquée dans la vessie jusqu'à ce que le besoin d'uriner se manifeste. Je vous rappelle que ce liquide doit être à la température de 37 à 38 degrés quand il arrive dans la vessie ; il doit donc être à 40 degrés environ dans le récipient de l'appareil pour le lavage de la vessie sans sonde.

Vous répétez l'injection intra-vésicale une ou deux fois et vous terminez en laissant une petite quantité d'eau boriquée dans la vessie. J'ai remarqué, ainsi que je vous l'ai dit, que ces injections faites après le cathétérisme diminuent sensiblement l'irritation produite par les bougies. C'est une sorte de bain interne, qui diminue l'intensité des réflexes uréthraux parfois très prononcés après le cathétérisme.

Lorsque vous avez pris toutes ces précautions, si le malade n'a qu'un rétrécissement simple, sans complications, il peut reprendre immédiatement ses occupations. Il est bon cependant qu'il ne se fatigue pas, qu'il évite tout acte vénérien et qu'il ne fasse aucun excès.

Quand devrez-vous faire la seconde séance de dilatation ? En général, vous ferez bien d'attendre 48 heures avant de répéter le cathétérisme. Un grand nombre d'auteurs, M. Guyon entre autres, sont même d'avis qu'il faut également laisser un intervalle de deux ou trois jours entre chacune des séances suivantes. Chez la plupart des malades vous pourrez, si vous le désirez, aller cependant beaucoup plus vite. Au bout de deux ou trois cathétérismes, en effet, ils supportent d'ordinaire très bien des séances quotidiennes, *lorsqu'on prend toutes les précautions que je vous ai indiquées tout à l'heure.* A l'hôpital, je dilatais les malades tous les jours, même dès le début, mais j'avais soin de les mettre au repos. A ma clinique, au contraire, vous voyez que je ne répète les séances que tous les deux jours, parce qu'il s'agit de malades qui retournent de suite à leur travail. C'est ainsi qu'il est bon d'agir toutes les fois que le rétréci désire ne pas interrompre ses occupations.

Avant chaque séance, vous aurez soin également de demander au malade s'il a été gêné pour uriner à la suite du dernier cathétérisme. Si la gêne a été très marquée, vous devrez éloigner les séances.

Combien passerez-vous de bougies dans la seconde séance et dans les séances suivantes ? M. Guyon pense qu'on ne doit introduire que deux bougies : celle qu'on a passée et celle qui vient immédiatement après comme volume, car il ne faut jamais sauter de numéros.

Eh bien M. le professeur Le Fort, le docteur Malherbe, de Nantes, ont déjà montré que l'on peut aller plus vite. Même sans mettre les malades au repos, vous pouvez en effet agir beaucoup plus énergiquement dans un grand nombre de cas. Vous pouvez très bien passer plusieurs numéros dès la seconde séance, si le rétrécissement se laisse facilement dilater, mais à condition de suivre rigoureusement les préceptes que j'ai formulés dès le commencement de cette leçon et que je vous rappelais il n'y a qu'un instant. Dans l'exemple que j'ai choisi, il est possible que vous passiez facilement un n° 10 et même un n° 11 au second cathétérisme. Vous ne devez jamais forcer par exemple, lors même qu'il s'agit du numéro immédiatement supérieur à celui que vous avez déjà introduit; aussitôt que vous vous sentez arrêté, il faut retirer votre bougie au lieu d'insister. Je vous engage également à ne point tomber dans l'excès, si le rétrécissement cède très facilement, c'est-à-dire de ne point passer trop de bougies dans la même séance. A l'hôpital, j'ai suivi le procédé de dilatation rapide de M. le professeur Le Fort, mais je vous répète que je mettais les malades au repos. Lorsque les rétrécis tiennent à ne pas cesser leur travail, il faut être prudent et savoir rester dans de justes limites.

Vous trouverez dans ma thèse que parmi les malades que j'ai soignés à l'hôpital avant le 15 juillet 1888, chez 39 j'ai obtenu la dilatation en 2, 3, 4, 5, 6, 7 jours, lorsqu'il s'agissait de rétrécissements simples, et en 5, 8, 9, 11 jours dans les cas où il y avait en même temps de la cystite. Je n'ai cependant pas eu un seul cas d'orchite, ni un cas de rétention d'urine inquiétante. Les accès fébriles ont été très rares et ont cédé de suite à de faibles doses de sulfate de quinine.

Vous voyez qu'en pratiquant une antisepsie rigoureuse et en ayant soin de diminuer l'irritation produite par le cathétérisme en faisant des injections intra-vésicales sans sonde d'eau boriquée à 38 degrés, on peut parfaitement dilater les strictures uréthrales beaucoup plus rapidement que ne le dit M. Guyon et sans déterminer d'accidents, à

14

condition également de mettre les malades au repos.

La rétention d'urine, que les chirurgiens redoutent tant lorsqu'ils s'écartent des règles de lenteur qu'ils ont formulées, tient à la congestion et au spasme consécutifs à l'irritation uréthrale. L'uréthrite est fréquente en effet lorsque l'on fait une dilatation un peu rapide sans prendre les précautions dont je vous ai parlé, tandis qu'elle est exceptionnelle et toujours très légère, si elle se manifeste, quand on a soin de prendre toutes ces précautions.

Lorsqu'on a pu passer dans la séance précédente une bougie en gomme n° 16 ou 17, il est souvent préférable de se servir des bougies en étain sans conducteur, dites bougies Béniqué, lesquelles sont graduées, comme vous le savez, par sixième de millimètre. Il est bon de commencer par un numéro plus faible que celui de la bougie en gomme qui a déjà été introduite, à cause de la forme cylindrique de ces bougies métalliques à leur extrémité. Si l'on a pu introduire par exemple une bougie en gomme n° 17, on ne commencera pas dans la séance suivante par une bougie Béniqué n° 34, mais bien par un n° 32 ou 33. On achèvera la dilation avec ces bougies métalliques.

M. Guyon préfère se servir de ces bougies munies d'un conducteur. Dans les cas simples, cela me paraît tout à fait inutile et même nuisible, car on irrite inutilement la vessie et l'on s'expose, ce qui n'arrive que trop souvent, à laisser la bougie conductrice dans le réservoir urinaire. Pour peu que l'on ait l'habitude du cathétérisme, l'introduction des bougies Béniqué sans conducteur est des plus simples. C'est l'instrument de choix. Quand il y a des difficultés au contraire, c'est aux instruments coniques qu'il faut recourir, comme je vous le dirai bientôt.

Jusqu'à quel calibre faut-il pousser la dilatation? Pour la plupart des chirurgiens français, on doit s'arrêter au n° 22 ou 23 des bougies en gomme ; au n° 45 ou 48 des bougies Béniqué. Mon éminent maître M. Péan, m'a montré qu'il y a avantage à pousser la dilatation le plus loin possible. J'ai vu guérir ainsi des fistules périnéales qui avaient persisté malgré une dilatation que l'on croyait suffisante. C'est en portant la dilatation du n° 45 au n° 55 que je vis survenir la guérison chez le malade de l'hôpital Saint-Louis dont je vous ai déjà parlé. Donc, sans aller aussi loin que le veut Otis de New-York, on fera bien, lorsqu'on le pourra, de dépasser les limites indiquées par la majorité des chirurgiens français.

Lorsque la dilatation de la stricture aura été obtenue, vous n'oublierez pas qu'il faut la maintenir, sinon le rétrécissement ne tarderait pas à se reproduire. Vous ferez un cathétérisme tous les trois jours, puis une fois par semaine, tous les quinze jours, ensuite tous les mois, et enfin trois ou quatre fois par an.

Voilà le procédé qu'il faut suivre dans les cas simples de rétrécissements de l'urèthre, c'est-à-dire la *dilatation temporaire progressive*.

Lorsque les strictures uréthrales sont moins facilement dilatables, on peut encore employer la dilatation temporaire, mais au lieu de retirer la bougie aussitôt après l'avoir introduite, on doit la laisser à demeure dix minutes, un quart d'heure et plus. On arrive ainsi parfois à dilater des rétrécissements que l'on n'avait cru tout d'abord justiciables que des procédés de force ou de la dilatation permanente. Vous en avez eu un exemple récemment à ma clinique.

Vous prendrez, bien entendu, les mêmes précautions que je vous ai indiquées dans le cas précédent. Elles sont encore plus nécessaires ici, puisque l'irritation de l'urèthre est forcément plus considérable que lorsqu'on retire la bougie aussitôt après l'avoir introduite.

Lorsqu'il s'agit d'un rétrécissement étroit, mais facile

à franchir et à dilater, on peut encore employer la dilatation temporaire.

Si le rétrécissement est très serré et assez difficile à
franchir ou à dilater, il faut renoncer à la dilatation temporaire et recourir à la dilation permanente. Après avoir
pris les précautions antiseptiques que je vous ai indiquées à propos de la dilatation temporaire, vous
introduisez une bougie qui joue librement dans le
canal et vous la fixez. Cette bougie doit être enfon-
cée de toute sa longueur. Si vous la placiez de façon
à ce que son extrémité affleure seulement le col de la
vessie, elle serait entraînée au dehors pendant la miction.
Le malade doit rester au lit ou se tenir sur une chaise
longue.

Pour fixer la bougie, j'ai l'habitude de me servir de fil
avec lequel je fais quatre chefs aboutissant au niveau de
la couronne du gland à un circulaire, d'où partent deux
nouveaux chefs reliés à un deuxième circulaire placé à la
racine de la verge. Enfin de ce dernier circulaire partent
deux autres chefs que j'attache aux poils du pubis ou que
je fixe sur l'hypogastre avec du collodion. Un peu
de diachylon maintient également les chefs situés au
niveau de la région pénienne.

Quand retirerez-vous cette bougie ? Gardez-vous bien
d'attendre trois jours, comme le conseille M. Guyon.
C'est au bout de 24 heures que vous devez la retirer. Vous
faites ensuite un large lavage de l'urèthre antérieur, puis
plusieurs injections intra-vésicales sans sonde d'eau boriquée et vous passez des bougies de plus en plus volumineuses jusqu'à ce que vous soyez arrêtés. Vous faites alors
un nouveau lavage de l'urèthre antérieur et de nouvelles
injections intra-vésicales, comme dans la dilatation temporaire, et vous fixez une nouvelle bougie. Celle-ci doit avoir
un volume inférieur d'un ou deux numéros à la bougie la
plus volumineuse que vous avez introduite. La bougie à

demeure doit toujours jouer très librement dans le canal. Le lendemain vous retirez cette bougie et suivez le même procédé que la veille.

Lorsque vous êtes arrivés à laisser une bougie n° 12 à demeure, il faut vous arrêter et essayer la dilatation temporaire et progressive. Si elle ne donne aucun résultat, placez une sonde à demeure et non plus une bougie et reprenez la dilatation permanente jusqu'à ce que vous ayez obtenu un calibre suffisant que vous maintiendrez ensuite comme après l'emploi de la dilatation temporaire, en passant régulièrement des bougies.

On insiste, avec juste raison, sur la rapidité de la récidive après la dilatation permanente. Et bien, c'est pour éviter cette récidive qu'il faudra surveiller avec beaucoup de soin les rétrécis soumis à ce mode de traitement. Ce n'est que peu à peu que vous devrez éloigner les séances de cathétérisme. En prenant ces précautions vous arriverez à un résultat durable aussi bien que dans les cas où vous avez eu recours à la dilatation temporaire.

La dilatation permanente détermine souvent de l'orchite, dit-on. Je n'ai jamais constaté cette complication. A quoi cela tient-il? Cela tient tout simplement à ce que je fais une antisepsie rigoureuse et qu'au lieu de laisser la bougie trois jours de suite à demeure, comme on le fait et comme on le conseille, je la retire tous les jours pour bien nettoyer l'urèthre et la vessie.

Lorsqu'on éprouve de très grandes difficultés à franchir le rétrécissement, ce qui peut arriver même dans des cas où la stricture n'est pas très serrée, il est bon cependant de laisser la bougie 48 heures à demeure sans la retirer. Mais au bout de 24 heures, il faut nettoyer l'urèthre et la vessie, ce que l'on peut faire malgré la présence de la petite bougie. Vous ferez bien aussi de pratiquer la dilatation immédiate progressive de M. le prof. Le Fort. Les cathéters coniques qu'il emploie dans ce but rendent de réels services dans ces cas de rétrécissements tortueux, mais facilement dilatables.

Jusqu'à présent, j'ai supposé que le rétréci vidait sa vessie et que la miction, quoique gênée, se faisait sans de trop grands efforts. Lorsque le malade urine au contraire goutte à goutte et en faisant des efforts considérables, lorsque surtout la vessie est distendue, il faut se contenter de faire un lavage de l'urèthre antérieur aussi loin que possible. Vous fermerez donc le méat de temps en temps pour que le liquide antiseptique puisse filtrer à travers la stricture et aller baigner les parties enflammées situées en arrière de cette coarctation. Ensuite, vous introduirez une fine bougie, que vous fixerez. L'urine filtre ordinairement aussitôt entre la bougie et les parois du canal et la vessie se vide. Au bout de 24 ou 48 heures, vous retirerez la bougie, vous ferez alors une antisepsie complète de l'urèthre et de la vessie et vous continuerez la dilatation permanente en suivant les règles que je vous ai indiquées tout à l'heure.

Et si le rétrécissement est infranchissable, que devrez-vous faire ? Il y a deux cas à considérer : 1° la miction a lieu sans efforts exagérés, la vessie se vide complétement ; 2° la vessie se vide péniblement et souvent d'une façon incomplète.

Dans le premier cas, après avoir fait l'antisepsie de l'urèthre et de la vessie, vous essaierez les différents moyens classiques qui ont été proposés pour arriver à franchir l'obstacle : fines bougies en gomme à extrémité coudée, tortillée en tire-bouchons, déformée en baïonnette et ensuite trempée dans le collodion, afin qu'elle garde la forme que vous lui avez donnée, etc..., mais vous ne prolongerez pas trop ces tentatives. Au lieu d'insister, vous ferez deux ou trois injections intra-vésicales sans sonde et vous les renouvellerez une ou deux fois dans les 24 heures. Vous emploierez pour cela la solution boriquée à 4 % et à la température de 38 degrés. Je vous ai dit que ces injections dilatent les rétrécissements de l'urèthre et je vous en ai cité des exemples. On est donc loin d'être désarmé dans ces cas, comme le croient généralement aujourd'hui presque tous les chirurgiens. Le lendemain, vous devrez essayer de nouveau de franchir le rétrécissement. Si vous échouez, vous ne devrez pas insister plus que la veille, mais vous continuerez la dilatation à l'aide des injections intra-vésicales sans sonde et répétées. Si vous arrivez au contraire à passer une bougie, vous vous conduirez comme s'il s'agissait simplement d'une stricture difficilement franchissable, c'est-à-dire que vous fixerez la bougie et ne la retirerez qu'au bout de 48 heures. Gardez-vous bien surtout, Messieurs, de faire l'uréthrotomie interne, comme le conseillent la plupart des auteurs. Pourquoi prendre en effet une si grave détermination? La crainte de ne pouvoir plus passer d'emblée lorsque vous aurez retiré la bougie le deuxième jour? C'est bien exceptionnel, puis après tout où serait le danger? Je vous ai montré que la dilatation n'en serait pas moins obtenue au moyen des injections intra-vésicales sans sonde; pendant quelques jours, elle serait plus lente, voilà tout. Mais bientôt une bougie relativement assez volumineuse pourrait être introduite et la dilatation s'achéverait comme dans les cas précédents.

La bougie qui a été introduite, direz-vous, peut être trop volumineuse et empêcher la miction. C'est encore là un fait rare, parce qu'on ne se sert dans ces cas que de petites bougies. Mais j'admets que la rétention puisse se produire. Elle ne sera que passagère, parce que le rétrécissement se dilate très vite, ainsi que je vous l'ai dit, sous l'influence d'une bougie à demeure. Il vaudrait donc encore mieux faire une ponction vésicale avec aspiration, opération aujourd'hui extrêmement bénigne, que de faire l'uréthrotomie interne.

Je dois vous dire tout de suite que s'il existe de la cystite, vous pourrez faire des lavages de la vessie par la voie sus-pubienne, comme l'a fait en 1889 le docteur Berlin (de Nice) dans un cas de rétrécissement infranchissable. Après avoir vidé la vessie avec l'appareil de M. Potain, il remplaça le récipient par une bouteille contenant de l'eau boriquée; il comprima de l'air au-dessus du liquide au moyen de la pompe foulante, et, sans déranger le trocart, il injecta ce liquide dans la vessie. Faisant ensuite le vide, il retira l'eau boriquée de la vessie et répéta encore trois fois l'injection. Il obtint ainsi un très bon résultat.

Comme le liquide passe en général par l'urèthre dans ces cas, vous pourrez agir plus simplement en l'injectant par cette voie sans sonde et en le retirant avec l'appareil aspirateur. Vous aurez l'avantage du reste de dilater en même temps le rétrécissement.

Lorsqu'on a affaire à un rétrécissement infranchissable et que la miction ne s'effectue qu'au prix des plus grands efforts, surtout quand la vessie se vide mal, il me paraît dangereux de tenter la dilatation par les liquides. Je préfère ici faire simplement des tentatives répétées de cathéthérisme après avoir bien lavé l'urèthre antérieur. Je prescris également de grands bains tièdes.

Si l'on arrive à engager l'extrémité de la bougie dans le rétrécissement, cela suffit pour en profiter; il faut fixer la bougie dans cette situation et la laisser ainsi 24 heures. Le lendemain, on nettoie de nouveau l'urèthre antérieur et l'on essaye de franchir complétement la stricture, ce qui arrive souvent ce jour-là.

Lorsqu'on ne peut même pas engager l'extrémité de la bougie dans le rétrécissement, on peut encore essayer le *cathétérisme appuyé,* qui consiste à laisser pendant un temps plus ou moins long l'extrémité d'un instrument appuyée contre l'entrée du rétrécissement. Aujourd'hui, on se sert habituellement dans ce but de petites bougies en gomme cylindriques, qu'on laisse pendant quelques heures seulement en contact avec la stricture.

Une fois la stricture franchie, on se conduit comme dans le cas précédent. L'uréthrotomie interne ne me paraît encore nullement indiquée. Mieux vaut faire, si cela est nécessaire, une ponction vésicale, ainsi que je vous l'ai déjà dit. Dans un cas, j'ai cru cependant devoir faire d'urgence la première séance de divulsion progressive. C'était chez un tuberculeux.

Lorsque le rétrécissement reste infranchissable et que la miction est très gênée, cas extrêmement rares, il ne faut pas hésiter à recourir à l'uréthrotomie externe, en suivant le manuel opératoire que je vous ai décrit. Rappelez-vous que vous pouvez être amenés à faire ensuite la taille hypogastrique pour pratiquer le cathétérisme rétrograde si vous ne trouviez pas pendant l'uréthrotomie externe le bout uréthral postérieur.

Avant de prendre ces graves déterminations, vous ferez bien cependant d'essayer le procédé électrolytique de Mallez. Voici comment cet habile spécialiste procédait dans les cas de rétrécissements infranchissables. Il portait un stylet olivaire ou cylindrique (dont voici un modèle), non guidé, jusqu'à la stricture et il faisait agir le courant : à mesure que les tissus cédaient, il remplaçait les pointes en se servant d'autres de plus en plus volumineuses, jusqu'à ce qu'il fût parvenu à *tunnelliser* l'obstacle au degré voulu.

Lorsqu'on est arrivé à traverser le rétrécissement, je crois qu'il vaut mieux recourir à la dilatation permanente que de continuer l'électrolyse. Puisque tout danger a disparu, il est inutile de recourir plus longtemps à ce procédé de force, dont je vous ai indiqué les conséquences fâcheuses dans la dernière leçon.

Suivant le docteur H. Monat, de Rio-de-Janeiro, les docteurs Bay et Fragoso auraient fait construire des instruments électrolytiques qui peuvent également être employés dans les cas de rétrécissements infranchissables.

Je ne me suis occupé jusque-là que des rétrécissements simples. Voyons maintenant quelle est la conduite à tenir lorsque la stricture uréthrale s'accompagne de cystite avec ou sans lésions des parties supérieures de l'appareil urinaire.

Si le rétrécissement n'est pas très serré, ce qui se rencontre plus souvent que ne le disent certains auteurs, il faut s'abstenir autant que possible de laisser une bougie à demeure, mais on doit dilater le plus rapidement possible la stricture uréthrale au moyen de la dilatation temporaire. Il faut avoir soin surtout de faire une antisepsie des plus rigoureuses. Vous ne craindrez donc pas de faire plusieurs injections intra-vésicales sans sonde d'eau boriquée avant et après chaque séance de dilatation. Vous répéterez également ces injections une ou deux fois dans les 24 heures, et même plus souvent s'il existe en même temps de la pyélite. Mais vous ne ferez pas l'urétrothomie interne, comme le conseille M. Guyon. Cette opération est inutile. En prenant les précautions que je vous indique, vous dilaterez le rétrécissement sans produire le moindre accident.

Le plus souvent les rétrécis atteints de cystite ont une stricture très serrée et l'on est obligé ds recourir chez eux à la dilatation permanente. Il faut alors redoubler de précautions antiseptiques. Vous ne laisserez donc pas de bougie à demeure plus de vingt-quatre heures de suite; vous ne la placerez même que tous les deux jours quelquefois et vous insisterez sur les lavages de la vessie sans sonde le jour intermédiaire. Quand la cystite sera devenue moins intense, ce que vous obtiendrez très vite, vous procéderez alors à une dilatation plus rapide. Là encore vous obtiendrez la guérison sans recourir à l'uréthrotomie interne, quoi qu'on en dise. Rappelez-vous que sur les 43 rétrécis que j'ai cités dans ma thèse, 20 avaient de la cystite, ce qui ne m'a pas empêché d'obtenir la guérison sans faire l'uréthrotomie interne.

Mais la situation est surtout délicate lorsqu'on a affaire à un rétrécissement infranchissable accompagné de lésions des voies supérieures de l'urine avec distension de la vessie, mictions très pénibles et incontinence d'urine. Voici un fait qui montre que l'on peut néanmoins dans ces cas améliorer rapidement la situation sans recourir à l'uréthrotomie interne.

Il s'agit d'un malade de l'hôpital de la Pitié, que voulut bien me confier M. le docteur Lancereaux au mois de mars 1887. Ce malade avait eu deux blennorrhagies dont la première remontait à 25 ans. Pendant le cours de cette première uréthrite il s'était rompu la corde : un écoulement sanguin assez abondant en avait été la conséquence immédiate. Quelques mois plus tard, le malade avait déjà remarqué que son jet d'urine avait sensiblement diminué de volume. Le rétrécissement, ou plutôt les rétrécissements, s'étaient ensuite accentués peu à peu et six mois avant que je le visse le jet d'urine était devenu filiforme, la miction très difficile et douloureuse, surtout au moment de l'expulsion des dernières gouttes de liquide, enfin l'urine contenait du pus. Soigné successivement en ville, puis à la consultation externe et même à l'hôpital par les moyens médicaux, ce malade n'avait obtenu qu'une légère amélioration de sa cystite et de l'état de ses reins.

Le 12 mars, je le trouve avec une vessie très distendue et de l'incontinence d'urine pendant le jour ; la miction se fait goutte à goutte et avec des efforts considérables. Après un lavage de l'urèthre antérieur, je reconnais l'existence au milieu de la verge d'un rétrécissement qui laisse passer un explorateur à boule n° 12 ; je suis ensuite arrêté net dans la région bulbaire. J'essaye alors la dilatation de cette

dernière stricture ; mais, malgré de nombreuses tentatives,
il m'est impossible d'arriver à faire passer même une bougie filiforme. Je fais un nouveau lavage de l'urèthre, j'or-
donne un bain et j'attends au lendemain. Ce jour-là, je
trouve le malade dans le même état que la veille ; il a
continué à uriner fréquemment et goutte à goutte. Je
renouvelle les tentatives de cathétérisme après un lavage
de l'urèthre. Cette fois je suis asssez heureux pour arriver
à passer après plusieurs essais une bougie filiforme, que
je laisse à demeure.

Au bout de 24 heures, je constate que la vessie s'est
vidée complétement. Je retire la bougie, je lave l'urèthre
antérieur, puis je fais passer de l'eau boriquée dans la
vessie. J'introduis ensuite successivement des bougies de
plus en plus grosses jusqu'au n° 7, et je laisse le n° 6 à
demeure.

Le lendemain, je retire cette bougie, je fais un large
lavage de l'urèthre et de la cavité vésicale, puis je passe
successivement jusqu'au n° 11. Je laisse à demeure le n° 9,
après un nouveau lavage de la vessie sans sonde avec de
l'eau boriquée à 40 degrés. Le soir j'enlève la bougie, je
fais un grand lavage de l'urèthre et de la vessie, puis je
replace à demeure la bougie n° 9. Le jour suivant, tout en
prenant les mêmes précautions antiseptiques, j'arrive à
passer le n° 14, et le sixième jour je passe le n° 16. Ce
jour-là, le malade urine très bien et ne souffre plus dans
la région lombaire ; la cystite est beaucoup moins intense.
Je ne laisse pas de bougie à demeure, mais je fais plusieurs
lavages de la vessie sans sonde.

Le malade se fait ensuite tous les jours trois lavages
boriqués avec la canule n° 6 et le 18ᵐᵉ jour la cystite est
complétement guérie. Pendant le traitement il n'y a eu ni
fièvre , ni rétention d'urine , l'écoulement uréthral est
presque nul.

Si je n'ai pas poussé la dilatation plus loin que le n° 16,

c'est que le rétrécissement antérieur, véritable stricture traumatique, appartenait à la variété dite élastique. Dès le lendemain du jour où je cessais pour la première fois de laisser une bougie à demeure, je ne pouvais plus passer facilement qu'un n° 12. La bougie n° 10 laissée à demeure pendant une partie de la nuit seulement, permettait le lendemain de regagner le terrain perdu. J'arrivais encore au même résultat en laissant tous les jours à demeure pendant une demi-heure une bougie n° 13 ou 14.

Le procédé de la dilatation immédiate progressive de M. le professeur Le Fort m'aurait peut-être donné un résultat plus complet, mais je n'avais pas l'habitude de ce procédé à cette époque, puis le malade une fois guéri de sa cystite se déclara satisfait et demanda à quitter l'hôpital. Avant son départ je lui avais appris à se sonder, et il a dû continuer à se passer une bougie n° 12 que je lui avais remise.

J'ai donc obtenu chez ce malade une guérison rapide sans déterminer le plus petit accident. Les procédés de dilatation auxquels j'ai eu recours ne présentent cependant rien de particulier; ils sont des plus simples et des plus usuels. Mais j'ai ajouté à la dilatation un facteur important, c'est une antisepsie beaucoup plus rigoureuse que celle obtenue jusqu'à ce jour.

L'uréthrotomie interne, même faite avec toutes les précautions antiseptiques que je vous ai indiquées, aurait été bien plus grave et n'aurait pas donné des résultats plus rapides. Je veux bien croire qu'elle aurait permis une dilatation plus complète; cependant je dois vous rappeler que dans certains cas de rétrécissements élastiques elle donne des résultats bien inférieurs à ceux que fournit la dilatation permanente. Les malades dont il s'agit n'ont parfois qu'un moyen d'entretenir le calibre de leur canal, comme l'a bien montré M. Guyon, c'est de garder une bougie à demeure toutes les nuits pendant plusieurs heures.

Ces rétrécissements élastiques siègent souvent dans la région pénienne, et appartiennent à la variété des strictures scléro-cicatricielles. J'ai essayé dans un cas de ce genre l'électrolyse suivant le procédé de Newmann, mais la dilatation que j'ai obtenue ne s'est pas maintenue. C'est une forme très ennuyeuse des rétrécissements de l'urèthre, dont on ne peut triompher qu'à l'aide de la dilatation permanente faite comme je vous le disais tout à l'heure, en laissant toutes les nuits une bougie à demeure.

Lorsque les rétrécis sont atteints à la fois de cystite et d'une autre complication : accès de fièvre répétés, néphrite, pyélite, fistules périnéales, vous devrez n'en tenir aucun compte, quoi qu'on en dise. Vous trouverez dans ma thèse des exemples de toutes ces complications chez des rétrécis que j'ai traités à l'hôpital par la dilatation sans déterminer le moindre accident. Mais il faut faire une antisepsie rigoureuse et prendre toutes les précautions que je vous ai indiquées. En agissant ainsi vous voyez par exemple la température redevenir normale au bout de 12, 24, 48 heures au plus, dans les cas les plus graves. Ainsi chez deux malades de l'hôpital Saint-Louis, à la fois rétrécis et prostatiques qui avaient depuis des semaines des accès fébriles avec élévation constante de la température, j'ai obtenu la disparition de la fièvre avec cette rapidité. Vous voyez donc qu'il est complétement inutile aujourd'hui de recourir dans ces cas à l'uréthrotomie interne, comme le veut M. Guyon, ou à toute autre méthode de force.

La dilatation est considérée comme impuissante dans une variété de coarctations uréthrales que l'on a désignée sous le nom de *rétrécissements irritables* (irritable stricture des Anglais). Ce sont des rétrécissements, dit-on, où sans raison apparente on ne peut avancer l'élargissement du canal au-delà d'un certain numéro insuffisant, si même l'on n'est pas obligé de redescendre en raison des rétentions passagères qui succèdent à chaque tentative.

Eh bien, Messieurs, il s'agit en général dans ces cas de sujets névropathes qui ont de la rétention due à un spasme de l'urèthre. Je vous en parlerai plus longuement dans une de mes prochaines leçons. Pour obtenir la dilatation chez ces rétrécis, il suffit tout simplement d'anesthésier tout l'urèthre avec la cocaïne et d'agir très lentement. En prenant ces précautions, on arrive à les soustraire eux aussi à l'uréthrotomie interne.

Il n'y a pour ainsi dire qu'une seule contre-indication à la dilatation, c'est la dureté, la résistance du rétrécissement. Lorsqu'on a épuisé toutes les ressources de la dilatation temporaire et de la dilatation permanente, il faut bien, pour donner au canal un calibre suffisant, renoncer à la dilatation et recourir à un procédé de force. Mais la puissance de la dilatation est telle que l'on peut presque toujours arriver avec ce procédé à passer une bougie n° 10 ou 11. Je vous répète que sur 105 rétrécis que j'ai traités, je n'ai dû recourir qu'une fois à un procédé de force avant d'avoir préalablement dilaté le canal jusqu'au n° 11 ou au n° 10.

Lorsque la dureté, la résistance du rétrécissement vous obligera à recourir à un procédé de force, lequel choisirez-vous tout d'abord? Évidemment ce sera celui qui est le plus simple, et qui présente la plus grande bénignité. Vous aurez donc recours à la *divulsion progressive*, qui peut être pratiquée par tous les médecins qui ont un peu l'habitude du cathétérisme. Cette opération m'a toujours suffi jusqu'à présent, je vous le répète, bien que j'aie eu déjà à soigner le nombre important de 105 rétrécis et que j'aie rencontré à peu près toutes les complications qui peuvent se produire dans cette affection. Je vous rappelle que dans un cas, chez un malade de l'hôpital Saint-Louis, il s'agissait d'un rétrécissement traumatique. L'uréthrotomie interne n'est donc pas toujours nécessaire dans cette variété des strictures uréthrales;

c'est tout ce que l'on peut conclure d'un seul fait.

Mais que devient toute cette liste des autres indications de l'uréthrotomie interne que vous trouvez dans les ouvrages et les articles les plus récents? Elle n'a plus sa raison d'être, voilà la vérité. L'antisepsie directe des voies urinaires l'a peu à peu réduite à néant. J'y ai beaucoup contribué, Messieurs, j'espère que les malades ne m'en voudront pas.

L'électrolyse a-t-elle au contraire quelques indications? Oui, je vous les ai déjà citées. Elle peut remplacer l'uréthrotomie externe dans certains cas de rétrécissements infranchissables. Je vous ai dit que Mallez et après lui quelques chirurgiens américains étaient arrivés dans ces cas à franchir l'obstacle à l'aide de stylets électrolytiques. Je vous ai cité aussi l'observation d'un malade qui a pu éviter l'uréthrotomie externe grâce à l'emploi des courants faibles suivant le procédé de Newmann. Il s'agissait plutôt, il est vrai, dans ce cas, de maintenir la dilatation, de rendre au périnée sa souplesse primitive. Il n'y avait plus de suppuration au moment où l'on s'est décidé à employer l'électrolyse. Je crois qu'il ne faut recourir à l'électricité en pareille circonstance qu'après avoir, comme chez ce malade, ouvert les abcès et donné au canal un gros calibre à l'aide de la dilatation permanente. L'électrolyse doit avoir surtout pour but ici d'utiliser l'action *résolutive* de l'électrode négative pour amener la régression des éléments embryonnaires qui infiltrent le périnée. N'est-ce pas du reste ce que cherchaient à obtenir les premiers chirurgiens qui ont appliqué l'électrolyse au traitement des rétrécissements de l'urèthre? Que voulaient obtenir Crusell, Wertheimber, si ce n'est de résoudre les engorgements péri-uréthraux? Malheureusement, une fois le tissu fibreux organisé, il n'y a plus aucune chance de succès. Dans les faits analogues à celui dont je vous ai parlé, au contraire, vous avez affaire surtout à du tissu embryonnaire, si vous agissez rapidement, aussitôt que vous avez supprimé la suppuration. Les chances de succès sont donc ici bien plus grandes.

Quant à la cautérisation de l'urèthre, soit à l'aide du procédé de Mallez et Tripier (électrolyse circulaire), soit à l'aide du procédé de Jardin (électrolyse linéaire), elle n'aurait d'indications que si la *divulsion progressive* ne parvenait pas à triompher de la résistance du rétrécissement. Jusqu'à présent, je n'en ai pas d'exemple.

Il est bien entendu que la divulsion brusque de Voillemier doit être complétement abandonnée.

Quant aux rétrécissements du méat, aux atrésies congénitales de cet orifice, vous en ferez l'incision soit avec l'uréthrotomie à lame cachée de Civiale, soit simplement avec un bistouri. L'incision sera faite de préférence en bas sur la ligne médiane. Vous pourrez aussi la faire en haut, mais bien exactement sur la ligne médiane. Je vous en ai expliqué les raisons en vous parlant de la structure de l'urèthre. Je n'y reviens donc pas.

Voilà, Messieurs, quelle est la conduite à tenir aujourd'hui dans le traitement des rétrécissements de l'urèthre. Quelle simplicité, comme je vous le disais au début de cette étude, quand on compare l'état actuel de la science sur ce sujet à ce qu'il était il y a quelques années à peine. Vous voyez qu'il en a été de la chirurgie des voies urinaires comme de la chirurgie générale. Le jour où l'on a pu faire une antisepsie rigoureuse et directe des voies urinaires, tout s'est transformé, tout s'est merveilleusement simplifié au profit de la science et de l'humanité.

DOUZIÈME LEÇON

DES CAUSES DES RÉTRÉCISSEMENTS
DE L'URÈTHRE

Messieurs,

Les rétrécissements de l'urèthre se rencontrent principalement chez l'homme arrivé à la période moyenne de la vie. On les trouve encore chez les vieillards, mais ils sont très rares chez la femme et chez l'enfant.

Parlant des strictures chez la femme, Civiale dit : « Dans « ma longue pratique, je n'en ai rencontré que deux ou « trois exemples, à la suite d'accouchements laborieux. » Plus loin, il ajoute : « Les rétrécissements organiques de « l'urèthre, même ceux qu'on désigne sous le nom de « traumatiques et qui sont la conséquence de coups, de « chutes et de toute espèce de violence exercée sur ou « dans le canal, sont rares chez les enfants. Dans le petit « nombre de cas que j'ai observés, l'âge du sujet ne m'a « point paru exercer sur la marche de la maladie une « influence notable, de nature à modifier l'application des « moyens thérapeutiques. » Je vous montrerai bientôt que ceci n'est pas tout à fait exact.

Deux ordres de causes peuvent amener une diminution du calibre de l'urèthre : tantôt le rétrécissement est consécutif à une lésion traumatique du canal; tantôt il est la conséquence d'une inflammation de l'urèthre.

Au premier groupe appartiennent toutes les causes susceptibles de provoquer une solution de continuité de l'urèthre ou une perte de substance de la membrane muqueuse : plaies du canal, ruptures consécutives à une contusion, à une torsion du pénis, à la rupture de la corde dans les blennorrhagies intenses ; déchirures produites par les sondes, les lithotriteurs, en un mot par tous les corps étrangers introduits dans le canal ; chutes ou coups violents portés sur le périnée.....

Les chancres qui donnent lieu à un rétrécissement siègent d'ordinaire au niveau du méat urinaire et de la fosse naviculaire. On a même contesté que des ulcérations spécifiques puissent se montrer assez loin dans l'urèthre sous l'influence de la syphilis. Voillemier cite un fait qui paraît contraire à cette opinion. Il s'agit d'un malade âgé de 14 ans « qui avait été victime, dit-il, de la brutalité de son « père. Il portait plusieurs chancres à la marge de l'anus. « Malgré un traitement mercuriel suivi avec le plus grand « soin, des chancres se montrèrent dans la gorge ; il sur- « vint une paraplégie et le malade succomba. Jamais il « n'avait eu de rapports avec les femmes ; il urinait faci- « lement et n'avait aucun écoulement appréciable par « l'urèthre. A l'autopsie, on trouva le cerveau et la moitié « supérieure de la moelle parfaitement sains ; mais ce « dernier organe était comprimé dans le reste de son « étendue par des tumeurs oblongues d'un rose vif, irré- « gulièrement disposées et situées dans le tissu cellulaire « sous arachnoïdien....... L'urèthre ayant été ouvert dans « sa longueur par la face dorsale, on trouva sur sa paroi « inférieure, et à 5 centimètres du méat urinaire, une ulcé- « ration évidemment de nature syphilitique. Elle est « large d'un centimètre à un centimètre et demi, suivant « les points où on l'examine. Son bord antérieur est « arrondi et très nettement découpé ; le postérieur est « très irrégulier, et, de son milieu, qui a la forme d'un « croissant, se détache un prolongement de près d'un « centimètre. La muqueuse et le tissu cellulaire sous-

« jacent sont transformés en une matière jaunâtre et pul-
« tacée, se détachant assez facilement sous le manche du
« scalpel; ils manquent dans quelques points et laissent
« voir à nu la membrane fibreuse du corps spongieux. En
« arrière, là où l'altération semble moins avancée, les
« tissus sont encore assez consistants; ils forment de
« petites tumeurs aplaties, confondues entre elles et qui
« semblent dues à l'infiltration du tissu cellulaire par la
« matière jaunâtre dont j'ai parlé. En avant et au niveau
« même de l'ulcération, l'urèthre a son calibre normal........
« Si ce malade avait guéri, il aurait eu certainement un
« rétrécissement cicatriciel des plus prononcés, puisque
« l'ulcération occupait presque toute la circonférence de
« l'urèthre. Quoique l'altération eût été assez éloignée
« du méat urinaire, sa nature spécifique n'aurait pu être
« mise en doute. »

Je vous ai déjà dit, en vous parlant de l'uréthrotomie
interne, que Civiale a insisté sur ce fait que les incisions
pratiquées à l'urèthre, même dans la direction longitudinale, sont parfaitement suivies d'un rétrécissement cicatriciel.

Les cautérisations de l'urèthre ont également pour conséquence la formation d'une cicatrice rétractile.

Civiale a beaucoup insisté aussi sur les dangers des
injections caustiques. Il n'est pas douteux que des
rétrécissements ont été occasionnés par des solutions
trop fortes de nitrate d'argent injectées dans le canal uréthral atteint d'une inflammation blennorrhagique. Certains
auteurs ont préconisé en effet dans le traitement abortif
de la blennorrhagie des solutions d'une énergie incroya-
ble. Mais ce n'est plus là une cause exclusivement traumatique; l'inflammation y joue également un grand rôle.

Dans le second groupe de causes susceptibles d'occasionner un rétrécissement de l'urèthre, la blennorrhagie
doit être placée au premier rang. L'uréthrite simple est

une cause bien rare des strictures uréthrales. Hunter n'attribuait cependant à la blennorrhagie qu'une faible part dans la production des rétrécissements. « Je doute « fort, dit-il, en parlant de la gonorrhée, que l'altération « de structure qui amène la diminution du canal de l'urèthre « soit communément produite par de telles causes, si « même elle en est jamais un effet. » La plupart des chirurgiens, et même des chirurgiens anglais, ont combattu cette opinion de Hunter. Aujourd'hui, tout le monde reconnaît que la blennorrhagie est la cause de la grande majorité des strictures uréthrales.

On admet également que c'est surtout la blennorrhagie chronique qui détermine la formation des rétrécissements. Civiale, M. Thompson et bien d'autres ont montré en effet que très souvent les rétrécis n'ont jamais guéri de leur dernière blennorrhagie. Sur 164 cas réunis par M. Thompson, cet auteur fait remarquer que 90 fois l'écoulement avait persisté longtemps après la disparition des symptômes aigus. MM. Thompson et Guyon insistent encore sur ce fait que c'est au niveau de la portion bulbeuse que siègent les lésions dans la blennorrhée, région qui est aussi le siège de prédilection des rétrécissements inflammatoires.

Les rétrécissements ne se manifestent d'ordinaire que longtemps après l'apparition de la blennorrhagie. Voici une statistique de M. Thompson sur ce sujet. Sur 164 cas, l'habile chirurgien anglais a trouvé :

10 fois immédiatement après ou pendant l'uréthrite.
71 — 1 an environ après la maladie.
41 — 3 ou 4 ans après.
22 — 7 ou 8 ans après.
20 — entre 8 et 20 et même 25 ans.

M. Guyon trouve une période un peu plus longue, mais il compte, avec raison, à partir de la première blennorrhagie. Sur 142 cas, il a trouvé que :

4 rétrécissements sont apparus dans la première année.

10	—	1 à 2 ans.
20	—	2 à 4 ans.
19	—	4 à 6 ans.
24	—	6 à 8 ans.
16	—	8 à 10 ans.
49	—	10 à 20 ans et plus.

Je vous ai dit, Messieurs, que l'immense majorité des rétrécissements de l'urèthre est d'origine blennorrhagique. Je vous ai dit également que la cure radicale des rétrécissements n'a pu jusqu'à présent être réalisée, malgré tous les efforts qui ont été tentés pour obtenir ce résultat. Eh bien, je me suis demandé si l'on ne serait pas plus heureux en cherchant à diminuer le nombre des rétrécissements de l'urèthre. Pour atteindre ce but, que faudrait-il faire? Il faudrait guérir la blennorrhagie dans les 48 premières heures, ou tout au moins dans les trois ou quatre premiers jours, c'est-à-dire avant l'apparition de la période aiguë, avant la manifestation des véritables phénomènes inflammatoires. Voilà comment j'ai été conduit à m'occuper du traitement abortif de la blennorrhagie. J'ai donc cherché à perfectionner les différentes variétés de ce traitement. Je me suis surtout occupé de rendre efficaces et tout à fait inoffensifs les moyens locaux ou directs. Mes recherches sur ce sujet sont encore bien incomplètes; cependant les résultats que j'ai déjà obtenus sont assez encourageants : Je dois vous les faire connaître. Je vous rappellerai aussi quelles sont les principales règles qu'il faut suivre dans la thérapeutique de la blennorrhagie lorsque le traitement abortif ne peut plus être appliqué.

Traitement prophylactique des Rétrécissements de l'Uréthre.

Je ne vous parlerai que de mes recherches sur le traitement abortif de la blennorrhagie à l'aide des moyens locaux ou directs. Je vous dirai de suite également que les résultats que j'ai obtenus à l'aide du nitrate d'argent peuvent être résumés de la façon suivante :

Toute blennorrhagie aiguë avec microbes (il s'agit du gonococcus de Neisser), à une période quelconque de son évolution, peut être considérablement améliorée en quelques jours par le nitrate d'argent employé suivant les règles que je vais vous faire connaître.

Ce résultat est d'autant plus heureux que parmi les nombreux médicaments externes employés pour combattre la blennorrhagie, le nitrate d'argent est le seul qui, jusqu'à présent, soit reconnu comme ayant une action abortive indiscutable. C'est en effet la conclusion à laquelle est arrivé M. le docteur de Beurmann dans sa thèse d'agrégation de 1886.

Au début de mes recherches faites, en 1886, à l'hôpital Saint-Antoine, j'avais constaté également que certaines substances ne donnaient que des résultats médiocres. Ainsi la solution saturée d'acide borique, une solution hydralcoolique éthérée de copahu et de cubèbe que m'avait préparée l'interne en pharmacie du service, M. Biache, employée dans les premiers jours ou à la période aiguë, n'avaient déterminé qu'une légère amélioration.

Si le nitrate d'argent a une action abortive aussi manifeste dans la blennorrhagie, comment expliquer son échec si fréquent jusqu'à ce jour, même lorsqu'on est intervenu

au début de cette affection? Tout d'abord, je vous ferai
remarquer que certains auteurs, à l'exemple de Carmi-
chaël, après avoir choisi la solution qui leur semblait la
plus efficace, paraissent l'avoir employée indifféremment
chez tous leurs malades. Or, comme le fait très bien
remarquer M. le professeur Fournier, toutes les blennorrhagies sont loin de se ressembler, même à la période du
début. Il faut donc nécessairement varier les doses suivant
les formes que présente cette affection et suivre des règles
déterminées. Pour obtenir de bons résultats, il faut
employer une solution d'autant plus forte que l'état inflammatoire est déjà plus marqué. Cela vous surprend; c'est
pourtant ce que l'expérience m'a appris. Du reste, n'est-ce
pas la règle que suivent les ophthalmologistes dans la
conjonctivite blennorrhagique?

Il ne faut pas entendre cependant par solutions fortes
des doses trop élevées de nitrate d'argent. Ainsi, la solution indiquée par Debeney, 5 gr. pour 100 gr. d'eau distillée
me paraît dangereuse; elle a du être la cause de bien des
échecs et même d'accidents graves. Je n'ai pas dépassé la
dose de 2 gr. de nitrate d'argent pour 100 gr. d'eau distillée; souvent même, je me suis contenté de la solution
à 1/100.

Les cautérisations trop rapprochées me paraissent être
une autre cause d'échecs. A part de rares exceptions, il
faut suivre la pratique de Ricord, laisser 24 heures d'intervalle entre deux interventions. J'ai constaté qu'on irri-
tait trop l'urèthre en rapprochant davantage les cautérisations. De plus, au lieu de se servir des mêmes solutions,
comme le font la plupart des auteurs, il faut avoir soin, à
mesure que l'amélioration se produit, d'employer des
solutions de plus en plus faibles.

Le contact prolongé du nitrate d'argent avec la muqueuse
uréthrale me paraît être une autre grande cause d'échecs
et même d'accidents. Ce n'est pas seulement en effet après

l'emploi de très hautes doses de nitrate d'argent, mais
encore à la suite de solutions relativement faibles, comme
celles que j'emploie, que l'on a vu survenir des douleurs
intenses déterminant quelquefois des défaillances, des
uréthrorrhagies plus ou moins abondantes, des pénitis,
etc..... Il y a avantage à faire ici ce que font les ophthalmologistes dans la conjonctivite blennorrhagique, c'est-à-
dire à laver largement la muqueuse après la cautérisation
au nitrate d'argent.

Dans la blennorrhagie, j'opère donc de la façon suivante.
Je commence par faire un premier lavage de l'urèthre
antérieur avec une solution saturée d'acide borique, puis
je fais passer la solution choisie de nitrate d'argent et je
termine par un dernier et large lavage avec l'eau boriquée.
De cette façon, je n'ai qu'une réaction locale légère :
douleur très supportable, un peu de tuméfaction du gland,
pas d'hémorrhagies, un écoulement séro-purulent relativement peu abondant. Et ces résultats je les obtiens non
seulement au début de l'affection, mais même lorsque
j'interviens en pleine période aiguë, alors qu'en général
on n'ose plus employer le nitrate d'argent tellement on
craint une réaction locale intense. Cela prouve bien que
c'est au contact prolongé du nitrate d'argent que l'on doit
les accidents dont je viens de parler.

Il est une autre cause d'insuccès non moins importante
qui se rapporte également au *modus faciendi* et que maintenant vous comprendrez facilement. Vous savez que dans
la grande majorité des cas la blennorrhagie aiguë siège
exclusivement dans l'urèthre antérieur. Ce sont les seuls
cas dont je m'occupe ici. Dans le traitement de l'uréthrite
antérieure par le nitrate d'argent on ne doit donc agir que
sur cette partie du canal uréthral, non seulement parce
qu'il est inutile, mais encore parce qu'il est dangereux de
franchir la région membraneuse. C'est alors en effet que
l'on voit survenir l'urétrithe postérieure, la cystite du col,

la dysurie passagère, la rétention d'urine, la prostatite, l'orchite.

D'autre part, je vous ai montré qu'il faut laver largement l'urèthre antérieur après l'emploi du nitrate d'argent. Pour appliquer cette médication sans danger et d'une façon efficace, il faut donc recourir à un procédé qui réponde aux deux conditions que je viens de vous indiquer. Or, de quels moyens s'est-on servi jusqu'à présent ? Des instillations, des injections poussées à canal fermé et des lavages au moyen d'un explorateur perforé et d'une seringue d'Asnel.

Les instillations constituent un mauvais procédé, puisqu'il ne répond qu'à l'une des deux conditions nécessaires. Je trouve en effet dans une statistique que le quart des malades soumis à ce mode de traitement ont vu leur état s'aggraver; plus de la moitié n'ont éprouvé aucun soulagement ou bien seulement une légère amélioration.

Les injections poussées à canal fermé représentent le procédé auquel on a ordinairement recours pour l'emploi du nitrate d'argent. Ce procédé ne répond ni à l'une ni à l'autre des deux conditions reconnues nécessaires. En effet le lavage de l'urèthre antérieur ne saurait être bien fait de cette façon, surtout après l'injection de nitrate d'argent; le malade souffre trop pour se livrer à de nouvelles manœuvres que l'état de la muqueuse rend encore plus difficiles. De plus, il arrive assez souvent aux malades de faire franchir au liquide la portion sphinctérienne de l'urèthre, d'où les complications que je vous ai déjà signalées.

Pour éviter ces accidents, certains auteurs ont conseillé de n'injecter à la fois que 3 grammes de liquide; mais on ne peut alors agir efficacement sur toutes les parties de l'urèthre et en particulier sur le cul-de-sac du bulbe, qu'en exerçant des pressions répétées d'avant en arrière. Je doute fort que les malades veuillent bien se livrer à ce douloureux exercice. On le voit, les injections de nitrate d'argent poussées à canal fermé constituent une déplorable méthode.

J'ai essayé le lavage de l'urèthre antérieur avec un explorateur perforé et une seringue d'Asnel et j'ai constaté que ce procédé est insuffisant, surtout dans la période aiguë. On ne peut employer en effet qu'un petit explorateur, étant donné le gonflement de la muqueuse uréthrale. Or, le liquide revient mal au méat, surtout lorsqu'on se sert d'une solution un peu forte de nitrate d'argent : la boule, qui ne présente point de rainures comme ma sonde uréthrale, se trouve serrée par suite de l'action du médicament sur les fibres musculaires de l'urèthre. D'un autre côté, on ne pourrait pas sans inconvénient donner une pression un peu forte au liquide.

J'ai remarqué en outre qu'il est difficile de reconnaître exactement le point où se trouve la boule de l'explorateur à cause du peu de résistance de la tige, du petit volume de la boule et de l'état douloureux de l'urèthre.

Un moyen beaucoup plus commode et plus efficace d'employer le nitrate d'argent d'après les règles que je viens de formuler, moyen qui me permet d'agir largement sur la muqueuse uréthrale, c'est celui des *lavages continus de l'urèthre antérieur*.

Voici comment j'opère : je fais d'abord passer de l'eau boriquée, puis, lorsque tout le pus a été chassé, et que cette solution revient bien claire, je place une petite pince de M. Péan sur le tube en caoutchouc pour interrompre l'écoulement du liquide et je substitue au vase contenant l'eau boriquée un autre vase contenant la solution choisie de nitrate d'argent. J'enlève la pince et je laisse passer la solution de nitrate d'argent pendant deux ou trois minutes. J'interromps de nouveau l'écoulement du liquide pour enlever cette solution et la remplacer par l'eau boriquée avec laquelle je fais un dernier et large lavage.

Les différents temps de cette petite opération n'exigent pas plus d'un quart d'heure.

L'introduction de la sonde pour le lavage de l'urèthre antérieur est très peu douloureuse, même à la période aiguë de la blennorrhagie. On détermine bien au niveau du ligament suspenseur de la verge une douleur un peu vive due à la diminution du calibre de l'urèthre en ce point, mais il suffit en général de tendre assez fortement la verge pour atténuer d'une façon notable cette sensation douloureuse. Ce rétrécissement apparent de l'urèthre au point d'insertion du ligament suspenseur est à peu près constant à la période aiguë de l'uréthrite blennorrhagique, ainsi que je vous l'ai déjà dit.

Lorsque la boule de l'instrument est arrivée dans le cul-de-sac du bulbe, on voit bientôt apparaître au méat une quantité plus ou moins notable de pus. Cette accumulation des sécrétions pathologiques dans le cul-de-sac du bulbe mérite de fixer l'attention ; c'est la cause incontestable de la persistance des lésions en ce point et de la longue durée de la blennorrhagie. M. Guyon a montré en effet que dans la grande majorité des cas la blennorrhée, de même que la blennorrhagie aiguë, a son siège exclusif dans l'urèthre antérieur et spécialement au niveau du cul-de-sac du bulbe. Il est donc très important d'agir directement sur cette région et l'on ne saurait nier que le lavage continu présente à ce point de vue un réel avantage.

Nous savons comment on doit désormais employer le nitrate d'argent dans la blennorrhagie aiguë ; nous connaissons le procédé qui permet cet emploi de la façon la plus commode et la plus efficace, voyons maintenant comment il faut diriger ce traitement.

Ainsi que je vous l'ai déjà fait pressentir, il n'y a pas de règle absolue ; le traitement doit varier suivant la forme plus ou moins inflammatoire de la blennorrhagie,

suivant la période à laquelle elle est arrivée, suivant
l'action plus ou moins rapide du nitrate d'argent. Je
commence ordinairement par employer une solution à
2/100, surtout au début de la blennorrhagie et à la période
aiguë. Le malade est mis au repos ; il a soin d'entourer
la verge de compresses trempées dans l'eau froide et fréquemment renouvelées pendant quelques heures. Au
bout de six à huit heures il m'arrive parfois de faire un
lavage boriqué. Si le lendemain les phénomènes inflammatoires sont peu marqués et si l'écoulement est supprimé,
j'attends. S'il n'y a qu'une grande amélioration, je me
sers d'une solution soit à 1/100, ce qui est le plus fréquent,
soit à 2/100 : mêmes précautions que la veille.

Si 24 heures après cette nouvelle intervention l'écoulement est supprimé, j'attends, sinon j'emploie une solution
à 1/100 ou 1/200, que je suis parfois obligé de renouveler
le 4e jour.

A la suite de l'emploi du nitrate d'argent, après la disparition de l'écoulement séro-purulent, il existe encore
une légère secrétion blanchâtre qui disparaît en quelques
jours soit spontanément, soit sous l'influence des balsamiques ou des injections astringentes.

Tout à fait au début de la blennorrhagie il n'est pas
nécessaire de porter la solution de nitrate d'argent jusque
dans le cul-de-sac du bulbe, il suffit de dépasser de quelques centimètres les parties que l'on a lieu de croire
atteintes.

Permettez-moi de vous rappeler les conclusions que je
formulais en 1888 dans un travail sur ce sujet, et que je
vous ai déjà cité : « Grâce à l'extrême bienveillance de
mon cher maître M. Blum, j'ai pu dès 1886 à l'hôpital Saint-
Antoine appliquer ce traitement à un certain nombre de
malades. En 1887, M. le docteur Juhel-Rénoy suppléant
mon excellent maître M. Troisier, a bien voulu me permettre d'employer le nitrate d'argent d'après ce procédé

chez quelques malades de son service atteints de blennorrhagie aiguë à diverses périodes. J'ai pu réunir ainsi
un certain nombre d'observations. Chez mes derniers
malades j'ai recherché ce que devenaient les gonococci sous
l'influence de ce traitement. J'ai constaté qu'ils diminuaient
rapidement. Lors même que l'écoulement se prolonge un
peu, dès le deuxième ou le troisième jour on n'en trouve
presque plus.

Dans toutes mes observations, qui se rapportent exclusivement à des uréthrites antérieures, je trouve les mêmes
remarques : absence complète d'accidents, réaction locale
légère, la douleur surtout a disparu chez certains malades
au bout d'une heure ; suppression totale ou presque totale
de l'écoulement 1, 2, 3, 4 jours après le début du traitement. Cependant je n'ai eu à traiter qu'une seule blennorrhagie datant de 48 heures ; toutes les autres étaient au
moins au quatrième jour ; la plupart dataient de 8, 10,
15 jours. J'ai eu quelquefois, il est vrai, des retours offensifs
qui ont prolongé la médication, mais ils ont cédé facilement.

Pour faire disparaître le léger écoulement blanchâtre
qui persiste après l'emploi du nitrate d'argent, j'ai eu
recours au cubèbe à doses moyennes ou à l'injection dite
du Midi, injection Ricord, que j'ai faite avec ma sonde à
double courant.

Conclurai-je, d'après ces résultats heureux, que le nitrate
d'argent employé d'après ce procédé guérit rapidement
toutes les blennorrhagies à une période quelconque de
leur évolution ? Nullement : le nombre de mes observations
est trop restreint ; il m'a été donné trop rarement de
revoir mes malades au bout de quinze jours, trois semaines
de guérison ; enfin, la blennorrhagie est une affection trop
tenace dans certains cas et trop bizarre dans sa marche
pour que je hasarde une pareille conclusion. Je suis persuadé cependant qu'appliqué tout à fait au début ce
traitement réussirait dans la plupart des cas. Ce que

j'affirme, par exemple, c'est que le nitrate d'argent peut être employé de cette façon sans aucun danger à toutes les périodes de la blennorrhagie aiguë; c'est qu'il détermine en quelques jours une amélioration considérable, même lorsqu'on intervient en pleine période inflammatoire; c'est qu'il ne donne lieu qu'à une douleur très supportable et à une réaction légère.

En ne dépassant pas les doses que j'ai indiquées, il n'y a rien à craindre au point de vue d'un rétrécissement ultérieur. C'est là un fait admis aujourd'hui par la grande majorité des auteurs. Le rétrécissement est d'autant moins à redouter à la suite de ce traitement que je ne laisse jamais de nitrate d'argent en contact prolongé avec la muqueuse, comme on le fait avec les anciens procédés. »

A cette époque, j'étais très réservé, comme vous le voyez, dans mes conclusions. Ce que j'avais vu pendant l'année que j'avais déjà passée à l'hôpital du Midi, dans le service de mon excellent maître M. Horteloup me rendait fort prudent. Je savais entre autres quelle ténacité présente parfois cette affection et d'un autre côté, combien les malades de l'hôpital tiennent peu compte, en général, de la blennorrhée.

Aujourd'hui, je suis un peu plus affirmatif : ce que l'hôpital n'avait pas pu me donner, la clientèle privée me l'a fourni dans quelques cas. J'ai la preuve de la guérison bien complète à la suite de ce traitement. J'ai revu mes malades et j'ai constaté que la guérison s'était maintenue. Chez trois malades, dont deux confrères, qui sont venus me consulter dans les trois premiers jours de l'affection, et qui ont été soumis bien méthodiquement au traitement que je viens de vous indiquer, le résultat a été complet.

Que l'on cesse donc de considérer la blennorrhagie comme une maladie banale, sans importance, ou comme une maladie qui doit fatalement suivre la marche classique. Elle est loin d'être banale, puisque c'est la cause ordinaire des rétrécissements de l'urèthre, affection des plus graves, dont la cure radicale poursuivie depuis des siècles n'a pu encore être réalisée.

Si le traitement abortif a été peu à peu abandonné, cela tient à ses nombreux insuccès et surtout aux dangers qu'il faisait courir aux malades. Les médecins consciencieux n'osaient plus l'employer. Eh bien, en suivant les règles que je viens de formuler, vous aurez des chances d'arriver au résultat désiré avec des doses relativement faibles de nitrate d'argent et sans exposer vos malades à la moindre complication. Le repos de 24 ou 48 heures que vous leur imposez n'est pas une objection sérieuse en pareille circonstance. Comment, vous prescrivez le repos à chaque instant à propos d'une simple bronchite et vous hésiteriez à y recourir quand il s'agit de la prophylaxie des rétrécissements de l'urèthre? Du reste, ce repos sera d'autant plus court que les malades seront soumis plus tôt au traitement abortif. S'ils venaient consulter aussitôt qu'ils s'aperçoivent de leur affection, ils en seraient quitte pour quelques heures, pas davantage. Malheureusement, on les a tellement effrayés avec les anciens procédés abortifs qu'aujourd'hui bien peu se sentent le courage d'y recourir dès le début. Ils espèrent toujours que ce ne sera qu'un *petit échauffement*, car ils sont sûrs, mais bien sûrs, que la femme avec laquelle ils ont contracté cette uréthrite *n'est pas malade*. Ils attendent donc ; la blennorrhagie suit son cours et vous n'avez plus les mêmes chances de supprimer, en 24 ou 48 heures, d'une façon définitive, ce *petit échauffement*, qui est bel et bien la véritable blennorrhagie, la tenace blennorrhagie. Ce que vous avez de mieux à faire dans bien des cas, c'est de recourir alors simplement au vieux traitement classique.

Lorsque le malade ne vous consulte que dans les conditions défavorables que je viens de vous indiquer, ne pouvez-vous pas encore quelque chose cependant pour lui

éviter les chances d'un rétrécissement? Si, Messieurs,
vous pouvez même beaucoup. Vous commencerez d'abord
par l'empêcher d'aggraver son état; vous proscrirez donc
d'une façon absolue les injections et vous chercherez surtout à calmer l'inflammation de l'urèthre. Pour cela, vous
pourrez faire une légère cautérisation à l'aide du nitrate
d'argent, comme s'il s'agissait du traitement abortif. Vous
obtiendrez ainsi une amélioration immédiate et considérable de l'état inflammatoire. Vous emploierez en même
temps les moyens classiques, c'est-à-dire, le régime, les
tisanes et les alcalins. Lorsque l'inflammation sera calmée,
vous prescrirez les balsamiques.

Quel est alors le médicament de choix? La réponse est
difficile. Le copahu est incontestablement le plus énergique, mais il est mal supporté par l'appareil digestif, en
général. Le cubèbe vient ensuite; il est mieux supporté
que le copahu. On a l'habitude d'associer ces deux médicaments. Je crois que c'est en effet ce qu'il y a de mieux
à faire. Vous variez nécessairement les proportions suivant que le malade tolère plus ou moins bien le copahu.
Le santal et les autres balsamiques sont beaucoup moins
énergiques. Vous n'y aurez recours que si le malade ne
peut pas tolérer les deux premiers médicaments.

Le régime que vous devez prescrire aux malades à ce
moment du traitement a une grande importance. Vous
supprimerez les bains, les tisanes, les alcalins et vous leur
recommanderez de boire peu aux repas.

Vous aurez soin encore de leur recommander de prendre
leur dose quotidienne d'opiat en trois ou quatre fois : une
partie toutes les six heures, voilà l'idéal. L'opiat sera pris
également une heure avant, ou mieux trois heures après
le repas.

A quelles doses devez-vous le prescrire? Il faut suivre
le conseil de Ricord, c'est-à-dire administrer d'emblée une

16

forte dose, de façon à « surprendre le canal et à tarir l'écou-
« lement d'un seul coup ».

Vous pourrez employer la dose suivante :

> Cubèbe en poudre . . . . 10 gr.
> Copahu . . . . 4 gr.
> Ex. . . . . q. s.

D. s. a. en quatre bols à prendre dans les 24 heures
enveloppés dans du pain azyme ou roulés dans de la poudre
de réglisse. Chaque bol sera divisé, bien entendu, en
autant de parties que le voudra le malade au moment de
l'ingérer.

Le cubèbe seul doit être donné à la dose de 16 à 30 gr.
Vous pouvez le prescrire suivant la formule suivante :

> Cubèbe en poudre . . . . 20 gr.
> Sirop de goudron . . . . q. s.

F. s. a. et divisez en une série de bols à prendre également en 4 fois dans les 24 heures, comme les bols d'opiat.

Le copahu seul se prescrit à la dose de 6 à 10 ou 12 gr.
On le donne sous forme de bols solidifiés par la magnésie
calcinée.

Le santal se donne à la dose de 5 à 10 gr. en poudre.
L'essence de santal, plus employée, se donne à la dose
de 3 à 8 grammes. Ordinairement, on peut donner
4 grammes d'essence en capsules.

Remarque importante, l'administration des balsamiques
doit être continuée huit à dix jours après la disparition
de l'écoulement, mais en ayant soin de diminuer insensiblement les doses quotidiennes du médicament choisi.

Si le copahu et le cubèbe ont été mal tolérés vous pouvez aussi les remplacer à cette période par le santal à
dose équivalente.

Lorsque l'écoulement ne se tarit pas complétement, que
vous redoutez le passage à l'état chronique, il faut avoir

recours au lavage continu de l'urèthre antérieur avec une solution faible de nitrate d'argent. Vous commencerez par la solution suivante :

Eau distillée. . . . . 100 gr.
Nitrate d'argent . . . . 5 centigr.

Vous employez ensuite une solution à dix centigrammes et même quinze centigrammes de nitrate d'argent pour cent grammes d'eau distillée.

Vous avez soin de faire uriner préalablement le malade et de lui recommander de n'uriner ensuite que le plus tard possible.

Lorsque vous employez le nitrate d'argent à doses faibles, comme celles que je viens de vous indiquer, il faut le laisser longtemps en contact avec la muqueuse uréthrale. Ce n'est plus comme lorsqu'il s'agit du traitement abortif. Dans ce cas les doses sont relativement fortes; voilà pourquoi on doit ne laisser alors la solution que quelques minutes en contact avec la muqueuse de l'urèthre.

En prescrivant le traitement que je viens de vous indiquer vous arriverez fréquemment à éviter l'état chronique. Si la blennorrhagie n'a pas été trop intense, vous pourrez donc espérer encore dans ces cas que votre malade n'aura pas ultérieurement de rétrécissement de l'urèthre, s'il en est surtout à sa première blennorrhagie.

Malheureusement les malades commencent souvent par se soigner eux-mêmes, d'une façon empirique, écoutant les conseils différents de trop nombreux amis et quelquefois, il faut en convenir, de certains médecins imbus de notions absolument fausses sur le traitement de cette affection. Vous n'avez donc plus affaire à la blennorrhagie, mais à la blennorrhée, et trop souvent hélas! la maladie que vous vouliez éviter existe déjà : le malade est atteint d'un rétrécissement de l'urèthre. Il ne vous reste plus qu'à traiter ce rétrécissement et la blennorrhée disparaît ordinairement très vite. Mais ce n'est plus là le traitement prophylactique : j'y reviens.

S'il n'existe pas encore de rétrécissement, il faut vous hâter de guérir le plus vite possible la blennorrhée. Le malade est déjà bien exposé à voir son canal se rétrécir plus tard par le fait de cette inflammation chronique, cause si fréquente des strictures uréthrales, suivant les auteurs. Eh bien, que faire pour atteindre ce but? Prescrirez-vous aux malades les injections uréthrales suivant le vieux procédé? Je vous en ai fait connaître déjà les dangers ; je crois donc devoir vous conseiller de le proscrire aussi bien dans la blennorrhée que dans la blennorrhagie aiguë. Ecoutez, du reste, ce qu'en dit M. Thompson, de ces injections : « Ces dernières peuvent avoir été « pratiquées librement et avec succès, aussi loin que leur « application est possible, c'est-à-dire jusqu'à 10 à 12 cen- « timètres du méat; mais derrière ce point l'état inflam- « matoire continue, et le traitement peut rarement « l'atteindre..... Ce n'est pas tant la blennorrhagie du « début que l'existence prolongée d'une inflammation « subaiguë dans la portion bulbeuse du canal (où l'action « morbide est probablement entretenue par la grande vas- « cularité des tissus, comme nous l'avons déjà dit) qui doit « être regardée comme la cause du dépôt qui se forme « dans l'intérieur et sous la muqueuse; dépôt qui, en se « rétractant, produit si fréquemment des rétrécisse- « ments. »

Ainsi voilà qui est net : avec le procédé classique des injections uréthrales on n'agit pas sur la région bulbeuse de l'urèthre, c'est-à-dire précisément sur la région où siègent presque exclusivement les lésions dans la blennorrhée.

Serez-vous plus heureux en ayant recours aux instillations de nitrate d'argent suivant le procédé de M. Guyon?

Je vous ai déjà dit que ce procédé échoue également très souvent. Vous obtenez bien dans beaucoup de cas une amélioration sensible et rapide, mais au bout de quelques jours l'écoulement reparait et tout est à recommencer. De plus, comme on emploie des solutions quelquefois très fortes de nitrate d'argent, les quelques gouttes que l'on instille suffisent pour déterminer une douleur et une réaction vives.

Il faut donc employer un autre procédé, plus lent, peut-être, mais plus sûr, non douloureux et qui ne détermine qu'une légère réaction. Il faut encore recourir au nitrate d'argent, c'est le médicament de choix, mais à des doses infiniment plus faibles que celles qui sont employées en instillations. Vous dépasserez rarement la dose de quinze centigrammes pour 100 grammes d'eau distillée. Vous ferez tous les deux jours et quelquefois même tous les jours, comme je vous l'ai dit en vous parlant de la période terminale de la blennorrhagie aiguë, un lavage de tout l'urèthre antérieur avec cette solution. Vous aurez soin également de fermer le méat de temps en temps pour que le liquide soit soumis à la faible pression de huit grammes, pression insuffisante pour qu'il puisse pénétrer dans l'urèthre postérieur, mais bien assez forte pour que la solution pénètre dans toutes les dépressions de la muqueuse et baigne ainsi toutes les parties de cette membrane.

N'oubliez pas également de bien voir, en lavant préalablement l'urèthre antérieur, puis en faisant uriner le malade dans deux ou trois verres, s'il n'existe pas en même temps de l'uréthrite postérieure, de la cystite. Rappelez-vous le cas si intéressant de ce confrère, atteint à la fois d'uréthrite postérieure et antérieure, cas que je vous ai cité et dans lequel j'ai pu obtenir la guérison grâce à ce diagnostic, alors que MM. les prof. Fournier et Guyon avaient complétement échoué, malgré un traitement qui avait duré plus de quinze mois.

L'uréthrite postérieure se traite simplement par les injections intra-vésicales boriquées faites sans sonde, comme s'il s'agissait de la cystite, qui du reste est fréquente dans ces cas.

Si l'eau boriquée ne suffit pas, vous pouvez recourir à une solution de nitrate d'argent à 1/1000, mais il est bien rare que l'on soit obligé d'employer cette solution pour obtenir la guérison de l'uréthrite postérieure. Vous aurez soin alors d'employer l'appareil à cocaïne.

L'uréthrite simple est bien rarement une cause de rétrécissements de l'urèthre. Les uréthrites dues à l'absorption des cantharides, du nitrate de potasse, de la scille, etc... devront être traitées par de simples lavages boriqués. Comme la vessie est très souvent atteinte en même temps que l'urèthre, vous ferez aussi des injections intra-vésicales sans sonde d'eau boriquée tiède.

Si vous êtes consultés par un malade atteint d'uréthrite consécutive à l'introduction d'une sonde ou d'une bougie non aseptique, vous vous bornerez également à faire des lavages boriqués. A la clinique, vous voyez que les rétrécis qui viennent pour la première fois me consulter avec cette complication sont vite guéris. Dès le deuxième jour souvent je puis leur passer une bougie, soit pour continuer la dilatation qu'ils ont si maladroitement commencée eux-mêmes, soit pour maintenir le calibre du canal, s'il s'agit d'un rétrécissement déjà dilaté.

TREIZIÈME LEÇON

DU SPASME DE L'URÈTHRE

Messieurs,

Le spasme de l'urèthre a été d'abord bien étudié par les auteurs anglais. Ce spasme est parfois si accentué que Hunter, suivant Voillemier, s'en servait comme d'une preuve suffisante pour admettre la *muscularité* de l'urèthre, bien longtemps avant que celle-ci eût été démontrée. Aujourd'hui, le spasme de l'urèthre est admis par tous les chirurgiens; mais l'accord cesse dès qu'il s'agit de préciser dans quelles régions du canal on peut rencontrer ce spasme, et dans quelles conditions il se produit. Tout le monde reconnaît bien que la région sphinctérienne en est ordinairement le siège, mais ce spasme peut-il exister également au niveau de l'urèthre antérieur et de l'urèthre postérieur? Peut-on le rencontrer au niveau même d'un rétrécissement organique? Si les rétrécis éprouvent parfois brusquement une grande difficulté pour uriner, cela tient-il à de la congestion ou à du spasme? Voilà où les opinions diffèrent.

Je ne m'occuperai pas aujourd'hui du spasme de l'urèthre postérieur, question complexe qui se rattache à celle de la contracture du col vésical. Je vous en parlerai à propos des affections de la vessie.

Je vous ai dit, en vous décrivant la physiologie de l'urèthre, que l'on devait admettre la possibilité du spasme au niveau de l'urèthre antérieur et je vous ai cité à ce propos une observation très intéressante de Civiale. Je ne reviendrai donc pas sur ce sujet.

Le spasme peut-il exister au niveau même d'un rétrécissement organique ? Civiale a admis cette possibilité. Aussi recommandait-il aux rétrécis de boire assez pour entretenir l'urine abondante et limpide, parce qu'une urine concentrée et âcre irrite, dit-il, l'urèthre et provoque des contractions spasmodiques.

Pour M. Thompson aussi, l'existence de ce spasme est absolument certaine :

« Ainsi, dit-il, il est bien démontré actuellement (fait
« entrevu depuis longtemps par un grand nombre d'auteurs),
« qu'une portion de l'urèthre déjà rétrécie par un dépôt
« plastique peut avoir son calibre momentanément diminué
« par l'action des fibres musculaires qui l'entourent, dans
« n'importe quelle portion de son parcours. Cette circons-
« tance ne dépend pas d'un effort volontaire, mais provient
« d'une irritation des nerfs sensitifs de l'organe, transmise
« aux centres nerveux, qui, par leurs rapports, soit avec
« la moelle épinière, soit avec quelque ganglion, réagissent
« sur les branches nerveuses motrices, lesquelles ont pour
« action de déterminer la contraction des fibres musculaires.

« Cette irritation peut provenir parfois d'une exulcération
« de la muqueuse au niveau du point rétréci, ou sim-
« plement de la sensibilité exagérée ; de telle sorte qu'une
« augmentation de l'acidité ou l'âcreté de l'urine suffit
« complétement chez quelques malades, pour exciter
« l'action réflexe que nous venons de décrire. C'est ainsi
« que la présence d'un corps étranger, tel qu'un petit
« calcul, une sonde, une injection, etc., etc. combinée
« avec la sensibilité locale et générale, la constitution et
« l'idiosyncrasie du malade, pourra déterminer de ces
« contractions réflexes. »

M. Guyon est d'un avis tout opposé. Il ne peut admettre la possibilité du spasme au niveau d'un rétrécissement organique de l'urèthre. Cette opinion ne vous surprendra pas, puisque je vous ai dit que l'habile chirurgien de Necker ne croit pas à la contractilité de l'urèthre antérieur. Pour lui, il n'y a que la région sphinctérienne qui puisse se contracter.

Voillemier, au contraire, admet la possibilité du spasme et précise dans quels cas on peut le rencontrer.

« Lorsqu'un rétrécissement est constitué, dit-il, par une « cicatrice épaisse, qui comprend toute l'épaisseur des « parois de l'urèthre, il est évident qu'il sera, comme tous « les tissus cicatriciels, incapable de se contracter. Mais « s'il est de nature inflammatoire et formé par une matière « amorphe infiltrée en quantité variable dans les parois « du canal, les fibres... musculaires ne seront pas détruites « comme dans le rétrécissement cicatriciel. Ces fibres « auront pu subir, sous l'influence de l'inflammation, « certains changements dont il est difficile de se rendre « compte, mais elles existent ; elles ont gardé leurs pro- « priétés physiologiques plus ou moins altérées et peuvent « se contracter.

« Entre ces cas bien tranchés, il en est d'autres qui sont « complexes. Supposons un rétrécissement formé par une « cicatrice superficielle et mince, ou par une cicatrice « épaisse, mais n'intéressant qu'un des côtés de l'urèthre. « Pour les motifs que je viens de donner, le rétrécissement « proprement dit ne pourra se contracter ; cependant les « fibres placées en dehors de lui ou sur la paroi opposée « du canal se contracteront. »

Ces remarques de Voillemier sont très justes. Du reste comment expliquer cette gêne considérable de la miction, et parfois même la rétention qui surviennent brusquement chez certains rétrécis névropathes, les impressionnables, comme les appelle M. Guyon, alors même que le canal admet une bougie assez volumineuse ? Il faut accuser l'élément congestif et l'élément inflammatoire, dit l'habile

chirurgien du service spécial de Necker. Certes, la congestion doit souvent jouer un grand rôle, mais elle ne saurait
expliquer complétement ces phénomènes et de plus elle
ne peut pas s'appliquer à tous les cas.

. Faut-il admettre avec M. le prof. Verneuil et ses élèves,
et avec M. Otis, de New-York, qu'il s'agit surtout, comme
je vous l'ai dit en vous parlant du diagnostic des rétrécissements organiques, d'un spasme du sphincter uréthral?
Eh bien, je ne vous cache pas que je suis tenté de croire
que c'est là en effet très souvent la cause principale des
accidents dont nous nous occupons. La congestion et le
spasme de la région où siège le rétrécissement peuvent
bien suffire à produire la rétention dans certains cas : l'observation de Civiale que je vous ai citée à propos de la
physiologie de l'urèthre et où il est dit que l'urine s'échappa
avec violence aussitôt que la sonde eut franchi l'obstacle,
qui siégeait dans la région pénienne, en est une preuve irréfutable. Mais le plus souvent je crois que le principal obstacle
à la miction, c'est le spasme de la région sphinctérienne. Il
est très difficile de le prouver, parce que les rétrécissements
blennorrhagiques sont les plus fréquents et que la plus
serrée de ces strictures, d'ordinaire multiples, siège tout
près de la portion sphinctérienne de l'urèthre. Rappelez-
vous cependant que ce spasme a été observé par plusieurs
chirurgiens; je vous en ai moi-même cité deux exemples
à propos du diagnostic des rétrécissements organiques.

En résumé, on peut dire que la gêne qu'éprouvent subitement dans la miction certains rétrécis tient à la fois à
la congestion et au spasme, mais que ce dernier paraît
jouer le principal rôle.

Lorsque vous aurez à traiter des rétrécis ayant eu
déjà spontanément des accidents de rétention, vous aurez
donc soin de diminuer le plus possible l'irritation de la
muqueuse uréthrale : vous emploierez la cocaïne et vous
insisterez après chaque cathétérisme sur les injections

intra-vésicales sans sonde d'eau boriquée à 37 degrés. Mais, de grâce, ne faites pas l'uréthrotomie interne.

Occupons-nous maintenant du véritable spasme de l'urèthre, de celui qui siège presque toujours au niveau de la région sphinctérienne, qui est indépendant de toute altération organique appréciable de l'urèthre et que l'on désigne d'ordinaire sous le nom de *rétrécissement spasmodique*.

RÉTRÉCISSEMENTS SPASMODIQUES

Voici, Messieurs, une affection que vous devez bien connaître, si vous ne voulez pas être exposés à commettre de graves méprises, aussi regrettables pour vous que pour vos malades.

Un assez grand nombre de *causes* peuvent déterminer les rétrécissements spasmodiques.

Le coït, surtout lorsqu'il est trop répété, peut déterminer un spasme tel du sphincter uréthral qu'une rétention d'urine en soit la conséquence. Civiale cite, à ce sujet, les deux observations suivantes :

« Le capitaine B..., âgé de 36 ans, et d'une constitution « robuste, avait eu plusieurs blennorrhagies, dont il s'était « débarrassé avec autant de succès que de bonheur. Sa « santé était excellente ; il ne se ressentait ni des fatigues « de la guerre, ni des excès dans le coït. Cependant, à la « suite d'un de ces derniers, il se trouva dans l'impossi- « bilité d'uriner. Tous les moyens généraux furent inutiles, « les plus grands efforts demeuraient sans résultat. L'in- « troduction de la sonde donna issue à environ trois pintes « d'urine, et mit un terme à ses angoisses : les fonctions « de la vessie se rétablirent immédiatement. Quelques

« mois après, ce même homme fut menacé d'accidents
« semblables, dont je n'eus pas de peine à arrêter le déve-
« loppement. Après avoir vidé la vessie, je m'assurai que
« l'urèthre était beaucoup plus irritable au-dessous de la
« symphyse pubienne qu'il ne l'est dans l'état naturel.
« L'introduction de quelques bougies détruisit cet excès
« de sensibilité. De son côté le malade sentit la nécessité
« d'user du coït avec plus de modération, et depuis lors,
« il n'a éprouvé aucun dérangement dans les fonctions de
« la vessie.

« M. N..., portugais, âgé de 30 ans, avait eu plusieurs
« gonorrhées, combattues seulement par les antiphlogis-
« tiques ; il conservait un léger écoulement, que le plus petit
« écart de régime augmentait. Le coït modéré ne pro-
« duisait qu'une légère difficulté d'uriner, durant quelques
« heures ; mais toutes les fois qu'il était répété, et surtout
« précédé d'un état prolongé d'érection, il déterminait une
« rétention complète d'urine. Celle-ci produisit deux fois
« les symptômes les plus alarmants, que fit cesser le cathé-
« térisme évacuatif. Depuis que M. N... s'est abstenu
« d'excès vénériens, il a uriné à plein canal. »

Il est à noter que si dans ces cas le coït a été la cause
déterminante du spasme uréthral, le canal ne se trouvait
pas cependant dans des conditions tout à fait normales.

Suivant Civiale, le spasme de l'urèthre peut être le résultat d'une cause beaucoup plus légère. « On a vu l'im-
« pression subite du froid, dit-il, une vive émotion morale,
« la frayeur, produire instantanément la difficulté d'uriner
« et même la rétention d'urine. Le trouble qu'on observe
« souvent dans l'émission de ce liquide, pendant le frisson
« des fièvres intermittentes, doit également être rapporté
« à cette catégorie. Il importe cependant de rappeler que
« beaucoup de malades urinent au contraire plus facile-
« ment en passant d'un lieu chaud dans un endroit froid,
« en s'asseyant sur du marbre, en s'appliquant des com-

« presses imbibées d'eau fraîche sur le pénis, le périnée
« et la partie interne des cuisses. »

Je vais vous rappeler l'observation d'un malade atteint
de rétrécissement spasmodique chez lequel je n'ai pu
trouver d'autre cause à ce spasme que de vives contrariétés. Il s'agissait même d'un homme de forte constitution.
J'ai déjà cité cette observation au Congrès de thérapeutique (1) dans une communication sur l'emploi de la cocaïne
dans le traitement des affections des voies urinaires.

Au mois de février 1889 se présentait à ma clinique un
malade des environs de Paris qui se plaignait d'avoir un
rétrécissement de l'urèthre. Il avait été soigné en effet
comme tel par l'un des professeurs les plus distingués de
la Faculté de médecine. Mais le passage de bougies assez
volumineuses n'avait amené aucune amélioration : le
malade urinait toujours difficilement ; il était même obligé
de se sonder plusieurs fois par jour. L'examen de l'urèthre
me montra qu'il n'existait qu'un spasme très marqué de
la région membraneuse. En interrogeant le malade, âgé
de 38 ans, j'appris que cet état, qui s'accompagnait
d'impuissance, datait de quelques mois et qu'il était sur-
venu à la suite de vives contrariétés. Ce malade ne présentait aucun des signes de l'ataxie au début; mais
c'était un impressionnable. Je lui prescrivis du bromure
de potassium, puis je ne le revis plus qu'environ trois mois
plus tard, le 2 mai. J'appris alors que le bromure de potassium avait produit peu d'amélioration ; son médecin avait
également épuisé sans plus de succès toute la série des
antispasmodiques. Je fis l'anesthésie de tout l'urèthre
avec une solution de chlorhydrate de cocaïne au cinquantième, dont 5 gr. seulement franchirent la région membraneuse : le soir le malade urina facilement. Ces injections
furent répétées tous les deux jours, puis tous les jours,

(1) Paris, août 1889.

et le cathétérisme put être ainsi complétement supprimé.

Je l'ai revu la semaine dernière. Il est encore obligé d'employer la cocaïne, mais il ne se sonde plus. Ce malade a une vie très active. Il ne présente pas de symptômes de tabes.

Le froid peut agir en rendant les urines fort acides et chargées d'urates. Voici en effet ce que dit M. Thompson à ce sujet :

« Il existe une certaine diathèse, connue sous le nom
« général de diathèse goutteuse, qui présente certains
« caractères principaux dont les plus marquants et les
« plus reconnaissables sont les suivants. Il s'agit
« généralement d'individus approchant de l'âge moyen
« (quoiqu'il existe des exceptions à cette règle), ayant
« vécu habituellement d'une façon large et sans se rien
« refuser; ils peuvent n'avoir jamais fait d'excès, leurs
« habitudes étaient très régulières, mais cette régularité
« comprenait l'usage constant, quoique modéré, de toutes
« les jouissances que peut procurer une table abondam-
« ment pourvue. Chez ces sujets, il existe fréquemment une
« tendance à l'irritabilité excessive de toutes les mu-
« queuses du corps, d'abord marquée sur les muqueuses
« gastro-intestinale et pulmonaire et principalement sur
« la première, où elle se manifeste par une dyspepsie
« acide, à laquelle ces personnes sont sujettes. Il survient
« une exagération très marquée dans l'acidité des sécré-
« tions, mais elle est variable suivant les époques. Ainsi,
« dans les saisons favorables à l'activité des fonctions
« des organes excrétaires et spécialement de la peau, ils
« ne s'en plaignent pas beaucoup; mais si la transpiration
« cutanée est supprimée, les reins et le foie agissent
« davantage, l'urine devient fort acide, se charge de dépôts
« analogues à de la brique, et même de matériaux cal-
« caires en quantité considérable. Au printemps, les vents
« d'est secs et froids affectent de pareils malades; ils

« ressentent des douleurs rhumatismales, souffrent de
« dérangements dans les viscères abdominaux et les
« résultats d'une mauvaise assimilation des aliments se
« manifestent dans l'urine, de la façon que nous venons
« d'indiquer. Enfin, comme la muqueuse de leurs organes
« génito-urinaires semble posséder, comme les autres, une
« sensibilité extrême aux agents d'irritation, on trouve
« fréquemment le jet d'urine considérablement diminué
« de volume, quelquefois une difficulté exagérée dans la
« miction et un besoin plus fréquent d'uriner, qui condui-
« sent le malade auprès du chirurgien. »

. Il est bien évident que le spasme se produira encore
beaucoup plus facilement sous l'influence de ces urines
très acides si la muqueuse uréthrale est le siège d'une
ulcération, ou encore d'une éraillure consécutive à l'introduction d'un cathéter, ou même d'une simple inflammation.

L'urine peut aussi être altérée et devenir par suite une
cause de spasme à la suite de l'absorption des cantharides, des épices, des condiments, de la térébenthine, etc...

L'état spasmodique peut encore être provoqué par un
attouchement ou mieux par un froissement direct de
l'urèthre. Il n'est pas nécessaire que ce froissement
ait lieu au niveau du sphincter uréthral, mais c'est
bien lorsqu'il s'exerce dans ce point que le spasme a le
plus de chances de se produire. La simple exploration
du canal peut en effet être suivie d'une rétention d'urine,
lors même qu'elle a été effectuée avec des instruments
souples.

La surdistension de l'urèthre est une cause de spasme
admise par tous les auteurs. La rétention d'urine en est
souvent la conséquence. Cette surdistension a été surtout
observée depuis que l'on emploie la lithotritie.

Mais les rétrécissements spasmodiques ne dépendent
pas toujours d'une cause agissant directement sur les

parois même du canal. Ils peuvent aussi être dus à la sympathie de l'urèthre avec un organe voisin. Certaines lésions profondes des reins, du corps de la vessie, de son col ou de la prostate, la gravelle, la pierre, peuvent les occasionner, ainsi que l'a montré Civiale. Ce spasme se rencontre chez les calculeux lorsque la pierre est maintenue au contact du col, qu'il s'agisse d'un fragment ou de l'extrémité d'une pierre volumineuse. Pendant les crises douloureuses, la contracture du sphincter uréthral est parfois excessivement intense; elle a souvent forcé les chirurgiens à renoncer aux tentatives de cathétérisme. Vous en avez eu tout dernièrement un exemple remarquable à ma clinique. Nous avons dû recourir à la cocaïne pour faire l'exploration. Pour d'autres raisons, il a fallu pratiquer chez ce malade la taille hypogastrique et vous avez pu constater, comme je vous l'avais annoncé, qu'il s'agissait d'un petit calcul. Vous vous rappelez qu'il n'y avait cependant pas de cystite : c'était donc bien le simple contact immédiat du calcul avec le col qui donnait lieu à ce spasme si énergique du sphincter uréthral.

Les rétrécissements spasmodiques sont également fréquents chez les tuberculeux vésicaux et prostatiques. Je vous en ai déjà parlé à propos du calcul de la résistance du sphincter uréthral.

Chez la femme, les maladies de l'utérus entraînent parfois un spasme de l'urèthre. Celui-ci peut se montrer encore avec le vaginisme.

Quelques faits authentiques établissent que les rétrécissements spasmodiques peuvent être causés par des hémorrhoïdes, surtout des hémorrhoïdes enflammées, par l'accumulation des matières fécales, par la présence d'un corps étranger dans le rectum : ascarides, etc... Dans un cas de Tuffuel (Médical Times 1848) la présence d'un ver solitaire dans l'intestin avait été la cause du spasme.

Pour M. Thompson, le prurigo de l'anus et des organes

génitaux, qui se rencontre surtout chez les personnes âgées, est une cause non douteuse de spasme. Mais l'habile chirurgien anglais insiste surtout sur la fissure à l'anus et sur les opérations pratiquées dans cette région comme cause de spasme du sphincter uréthral. La rétention d'urine est en effet très fréquente à la suite des opérations pratiquées sur la région anale : la dilatation forcée de l'anus, la ligature des hémorrhoïdes, par exemple, donnent souvent lieu à cette complication.

Voillemier a cité un cas de rétrécissement spasmodique déterminé par une névralgie du testicule.

« Pendant plus de 4 ans, dit-il, j'ai donné des soins à « un jeune officier qui était pris de temps à autre, d'une « névralgie du testicule gauche. Chaque accès durait de « 4 à 6 jours. Les douleurs, sourdes, au début, commen-« çaient par l'épididyme, remontaient le long du cordon, « se propageaient à toute la verge et retentissaient surtout « dans le gland. Quand elles étaient arrivées à leur paro-« xysme, la miction devenait très difficile. Le malade sen-« tait parfaitement l'urine s'engager dans le canal, mais « il ne pouvait la chasser au dehors. Il n'urinait que par « un petit jet et par secousses. Le cathétérisme avec une « sonde ordinaire était impossible. Ce n'est qu'avec de « grandes précautions et beaucoup de patience que l'on « parvenait à introduire jusque dans la vessie une bougie « de 3 millimètres. Celle-ci éveillait d'abord de vives dou-« leurs, mais quand elle était restée en place dix minutes « ou un quart d'heure, on la retirait et l'urine sortait assez « bien. Le malade était obligé de recourir à ce moyen « quatre ou cinq fois en 24 heures. Lorsque la crise névral-« gique était passée, le malade urinait librement, et il « était facile de pratiquer le cathétérisme avec une sonde « de 7 millimètres. »

Telles sont les principales causes sous l'influence desquelles peut se produire le rétrécissement spasmodique

17

de l'urèthre. Mais rappelez-vous que dans la plupart des cas elles n'ont chance d'être suivies de spasme que si le sujet y est prédisposé. Ce sont surtout les névropathiques, les myéliques, toute cette classe si nombreuse « des impressionnables » qui sont exposés à être atteints de spasme de l'urèthre sous l'influence des causes que je viens de vous énumérer. Chez ces sujets, il existe en effet une sensibilité exaltée de la région sphinctérienne. Il est donc aisé de comprendre combien peut facilement s'éveiller le spasme chez ces malades à la suite de la cause la plus légère.

Symptômes. — Les troubles que produisent dans la miction les rétrécissements spasmodiques diffèrent essentiellement de ceux qui sont causés par un rétrécissement organique. La gêne à l'émission de l'urine est en effet très variable d'un jour à l'autre et même dans les 24 heures, lorsqu'il s'agit d'un spasme. « Le malade, interrogé avec « soin, dit Voillemier, raconte que son jet d'urine est tan-« tôt volumineux et uniforme, tantôt fin et déformé. Dans « ce dernier cas il a conscience d'une sorte de resserre-« ment du canal ; il éprouve au moment du passage de « l'urine, une douleur vive dans un point limité et le ?plus « souvent en arrière des bourses ; il sent parfois que l'urine « s'engage dans l'urèthre, mais qu'elle est arrêtée quand « elle arrive dans la partie douloureuse. »

Très souvent le spasme ne se borne pas à produire une simple gêne de la miction ; il détermine, comme je viens de vous le dire en vous parlant des causes de cette affection, une véritable rétention d'urine, ordinairement subite et passagère. Mais il n'y a pas d'accidents autres que ceux qui naissent de l'impossibilité d'uriner.

La *marche*, la *durée*, la *terminaison* de cette affection sont absolument subordonnées aux causes qui la produisent. Si la cause peut être supprimée immédiatement, comme dans certains cas que je vous ai cités, le spasme disparaît aussitôt, mais s'il s'agit du tabes ou d'une autre affection grave des centres nerveux, il est bien évident que la marche, la durée, la terminaison du spasme uréthral seront bien différentes et le *pronostic* autrement grave. Rappelez-vous cependant que ce sont presque toujours des malades qui appartiennent à la classe des impressionnables et que vous pourrez voir l'affection se reproduire chez eux sous l'influence de causes variables et parfois des plus légères.

Diagnostic.— L'irrégularité et l'inconstance des troubles de la miction peuvent bien vous faire supposer qu'il s'agit d'un rétrécissement spasmodique et non d'un rétrécissement organique de l'urèthre, mais vous ne pourrez en avoir la certitude qu'en explorant le canal, ce qui n'est pas toujours facile, suivant les auteurs, puisque l'on a dû recourir plusieurs fois au chloroforme. « Ce diagnostic est « réputé très difficile, dit M. Guyon; il l'est, en effet, et « c'est pour cela que je cherche avec vous à définir les « conditions qui permettent de l'établir. »

Je vous ai déjà dit que M. Guyon ne croit pas que le chloroforme puisse être d'un grand secours pour faire ce diagnostic.

« Il y a même, dans l'espèce, inconvénient, ajoute-t-il, « à suspendre l'expression de la sensibilité de la portion « membraneuse, qui est l'un des éléments qu'il vous faut « étudier à propos du diagnostic du spasme..... On ne peut « donc accepter, au point de vue pratique, que le chloro- « forme supprime les difficultés si périlleuses du cathété- « risme qui se présentent au moment où l'instrument doit « pénétrer la portion membraneuse, c'est-à-dire à la fin du « premier temps. C'est cependant le seul moment où l'on « pourrait rationnellement compter sur lui... il est ration- « nel de penser que la portion membraneuse, si largement

« pourvue de fibres striées, puisse cesser de se contracter
« sous l'influence du chloroforme. »

Eh bien, il nous importe peu de savoir si le chloroforme
est capable de faciliter ce diagnostic. C'est un moyen
extrême, auquel, je l'espère, vous n'aurez jamais besoin
de recourir. Aujourd'hui, vous avez à votre disposition
pour reconnaître un rétrécissement spasmodique un moyen
beaucoup plus simple et plus inoffensif. Je vous l'ai déjà
signalé en vous parlant du diagnostic des rétrécissements
organiques de l'urèthre : c'est l'anesthésie directe de toute
la muqueuse uréthrale à l'aide d'une solution de chlorhydrate de cocaïne. Mais, me direz-vous, on suspend ainsi
l'expression de la sensibilité de la portion membraneuse?
C'est vrai, mais quel inconvénient y a-t-il à cela? que
voulez-vous savoir? Si votre malade a un rétrécissement
spasmodique ou organique, n'est-ce pas? Or, que vous
importe ensuite de savoir si chez ce malade la région
sphinctérienne est plus ou moins sensible? Cette notion
peut-elle vous servir pour le traitement? Nullement. Eh
bien, vous vous priveriez de l'avantage immense de l'anesthésie uréthrale uniquement pour un détail de diagnostic sans importance? Mais je ne veux pas insister davantage, la question me paraît suffisamment claire au point
de vue pratique.

Je ne reviens pas sur les différentes précautions qu'il
faut prendre dans l'exploration de l'urèthre pour reconnaître si l'on a affaire à un rétrécissement spasmodique
ou au contraire à un rétrécissement organique. Je vous
les ai indiquées longuement en vous parlant du diagnostic
de cette dernière affection. Rappelez-vous donc surtout
que c'est la cocaïne qui vous permettra de faire facilement
le diagnostic du rétrécissement spasmodique. Loin de
présenter des inconvénients, elle a l'avantage au contraire
d'épargner au malade toute douleur un peu vive et de
constituer le traitement palliatif par excellence.

Voici maintenant un exemple d'erreur de diagnostic qui a failli être très préjudiciable au malade.

Il y a quelques semaines, j'étais consulté par un de nos bons confrères de province, qui était très inquiet. Un chirurgien de Paris l'avait examiné et avait trouvé dans la région périnéo-bulbaire un rétrécissement n'admettant qu'une bougie n° 8. Cette bougie n'avait même pu être introduite qu'au bout d'un instant, après des tentatives très pénibles, car le canal, me disait ce confrère, était très sensible. Ce chirurgien lui avait déclaré qu'il n'y avait qu'un moyen de guérir ce rétrécissement, c'était de le traiter par l'électrolyse linéaire. Avant de se résoudre à subir cette opération, ce confrère avait voulu me demander si je croyais que la dilatation serait cependant possible en employant la cocaïne suivant le procédé que j'avais décrit au mois d'août dernier au Congrès de thérapeutique. Je lui répondis que je l'espérais, car j'avais eu déjà plusieurs fois l'occasion de dilater ainsi des rétrécissements très irritables, et je lui proposai de commencer moi-même le traitement, ce qu'il accepta. Après avoir anesthésié tout l'urèthre, j'introduisis une bougie n° 8 sans rencontrer la moindre difficulté. Je commençai à douter de l'existence d'un rétrécissement. Je pris alors une bougie n° 11, qui fut introduite avec la même facilité et sans que je sentisse qu'elle fût serrée. Le lendemain, je pus introduire avec la même facilité un explorateur à boule n° 20 et pour bien convaincre ce confrère, qui n'en pouvait croire ses yeux, je l'enfonçai jusqu'au niveau de la face postérieure de la vessie, soit de 25 centimètres environ. La vessie avait été préalablement distendue avec une solution boriquée injectée sans sonde. Il n'y avait donc pas le moindre doute. C'était simplement un rétrécissement spasmodique.

Vous voyez quelle erreur, et quelles conséquences elle allait avoir. Voilà un malade qui n'avait qu'une légère affection, puisque le spasme n'avait jamais donné lieu qu'à des symptômes fonctionnels sans importance et chez lequel on allait déterminer un rétrécissement cicatriciel, c'est-à-dire la forme la plus grave des rétrécissements organiques de l'urèthre.

Eh bien, je ne vous souhaite pas, Messieurs, de débuter dans votre clientèle par une erreur de ce genre. Vous devinez sans peine ce qu'il en adviendrait. Ce fait, mieux que tout ce que je viens de vous dire, vous gravera dans la mémoire, j'en suis persuadé, l'importance que présentent les rétrécissements spasmodiques de l'urèthre.

Traitement. — Le traitement des rétrécissements spasmodiques comprend le traitement des accidents dus au spasme, c'est-à-dire le traitement palliatif et le traitement de la cause, qui seul peut vous permettre d'obtenir une guérison durable.

S'il existe de la rétention complète d'urine, il n'y a pas à hésiter : vous ferez l'anesthésie de tout l'urèthre avec la cocaïne et vous pratiquerez le cathétérisme afin de vider la vessie.

S'il existe simplement de la gêne dans la miction, la cocaïne employée seule vous permettra de la faire disparaître. Vous vous rappelez que dans un des cas que je vous ai cités, j'ai pu même prévenir la rétention et éviter le cathétérisme.

Je ne vous parlerai pas de tous les moyens auxquels on a eu recours avant l'emploi de la cocaïne; ils n'ont plus aucun intérêt. Je vous rappellerai cependant que le cathétérisme, qui a donné parfois de bons résultats, aggrave au contraire assez souvent l'état des malades.

Le traitement de la cause, au contraire, est très important. Dans les cas analogues à ceux cités par Civiale et que je vous ai rappelés, il suffit de supprimer les excès qui ont déterminé le spasme. Le traitement général méritera toute votre attention chez les goutteux. Enfin, vous n'oublierez pas que ce sont très souvent des impressionnables: vous dirigerez donc en même temps votre médication du côté du système nerveux. Malheureusement quand il s'agira du tabes vos moyens seront bien limités.

CALCULS DE L'URÈTHRE

Les calculs uréthraux peuvent se rencontrer dans toutes les régions de l'urèthre. Ils ont deux origines distinctes : les uns viennent de la vessie et sont arrêtés dans le canal; les autres se forment dans l'urèthre. Ces derniers sont de beaucoup les moins fréquents.

Les calculs uréthraux qui viennent de la vessie sont tantôt des concrétions descendues des reins, tantôt des débris de calculs vésicaux provenant d'une opération de lithotritie. Lorsque ces concrétions rénales ou vésicales sont peu volumineuses elles sont ordinairement expulsées pendant la miction; mais si elles présentent un certain volume, ou s'il s'agit de débris abondants dus à la lithotritie, ces corps étrangers se trouvent arrêtés le plus souvent dans la portion prostatique et ensuite dans le voisinage du bulbe ou près de la fosse naviculaire. Sans être volumineuses, les concrétions rénales peuvent encore être retenues dans l'urèthre s'il existe un rétrécissement.

C'est également dans les cas de strictures que se forment sur place les calculs uréthraux dans la grande majorité des cas. C'est en effet en arrière de la coarctation, dans une poche urinaire, dans le foyer d'un ancien abcès urineux ou dans un simple sinus que ces concrétions prennent naissance grâce à la stagnation de l'urine et à la précipitation des éléments salins qu'elle tient en dissolution. Les calculs ainsi formés se distinguent des précédents par leur composition chimique. Tandis que les premiers présentent un noyau d'acide urique ou oxalique, entouré d'un nombre variable de couches phosphatiques parfaitement distinctes, le calcul formé dans l'urèthre est constitué tout entier par du phosphate de chaux avec des couches concentriques à peine appréciables ou tout à fait absentes et une agglomération uniforme de ses éléments. Vous comprenez combien la cystite doit favoriser la formation de cette dernière variété de calculs. Voici une pièce de la collection de Mallez, où il existe trois calculs dans une poche urinaire située en arrière d'un rétrécissement.

Les calculs uréthraux déterminent habituellement une dilatation du canal régulière ou inégale dans laquelle ils se logent et où ils se dérobent parfois aux explorations. Une infiltration d'urine consécutive à l'ulcération de la muqueuse ou des abcès péri-uréthraux peuvent encore être la conséquence du séjour prolongé de ces corps étrangers dans l'urèthre. Le calcul peut ainsi se faire jour à l'extérieur, mais il reste habituellement une fistule plus ou moins rebelle.

Un calcul peut séjourner dans l'urèthre un temps parfois très long sans donner lieu à des *symptômes appréciables*. Mais d'ordinaire il existe de la douleur au niveau du corps étranger, des envies fréquentes d'uriner, et de temps en temps de la rétention passagère d'urine. Si l'on tarde à intervenir, des accidents graves se produisent fréquemment : rétention complète, infiltration urineuse, etc...

Le *diagnostic* ne peut être fait que si un cathéter métallique introduit dans l'urèthre donne le contact caractéristique. La palpation du canal, le toucher rectal, la connaissance d'une opération de lithotritie faite avant l'apparition des symptômes fonctionnels peuvent cependant fournir des renseignements très utiles.

Avant de vous parler du traitement, je tiens à insister sur les cas dans lesquels il existe à la fois un calcul et un rétrécissement de l'urèthre. Cette circonstance constitue une complication sérieuse dont la gravité est en rapport avec l'étroitesse du rétrécissement, le volume du calcul et la gêne de la miction.

Le symptôme le plus important lorsque ces deux obstacles à l'émission de l'urine existent simultanément, c'est une interruption brusque du jet pendant la miction, ce qui n'a pas lieu d'ordinaire lorsqu'il s'agit d'un simple rétrécissement. Dans ce cas, en effet, le jet, si petit qu'il soit, est continu. Cela ne suffit pas cependant pour faire le diagnostic. Il faut encore le contact d'un cathéter métallique avec le calcul pour être bien sûr que l'obstacle ne siège pas au niveau du col de la vessie. Vous prendrez donc une sonde en argent de petit calibre et vous pratiquerez le cathétérisme. Si vous ne pouvez introduire qu'une bougie en gomme très petite, vous aurez des sensations bien moins nettes qu'avec un instrument de métal. Vous pourrez cependant faire le diagnostic dans certains cas : vous sentirez que cette bougie rencontre un obstacle momentané, ou que l'on déplace, qu'elle frotte contre un corps solide et rugueux différent du tissu induré des rétrécissements.

Certains d'entre vous se rappellent certainement encore un malade de l'hôpital St-Louis, chez lequel je pus arriver à faire ce diagnostic en 1888 avec une bougie en gomme n° 6. Le rétrécissement, qui siégeait dans la région périnéo-bulbaire, n'admettait en effet que ce numéro. Mais il faut bien convenir que c'est là un diagnostic délicat qui exige une assez grande habitude du cathétérisme et la connaissance des différentes sensations que donnent les rétrécissements serrés lorsqu'on les franchit avec une bougie en gomme.

Quelle est la conduite à tenir dans ces cas compliqués

de calculs de l'urèthre? Si les accidents ne sont pas pres-
sants, il faut recourir à la dilatation permanente. Lorsque
la pierre est libre et petite, elle peut s'échapper d'elle-
même dès que le canal est suffisamment élargi. Mais s'il
s'agit d'un calcul formé sur place, assez volumineux et
enclavé dans les parois uréthrales, comme vous l'avez
constaté chez le malade que je vous rappelais tout à
l'heure, il faut employer les divers instruments en usage
pour extraire de l'urèthre les différents corps étrangers
autres que les calculs. Ainsi la curette articulée de Leroy
(d'Etiolles), la pince de Hunter, le lithotriteur uréthral de
Nélaton, celui de M. Reliquet pourront être essayés; mais
aujourd'hui, on a surtout recours aux instruments beaucoup
plus pratiques de Mathieu et de Collin. Voilà des modèles de
ces instruments. C'est avec la pince du modèle Mathieu
que je pus débarrasser mon malade après avoir pratiqué
la dilatation permanente du calcul uréthral qui siégeait
derrière son rétrécissement et qui avait le volume d'une
noisette.

Lorsqu'il y a urgence à extraire le calcul, certains
auteurs sont d'avis de recourir à l'uréthrotomie interne.
Voillemier conseille de la faire avec l'uréthrotome de
Ricord.

Enfin, si la pierre est assez grosse et enclavée dans
l'urèthre, les auteurs conseillent de pratiquer la boutonnière uréthrale.

S'il existe une infiltration d'urine ou un abcès urineux,
il est bien évident que c'est à l'incision des parois de
l'urèthre qu'il faut recourir.

Lorsqu'il n'existe pas de rétrécissement de l'urèthre,
les mêmes moyens d'extraction sont employés, exceptés
bien entendu ceux que je vous ai indiqués pour agrandir
le calibre du canal.

Je vous rappelle que lorsqu'il s'agit de petits fragments

dus à la lithotritie et arrêtés dans l'urèthre antérieur, vous pouvez très facilement en débarrasser les malades en faisant le lavage de cette région du canal avec ma sonde à double courant.

Lorsque le calcul siège dans la région prostatique, les instruments droits ne peuvent plus être employés. Il faut recourir soit à la pince courbe de Voillemier, soit à la pince de Cusco. Mais il arrive assez souvent que ces instruments sont insuffisants. On a proposé de faire alors la lithotritie uréthrale avec les lithotriteurs que je vous montrais tout à l'heure. M. Reliquet est très partisan de cette opération. D'autres chirurgiens préfèrent au contraire repousser le calcul dans la vessie. Ils se servent pour cela d'une grosse sonde métallique qu'ils poussent doucement jusqu'à ce que le calcul soit tombé dans le réservoir urinaire. Ce résultat obtenu, il ne reste plus qu'à introduire un lithotriteur et à broyer le calcul, soit immédiatement, soit au bout de quelques jours.

Je ne vous dirai maintenant qu'un mot des *corps étrangers de l'urèthre* introduits par le méat. Ces corps étrangers peuvent être des plus variables. Le point important à retenir, c'est qu'une fois introduits dans le canal, ils ont la plus grande tendance à être attirés dans la vessie par le fait d'une espèce de puissance d'aspiration. Il faut donc se hâter d'intervenir. Mille petits moyens plus ou moins ingénieux ont été employés pour retirer ces corps étrangers de l'urèthre. Mais souvent on est obligé pour en débarrasser le malade de recourir aux moyens que je viens de vous indiquer pour les calculs de l'urèthre. Il y a quelques jours, vous m'avez vu retirer à la clinique avec la pince du modèle Mathieu une sonde qui s'était brisée dans la partie profonde de l'urèthre. M. Reliquet pense que dans certains cas son brise-pierre uréthral pourra encore rendre des services. Lorsque le corps étranger siège dans la portion rétro-sphinctérienne de l'urèthre on pourra, dit-il, le saisir dans ce point ou bien le refouler dans la vessie pour l'y prendre avec un brise-pierre ordinaire.

INFILTRATION D'URINE

Messieurs,

On donne le nom d'infiltration d'urine à la pénétration dans l'épaisseur des tissus de ce liquide sorti de ses voies naturelles par une ouverture accidentelle. Cependant, on désigne surtout ainsi la sortie brusque d'une grande quantité d'urine qui envahit toutes les parties voisines de l'appareil urinaire au niveau de la solution de continuité. Si la quantité d'urine est au contraire peu considérable et qu'elle ait une tendance à s'enkyster, on donne à l'affection le nom d'abcès urineux, de tumeur urineuse.

Causes. — Toute perforation ou éraillure siégeant sur un point quelconque de l'appareil urinaire peut produire une infiltration d'urine.

La rupture du rein à la suite d'un traumatisme, la perforation de cet organe de dedans en dehors par un calcul peuvent donner lieu à l'infiltration urineuse tout aussi bien que s'il s'agissait du bassinet ou de l'uretère.

Les ruptures de la vessie, soit traumatiques, soit spontanées, les plaies accidentelles ou chirurgicales de cet organe en sont encore des causes faciles à comprendre. L'urine s'épanche alors tantôt dans le péritoine, tantôt dans le tissu cellulaire pelvien. La disposition de la séreuse péritonéale au niveau de la vessie, disposition que je vous ai longuement décrite, vous rend compte de cette marche différente de l'affection dans ces cas.

Mais ce sont les lésions de l'urèthre qui représentent les causes les plus fréquentes de l'infiltration urineuse. Au niveau de l'urèthre postérieur, ces lésions sont : une déchirure ou une ulcération due à un calcul engagé dans le canal, certaines fausses routes chez les vieillards, les incisions de la taille latéralisée, etc..... Dans les fractures ou les disjonctions du pubis, c'est ordinairement la partie postérieure de la région sphinctérienne qui est lésée, mais dans l'un et l'autre cas, l'infiltration se fait dans la loge médiane de l'étage supérieur du périnée, loge que je vous ai décrite à propos des rapports de la portion rétro-sphinc-térienne de l'urèthre.

Les traumatismes de l'urèthre antérieur : chute à cali-fourchon, incision due à l'uréthrotomie, déchirure produite par la divulsion brusque, etc..., donnent lieu au contraire à une infiltration d'urine qui siège dans la loge périnéale inférieure. C'est également dans cette loge que pénètre l'urine lorsque l'infiltration est due à un rétrécissement de l'urèthre, cause de beaucoup la plus fréquente. C'est cette dernière variété d'infiltration que je me propose surtout de vous décrire.

Physiologie & Anatomie pathologiques.— Les auteurs sont loin d'être d'accord sur la manière dont se produit la solution de continuité. Tous admettent bien la dilatation du canal en arrière du rétrécissement, ainsi que l'inflam-mation chronique de ses parois à ce niveau; mais tandis que les uns, avec Boyer, admettent comme mécanisme de l'infiltration urineuse l'ulcération des parois de l'urèthre, ulcération assez étendue pour ouvrir un large passage aux urines hors de leurs voies naturelles; d'autres, au con-traire, avec Voillemier, pensent que ces ulcérations sont en effet souvent très nombreuses, mais qu'elles sont petites, superficielles, bornées à la muqueuse et qu'elles reposent sur un fond induré, imperméable aux liquides. Pour Voillemier, la cause de la perforation de l'urèthre, c'est la projection avec force de l'urine contre les parois de cet organe modifiées dans leur structure par une inflammation profonde. Voici, du reste, comment il s'exprime : « Dès « qu'un rétrécissement est arrivé à un certain degré, les « urines ne pouvant sortir librement, tendent à dilater « l'urèthre en arrière de l'obstacle qu'elles rencontrent. « Plus le rétrécissement devient étroit, plus cette dilata- « tion du canal augmente. Après chaque miction, une « petite quantité d'urine s'arrête dans cette sorte de poche ; « elle y séjourne et s'y altère ; sa présence ne tarde pas à « en enflammer les parois, qui deviennent plus friables et « moins résistantes. Si, dans cet état de choses, le malade, « dont la dysurie est chaque jour plus grande, se livre à « des contractions violentes pour débarrasser sa vessie, le « flot des urines, faisant effort contre les parois de l'urèthre, « finit par les déchirer en arrière du rétrécissement. On « comprend alors que l'urine s'épanche en grande quantité « et qu'elle s'infiltre plus ou moins loin dans l'épaisseur « des tissus, car elle n'est retenue par aucun obstacle. « Encore faut-il qu'elle ait produit une déchirure du canal « assez considérable. Autrement, elle filtre peu à peu « dans le tissu cellulaire ; malgré ses propriétés éminem- « ment toxiques, elle détermine au devant d'elle une inflam- « mation adhésive qui limite ses progrès, et il se forme... « un abcès urineux et non une véritable infiltration. »

La solution de continuité siégerait le plus souvent, selon Voillemier, sur les côtés de l'urèthre ; pour d'autres, au contraire, ce serait sur la paroi inférieure qu'on la rencon- trerait le plus souvent.

Presque toujours, la rupture est située immédiatement en arrière du rétrécissement, quelque éloigné qu'il soit de la vessie. C'est là en effet la partie du canal la plus enflam- mée par suite du séjour qu'y font les urines. Comme les rétrécissements siègent le plus souvent dans la région

périnéo-bulbaire, c'est donc à l'union de la région bulbaire
et de la région sphinctérienne, par suite en avant de l'aponévrose moyenne du périnée, que se fait la rupture de
l'urèthre.

La déchirure est dirigée d'arrière en avant, longue de 4
à 10 millimètres et large de 3 à 4 millimètres. Ses bords
sont épais, irréguliers et souvent déchiquetés. Quelquefois
il existe une ouverture considérable avec perte de substance, et le rétrécissement, cause première de la rupture
du canal, n'existe plus. C'est que dans ces cas l'urine s'in-
filtrant dans l'épaisseur même des parois de l'urèthre en
a mortifié une partie. La muqueuse qui avoisine la déchirure est grise ou noirâtre, ramollie et souvent détruite.
Au-dessous de l'urèthre, il existe ordinairement un foyer
anfractueux, rempli d'un pus brun ayant une odeur d'urine
très prononcée et dans lequel nagent des lambeaux de
tissu cellulaire gangrené.

L'infiltration urineuse est ordinairement assez bien
limitée par les aponévroses au début de l'accident, mais
bientôt elle les détruit et franchit les loges que limitent
ces aponévroses. Lorsque la solution de continuité siège
au niveau de l'urèthre, au-dessus de l'aponévrose moyenne
du périnée, l'urine, arrêtée en bas par cette aponévrose,
en haut par le muscle releveur de l'anus et l'aponévrose
supérieure du périnée, ne tarde pas à s'étendre en arrière
sur les côtés du rectum, dans les fosses ischio-rectales et
jusque dans le tissu cellulaire sous-cutané de la marge
de l'anus. Vous vous rappelez, en effet, que de tous les
plans aponévrotiques qui limitent la loge moyenne de
l'étage supérieur du périnée, c'est le plan postérieur qui
est le moins résistant. Assez souvent, l'urine, profitant de
quelque éraillure des plans fibreux ou suivant le trajet
des nerfs et des vaisseaux, traverse encore tantôt l'aponévrose moyenne et s'épanche entre celle-ci et l'aponévrose superficielle, tantôt l'aponévrose supérieure et

gagne les fosses iliaques, ainsi que le tissu cellulaire sous-péritonéal, qu'elle infiltre parfois jusqu'à une très grande hauteur, le long de la colonne vertébrale.

Lorsque la rupture siège immédiatement en avant de l'aponévrose moyenne, ou en un point quelconque de l'urèthre antérieur, ce qui est le cas de beaucoup le plus commun, comme je vous l'ai dit, l'urine, retenue en haut et en arrière par l'aponévrose moyenne, en bas et en avant par l'aponévrose superficielle, commence par s'épancher dans la loge périnéale inférieure comprise entre ces deux plans fibreux. Ensuite, elle envahit le scrotum, puis remonte dans l'aine, au-dessus de l'arcade crurale, et elle se répand dans le tissu cellulaire sous-cutané de la paroi abdominale. Elle peut envahir non seulement l'hypogastre, mais encore les côtés du tronc, les lombes et s'étendre jusque dans l'aisselle. Parfois, elle contourne l'épine iliaque antérieure et supérieure, gagne les fesses et la partie supérieure des cuisses.

Symptômes. — L'infiltration d'urine survenant chez un malade atteint de rétrécissement de l'urèthre se produit pendant de violents efforts de miction. Le rétréci, qui souffre d'une rétention d'urine presque complète, contracte énergiquement sa vessie pour la vider lorsque tout à coup il éprouve au niveau du canal la *sensation d'une déchirure* et il se trouve soulagé ; il éprouve la sensation de bien-être que procure l'évacuation de l'urine. Le malade a en effet vidé sa vessie, au moins en partie, mais il l'a vidée dans son tissu cellulaire et non à l'extérieur, car ordinairement il n'a pas rendu une seule goutte d'urine. Si l'on examine la région hypogastrique à ce moment, on constate que la tumeur qu'y formait la vessie a diminué ou disparu.

Le bien-être très prononcé qu'éprouve le malade, et qui est dû à la cessation des douleurs causées par la rétention

d'urine, est quelquefois troublé par un frisson plus ou
moins violent. En tous cas, ce calme est de courte durée :
bientôt apparaissent un ou plusieurs frissons bien plus
intenses et plus profonds que celui dont je viens de vous
parler. Le malade a des claquements de dents, des horri-
pilations ; il est glacé et l'on a beaucoup de peine à le
réchauffer en l'enveloppant de couvertures et en lui donnant des boissons chaudes et toniques. Alors arrive une
réaction des plus vives caractérisée par la coloration du
visage, de la céphalalgie, une élévation de la température,
un pouls fréquent, une sécheresse de la langue. Enfin la
crise s'achève par des sueurs abondantes et fétides. Si
l'on n'intervient pas, l'infiltration poursuit sa marche, les
accès fébriles se répètent, le malade tombe rapidement
dans un état d'adynamie profonde qui se termine par la
mort.

A ces accidents généraux se joignent des signes locaux,
qui varient avec le siège de l'infiltration. Voyons ce qui se
passe dans les cas ordinaires lorsque celle-ci a lieu dans
la loge périnéale inférieure. Il se forme alors au périnée
une tumeur aplatie, transversale ou allongée du côté des
bourses. Ces dernières augmentent de volume à leur tour
et deviennent quelquefois aussi grosses que la tête d'un
fœtus à terme ; la verge et le prépuce sont gorgés d'urine
et présentent un œdème semblable à celui que l'on rencontre chez les individus affectés d'anasarque. En même
temps, on constate de la tuméfaction dans les aines, au-
devant du pubis et même à la partie supérieure et interne
des cuisses. Tous ces changements se produisent rapidement à cause de la laxité extrême du tissu cellulaire de
ces régions.

L'étroitesse du rétrécissement, l'étendue de la solution
de continuité, les contractions très énergiques de la vessie,
dont l'hypertrophie est parfois considérable, les efforts
que fait le malade ont, vous le comprenez, une grande

influence sur les désordres produits par l'urine. Lorque celle-ci s'échappe rapidement de l'urèthre, elle déchire le tissu cellulaire et se creuse une sorte de foyer auquel on donne le nom d'*épanchement d'urine*. Si elle coule lentement, elle pénètre dans les mailles du tissu cellulaire et les distend sans les rompre.

Dans les premières heures, l'urine se comporte comme le ferait tout autre liquide. Le gonflement des parties qui est en raison directe de l'abondance et de la laxité du tissu cellulaire, est produit par œdème mou, gardant l'impression du doigt, non douloureux et sans changement de couleur à la peau. Mais l'urine ne tardant pas à agir comme un liquide irritant, développe une inflammation violente dans les tissus et alors l'œdème devient douloureux et plus résistant au toucher : c'est une rénitence semblable à celle du phlegmon. La peau est luisante, tendue et présente une coloration d'un rouge sombre. Comme l'urine mortifie rapidement tout le tissu cellulaire avec lequel elle est en contact, on voit bientôt apparaître des plaques irrégulières de sphacèle au niveau desquelles on détermine par la pression une crépitation fine. Dans ces points, la peau est d'un rouge cuivré, puis violacée et noirâtre. Ces taches se montrent dans plusieurs points à la fois. A ce niveau, il se forme des phlyctènes remplies d'un liquide séreux et brun. Une fois ouvertes, elles laissent voir le derme mortifié et d'un rouge noirâtre. Celui-ci se détache à son tour et livre passage à un mélange de pus sanieux, d'urine, de gaz et de lambeaux de tissu cellulaire dont la chute met à nu certains organes et surtout le testicule. Ce mélange présente une odeur horriblement fétide.

Lorsque l'infiltration s'est faite dans la loge médiane de l'étage supérieur du périnée, l'urine, cachée derrière une couche de tissus plus épaisse et renfermée dans une loge fibreuse mieux circonscrite, surtout inférieurement, met plus de temps à se manifester au dehors. Elle se di-

rige encore du côté du périnée, mais plus en arrière : on
constate au-devant de l'anus et sur ses côtés de l'empâtement plutôt qu'une véritable tumeur, et plus tard des
taches gangréneuses qui ne laissent aucun doute sur la
nature de la maladie. Il est rare que l'urine se dirige vers
les fosses iliaques et que l'on ait des signes de ce côté.
Mais l'aponévrose moyenne est souvent détruite et la loge
périnéale inférieure est envahie. On observe alors les
mêmes phénomènes que ceux dont je vous ai parlé à propos de l'infiltration primitive dans cette loge du périnée.

Marche. — Durée. — Terminaison. — Je vous ai déjà
dit comment débute l'infiltration d'urine dans les cas de
rétrécissements de l'urèthre, qui sont, je vous le répète,
les cas ordinaires. Je n'y reviendrai pas ; mais il est un
fait que je dois vous signaler. Le point de départ de l'infiltration est quelquefois un abcès urineux que l'on a tardé à
ouvrir.

La marche des accidents consécutifs à l'infiltration
d'urine est subordonnée à la quantité de liquide infiltrée
et à la nature de ce liquide. M. le prof. Verneuil et son
élève Muron ont cherché à démontrer que l'infiltration est
surtout grave lorsque l'urine est ammoniacale. C'est là,
Messieurs, une question importante qui se rattache à la
pathogénie de l'empoisonnement urineux et que je ne
veux point aborder aujourd'hui. Sachez seulement que ce
sont surtout les éléments septiques contenus dans l'urine,
éléments encore incomplétement connus, qui rendent
l'infiltration plus ou moins grave. L'urine normale est
bien moins irritante qu'on ne l'a dit.

La marche de l'affection est encore subordonnée à l'état
du rétrécissement de l'urèthre, à la résistance du malade.
Enfin, elle varie suivant que le chirurgien intervient ou
non. Si dès le début de larges incisions évacuent l'urine
infiltrée, on voit rapidement céder les accidents généraux.

Il reste, il est vrai, de vastes pertes de substances, mais on est toujours surpris de voir avec quelle rapidité se réparent ces désordres, grâce à l'élasticité des téguments du voisinage, qui sont attirés par une force irrésistible et qui aident à combler les grands vides produits par la chute des eschares. Quand le malade est complétement guéri, on est souvent étonné du peu de traces que laissent après elles les pertes de substances les plus considérables.

Si au contraire le chirurgien n'intervient pas, d'une part pour donner issue à l'urine et d'autre part pour rendre à l'urèthre sa perméabilité, les phénomènes généraux au lieu de s'amender ne font que s'accroître et le malade ne tarde pas en général à succomber. C'est en effet un phlegmon diffus suraigu et d'origine toxique.

Quant l'infiltration se fait dans la loge médiane de l'étage supérieur du périnée, les phénomènes généraux se montrent plus vite, tandis que les signes locaux au contraire sont plus tardifs. On peut même faire des erreurs de diagnostic au début, car on ne voit pas facilement les désordres qui se sont produits.

Lorsque l'infiltration siège au niveau du péritoine, il survient une péritonite aiguë qui d'ordinaire emporte bien vite le malade.

Cette affection a donc toujours une marche rapide. Sa *durée* est très courte, qu'il y ait mort ou guérison. La réparation même des pertes de substances se fait dans un temps relativement assez court.

Aujourd'hui, grâce à l'antisepsie, lorsqu'il s'agit d'une infiltration consécutive à un rétrécissement de l'urèthre, la terminaison est le plus souvent heureuse, si l'on opère de bonne heure. L'intervention est en effet toute puissante dans cette grave affection. C'est un fait capital que vous devez bien retenir.

Vous devez savoir cependant que les malades peuvent

mourir subitement après la rupture de l'urèthre, pendant
le frisson, avant que la réaction se soit produite. Il y
a une intoxication suraiguë qui peut tuer le malade
en quelques heures. Il s'agit souvent dans ces cas, il est
vrai, d'individus affaiblis, cachectiques, alcooliques, de
vieillards. Mais dans quelques cas, il s'agit d'individus
assez robustes.

Lorsque vous ne serez appelés que tardivement, alors
que le malade présente des désordres quelquefois considérables, vous comprenez que les chances de succès seront
bien moins grandes. Il ne faudra pas cependant vous dé-
courager, si l'empoisonnement urineux n'est pas trop prononcé. Vous vous hâterez donc d'intervenir et peut-être
pourrez-vous encore sauver la vie de votre malade.

Diagnostic. — Le diagnostic est en général facile;
l'odeur fétide et urineuse qui s'échappe des incisions est
pathognomonique. Lorsque l'infiltration succède à un traumatisme et que l'urine s'échappe par la plaie, le diagnostic
est évident.

Peut-être à un examen superficiel, cette affection pour-
rait-elle au début être prise dans certains cas pour un
phlegmon diffus ou un érysipèle, mais les commémoratifs
et un examen un peu attentif du périnée dissiperont bientôt tous les doutes.

Lorsque l'infiltration se fait dans la loge périnéale supérieure, il est plus difficile de la reconnaître au début :
l'état général, les commémoratifs, la soudaineté des accidents permettront cependant d'arriver au diagnostic, qui
deviendra bientôt évident du reste par suite de l'apparition des symptômes locaux.

Pronostic. — L'infiltration d'urine est toujours une
affection grave, car en dehors des chances de mort, il ne
faut pas oublier que le malade est exposé à conserver une

fistule urinaire. Il y a encore le rétrécissement, qui a causé les accidents et qu'il faut guérir, ce qui n'est pas toujours facile. Du reste, une fois dilaté, ce rétrécissement est toujours une menace pour l'avenir.

Au point de vue du danger immédiat, le pronostic varie suivant les différentes circonstances que je vous ai signalées à propos de la marche de cette affection et que je crois inutile de vous rappeler.

Le pronostic est toujours plus grave lorsque l'infiltration s'est faite dans la loge médiane de l'étage supérieur du périnée que lorsqu'il s'agit de l'infiltration ordinaire dans la loge périnéale inférieure, parce que le chirurgien intervient forcément beaucoup plus tard dans le premier cas.

Je n'ai pas besoin d'insister sur l'extrème gravité des infiltrations qui se font au-dessus de l'urèthre. J'aurai du reste l'occasion de vous en parler plus tard.

Traitement. — Le traitement de l'infiltration d'urine consiste à faire de bonne heure de longues et profondes incisions, afin d'évacuer l'urine épanchée, et à rétablir le cours normal de ce liquide.

J'ai beaucoup insisté déjà sur la nécessité d'une prompte intervention. Je vous répète que vous ne sauriez trop vous hâter : la guérison en dépend et elle sera d'autant plus rapide que vous interviendrez plus tôt. Le malade étant placé dans la position de la taille périnéale, vous ferez donc une incision au niveau du périnée et plusieurs incisions au niveau des bourses, de la verge, de la région hypogastrique et de tous les points où la rougeur et l'empâtement indiquent l'infiltration par l'urine du tissu cellulaire.

Tous les auteurs ont insisté sur la nécessité de ces incisions, mais c'est Gosselin qui a le mieux montré toute l'importance que présente l'incision périnéale. « *Quand il* « *y a infiltration urineuse du scrotum*, dit-il, *il s'est fait*

« *un épanchement préalabl d'urine. et de pus dans le*
« *périnée.* » D'où le précepte d'ouvrir toujours largement
le périnée. Gosselin conseille de faire sur la ligne médiane
une longue incision allant de la racine des bourses jusqu'à
l'anus d'une part et jusqu'au foyer même de l'infiltration
d'autre part. Vous serez effrayés quelquefois de la profondeur
de cette incision. Il faut cependant aller jusqu'au foyer afin
de le vider. Vous ne devez pas hésiter. « Taillez profon-
« dément, dit M. Thompson, car, en réalité, c'est en pleine
« urine que vous coupez et non pas en pleine chair. Grâce
« à l'énorme distension des parties, vous ne divisez en
« somme que bien peu de tissus, et telle incision qui vous
« paraît d'abord longue et profonde, sera relativement
« petite après le dégorgement. »

Voilà le point le plus important à retenir dans cette
intervention. J'ai tenu à y insister parce que la plupart
des auteurs ne le mettent pas suffisamment en évidence.

Par contre, vous ferez bien de ne pratiquer, en général,
comme le conseille Voillemier, que de larges mouche-
tures sur le prépuce et sur le corps de la verge. Ne mul-
tipliez pas non plus par trop les incisions sur le scrotum ;
vous vous exposeriez à voir se gangréner les portions de
téguments qui les séparent. Il faut également vous contenter de couper la peau et le tissu cellulaire sous-cutané,
dont la couche, il est vrai, peut atteindre un centimètre.

Vous devez savoir que d'ordinaire ces incisions saignent
abondamment. Avec trois ou quatre on peut vite perdre,
suivant M. Thompson, 550 grammes de sang, ce qui n'est
pas sans inconvénient lorsqu'il s'agit de malades dont la
santé générale laisse déjà depuis longtemps beaucoup à
désirer. L'habile chirurgien anglais fait remarquer que cependant l'urine s'écoule aussi en même temps et que les
vaisseaux récupèrent leur contractilité à mesure que la
distension diminue, ce qui met fin à l'hémorrhagie. « Tou-

« tefois, ajoute M. Thompson, si vous voyez donner une
« petite artère, liez-la immédiatement. »

Voilà une bien mauvaise pratique, contre laquelle un
chirurgien français ne peut s'empêcher de protester, surtout s'il a eu l'honneur et le bonheur de suivre de près
l'enseignement de l'Ecole chirurgicale de Saint-Louis. Il
n'est pas étonnant que les malades de M. Thompson per-
dent autant de sang. En agissant de la sorte, on opère
beaucoup trop lentement. Au lieu de perdre un temps précieux à lier ainsi des vaisseaux sans importance, il faut
se contenter de placer sur ces vaisseaux, veines ou artérioles et même artères, si l'on en rencontre, des pinces
hémostatiques de M. Péan, et terminer rapidement l'opération. L'écoulement de l'urine permet bientôt aux vaisseaux, comme le dit M. Thompson lui-même, de récupérer
leur contractilité et toute hémorrhagie cesse. Une légère
compression aidera encore à l'hémostase et ne pourra que
favoriser l'issue de l'urine.

Gardez-vous bien également de faire ces débridements
au thermo-cautère comme on l'a conseillé. Je viens de vous
dire que l'on peut très bien obtenir l'hémostase. Quant
à l'antisepsie, que l'on a invoquée, on peut la faire sans
recourir au thermo-cautère. Je me suis contenté de laver
les foyers d'infiltration avec une solution de sublimé au
millième, puis de faire des pansements avec l'iodoforme
et une solution d'acide borique à 4 % préparée avec de
l'eau bouillante, et cela m'a suffi. La cicatrisation est
beaucoup plus lente après l'emploi du thermo-cautère; les
fistules urinaires, complications des plus ennuyeuses,
sont donc bien plus à craindre après l'emploi de ce procédé.

Lorsqu'il existe des plaques de sphacèle, il faut les
enlever, puis bien désinfecter les parties voisines avec
la solution de sublimé et renouveler les pansements tous
les jours. Il ne faut jamais laisser de tissu cellulaire spha-
célé au milieu des parties saines.

Quand l'urine s'est épanchée primitivement dans la loge supérieure du périnée et n'est arrivée dans la loge périnéale inférieure qu'après avoir traversé l'aponévrose moyenne, si l'on déchire profondément les tissus avec une sonde cannelée, on voit tout à coup sortir un flot d'urine mélangée de pus. Il n'y a plus alors de doute sur le siège profond de l'épanchement ; il faut donc agrandir l'incision en bas et en arrière, dans la même direction que l'on donne à la plaie dans la taille latéralisée. C'est une opération délicate. Vous suivrez le conseil de Voillemier : vous agirez avec beaucoup de prudence pour ne pas déterminer d'hémorrhagie. J'ajoute que vous devrez pincer tous les vaisseaux que vous rencontrerez et que vous ne devrez point perdre votre temps à essayer de les lier, ce qui est très difficile à une pareille profondeur.

J'arrive maintenant à la deuxième indication : rétablir le cours normal des urines.

La plupart des spécialistes et des chirurgiens conseillent de ne s'occuper du rétrécissement qu'au bout de quelques jours (Gosselin) : au bout de trois ou quatre jours, disent Voillemier et M. Thompson. Eh bien, je crois qu'il y a avantage à s'occuper beaucoup plus tôt de donner au canal un gros calibre, de façon à placer une sonde à demeure et à empêcher l'urine de passer par la solution de continuité que présente l'urèthre. C'est le meilleur moyen d'éviter les fistules urinaires qui succèdent parfois à l'infiltration d'urine.

Chez un malade de l'hôpital Saint-Louis, je passai le 4me jour une bougie en gomme n° 19.

Chez un second malade, je passai le n° 21 le 5e jour et le n° 26 avant sa sortie de l'hôpital.

Chez un troisième malade, je pus introduire une bougie en gomme n° 27 le 4me jour.

Je n'ai cependant point déterminé la moindre complication, mais vous pensez bien que j'ai eu soin de faire une antisepsie rigoureuse et de la répéter dans les 24 heures.

Inutile de vous dire également que je n'ai point employé l'uréthrotomie interne, comme le conseillent certains chirurgiens, mais simplement la dilatation permanente et la divulsion progressive.

Il n'est pas douteux que c'est grâce à cette dilatation faite de bonne heure et aussi largement, comme me l'avait conseillée mon éminent maître M. Péan, que je dus d'obtenir chez ces malades une guérison extrêmement rapide, qui étonna fort les élèves qui suivaient le service.

Retenez bien ces résultats, Messieurs ; ils vous montrent jusqu'où l'on peut arriver avec des soins minutieux et une antisepsie directe et rigoureuse des voies urinaires. Vous ne regretterez pas le temps et la peine qu'ils vous auront coûtés. Vous en serez trop bien récompensés par la satisfaction que l'on éprouve toutes les fois que l'on a rendu de tels services à ceux qui souffrent et dont la vie court de pareils dangers.

L'état général grave fournit encore des indications importantes. Vous devrez pendant le frisson violent du début de l'affection réchauffer les malades, et leur donner des boissons chaudes et stimulantes. Vous prescrirez du sulfate de quinine aussitôt que l'estomac pourra le tolérer, après la disparition de l'état nauséeux. Vous soutiendrez les forces des malades à l'aide des différents toniques.

Après l'intervention, la température baisse très vite ordinairement et les accès fébriles, s'ils se répètent, sont légers. Vous pourrez donc supprimer bientôt le sulfate de quinine ou ne le prescrire qu'à faibles doses, mais vous aurez soin de donner pendant assez longtemps de l'extrait de quinquina à doses assez élevées, comme tonique.

TUMEURS URINEUSES

On donne encore à cette affection le nom de poches urineuses. Ce sont en effet des cavités plus ou moins grandes
qui communiquent avec l'urèthre et où l'urine séjourne
dans l'intervalle des mictions.

On décrit ordinairement deux variétés de tumeurs urineuses : dans la première, le canal n'a éprouvé aucune
solution de continuité, il est seulement dilaté; dans la
seconde, l'urèthre est perforé et l'urine est contenue dans
une sorte de sac situé dans le tissu cellulaire périuréthral.

Les poches urineuses par dilatation de l'urèthre, peuvent
être congénitales, mais presque toujours elles sont accidentelles et sont dues soit à un calcul engagé dans l'urèthre,
soit le plus souvent à un rétrécissement uréthral. Dans
les cas de calculs, la tumeur urineuse siège en général au
périnée, à la racine des bourses. Voillemier a vu une fois
cette tumeur commencer en arrière de la fosse naviculaire : elle avait 5 centimètres de long.

Lorsque la poche urineuse est due à un rétrécissement
de l'urèthre, elle siège presque toujours à la portion périnéale de l'urèthre.

Je vous ai indiqué la pathogénie et l'anatomie pathologique de ces dilatations uréthrales en vous décrivant les
rétrécissements de l'urèthre. Je n'y reviens donc pas.

Certains auteurs ont décrit chez la femme des
poches urineuses situées à la face inférieure de l'urèthre
et pouvant acquérir le volume d'un demi œuf de poule.
L'accouchement serait la principale cause de cette véritable dilatation de l'urèthre.

Les tumeurs urineuses par perforation de l'urèthre n'ont
pas une pathogénie bien connue. Pour les uns, elles succéderaient à une collection de sang ou de pus d'abord

située en dehors du canal et communiquant ensuite avec lui par une ouverture de dimensions variables, à travers laquelle l'urine s'engage dans le foyer, le remplit et le transforme en poche urineuse (Follin et Duplay).

Pour d'autres, il se produirait d'abord une éraillure de la muqueuse suivie d'un épanchement d'urine, puis d'une cicatrisation rapide de cette petite solution de continuité.

Quoi qu'il en soit, il s'agit en général de petites tumeurs sans gravité, mais qui peuvent persister des années avant de disparaître complétement. Quelquefois elles donnent lieu cependant à des abcès urineux. Lorsqu'elles siègent au niveau de la région pénienne, elles peuvent gêner le coït et le rendre douloureux. J'ai observé un cas de ce genre. La tumeur s'était produite dans le cours d'une d'une blennorrhagie aiguë.

Les tumeurs urineuses de la première variété, beaucoup plus importantes, se présentent sous la forme d'une tumeur ovoïde ou allongée, faisant corps avec l'urèthre, sans changement de couleur à la peau, molle et indolente. Dans l'intervalle des mictions, les parois uréthrales reviennent sur elles-mêmes, au moins en partie, et les symptômes sont peu marqués. Mais la tumeur reparaît à la miction suivante, et ses parois sont d'autant plus tendues que les urines ont plus de difficulté à franchir l'obstacle qui cause cette dilatation de l'urèthre.

Les malades se plaignent de tacher leurs vêtements. Malgré la pression qu'ils exercent d'arrière en avant sur la tumeur urineuse pour bien la vider, il reste en effet toujours dans la poche un peu d'urine qui commence à s'écouler au dehors dès que la verge est pendante.

Les tumeurs urineuses de cette dernière variété doivent être traitées avec soin. Il ne faut pas oublier en effet qu'elles constituent assez souvent le premier stade de l'infiltration d'urine.

Le traitement consistera surtout à faire disparaître la

cause qui s'oppose à l'émission des urines : extraction d'un calcul, dilatation d'un rétrécissement.

Vous vous garderez bien cependant pour la cure du rétrécissement de recourir d'emblée à l'uréthrotomie interne, comme le conseillent certains auteurs. Vous dilaterez le plus rapidement possible, mais vous n'emploierez les procédés de force que si la résistance de la stricture uréthrale vous y oblige.

Quant aux petites tumeurs par perforation de l'urèthre, vous les abandonnerez à elles-mêmes si elles n'ont aucune tendance à s'accroître, ou vous ferez un peu de compression.

Si elles sont plus volumineuses, vous placerez une sonde à demeure et vous ferez bien de les extirper ou tout au moins de les inciser. Dans la seconde édition du traité de pathologie chirurgicale de Nélaton, mon excellent maître M. Horteloup donne cependant le conseil de ne pratiquer ces opérations que dans les cas où il n'y a plus aucune communication avec l'urèthre. Si l'on se décide à recourir à l'extirpation, ajoute-t-il, il vaudrait mieux laisser dans la plaie une partie de la poche, qui serait éliminée par la suppuration, que de s'exposer à perforer l'urèthre.

ABCÈS URINEUX

Les abcès urineux diffèrent des tumeurs précédentes en ce que ce sont des collections purulentes résultant de l'issue de l'urine à travers une perforation étroite de l'urèthre.

Je vous ai déjà dit que ces abcès diffèrent également de l'infiltration d'urine par la petite quantité de liquide épanché et par la tendance qu'a ce liquide à s'enkyster.

La cause de ces abcès est également presque toujours un rétrécissement plus ou moins serré.

On décrit ordinairement deux variétés d'abcès urineux : l'une, *aiguë*; l'autre, *chronique.*

Les *abcès urineux aigus* ont une marche et des symptômes variables, comme l'infiltration d'urine, suivant qu'ils siègent primitivement dans la loge supérieure du périnée ou dans la loge inférieure. Je ne vous rappellerai point tous ces détails; ce sont les mêmes que pour l'infiltration d'urine. Les symptômes n'en diffèrent également que par leur moindre intensité.

Quelquefois l'abcès s'ouvre dans l'urèthre antérieur et le pus s'écoule constamment par le méat, comme s'il s'agissait d'une blennorrhagie. Mais le plus souvent l'ouverture se fait à l'extérieur. Il n'est point rare de voir se produire aussi une véritable infiltration d'urine. Du reste, abandonnés à eux-mêmes ces abcès finissent par déterminer des désordres considérables, sur lesquels les auteurs, entre autres Voillemier, ont beaucoup insisté.

Les *abcès urineux chroniques* sont bien moins fréquents que les précédents. On les rencontre surtout au niveau du périnée, où ils se présentent sous la forme d'une tumeur peu volumineuse, arrondie ou légèrement allongée, dure et adhérente à l'urèthre. Elle passe quelquefois inaperçue du malade tant elle est indolente. Les parties molles qui recouvrent cette tumeur sont exemptes d'inflammation et souples.

Ces abcès peuvent rester assez longtemps stationnaires, mais il n'est point rare de les voir s'enflammer à la suite d'un traumatisme ou de tout autre cause et se comporter comme des abcès urineux aigus. Voillemier pense même qu'ils se terminent bien rarement par résolution.

Ces abcès pourraient être confondus quelquefois avec des abcès des glandes de Cowper. Je vous rappelle que ces derniers ne siègent pas sur la ligne médiane, mais bien sur les parties latérales du périnée.

Une seconde variété d'abcès chroniques comprend ces petites collections quelquefois multiples qui siègent sur la partie libre de la verge, en avant du scrotum. Elles sont assez souvent le point de départ de fistules urinaires.

Les abcès aigus seront traités comme l'infiltration d'urine, c'est-à-dire par des incisions faites de bonne heure.

On peut guérir un certain nombre d'abcès chroniques sans les ouvrir, en dilatant le plus tôt possible le rétrécissement qui les a déterminés. Mais dans ces cas encore, il ne faut recourir aux procédés de force que si les méthodes de douceur ne permettent pas d'obtenir le résultat désiré. Il ne faut pas employer d'emblée l'uréthrotomie interne, comme le veulent certains chirurgiens.

Souvent vous ne serez consultés qu'à l'occasion d'une inflammation aiguë survenue chez un malade atteint depuis longtemps déjà d'abcès chroniques. Dans ces cas, vous serez presque toujours obligés d'inciser. Vous devez être prévenus que vous trouverez souvent alors une épaisseur considérable de tissus indurés, lardacés.

Le traitement du rétrécissement présente dans les cas d'abcès urineux quelques particularités que je vous ai déjà signalées. Je vous rappelle qu'après l'évacuation du pus et la disparition des phénomènes inflammatoires l'électrolyse suivant le procédé de R. Newmann pourra, à la suite des abcès chroniques, vous donner de bons résultats. Vous rendrez ainsi au périnée sa souplesse et permettrez à l'urèthre de conserver le calibre que vous lui aurez donné à l'aide de la dilatation.

QUINZIÈME LEÇON

DES RUPTURES DE L'URÈTHRE

Messieurs,

On désigne sous le nom de *ruptures* ou *déchirures* de l'urèthre la solution de continuité complète ou incomplète de cet organe sans plaie des parties molles.

Dans la dernière leçon, je vous ai parlé des *ruptures spontanées* en vous décrivant l'infiltration d'urine. Aujourd'hui, je vais m'occuper des *ruptures traumatiques*.

Le traumatisme venu de l'extérieur qui détermine ces lésions peut atteindre l'urèthre à la région pénienne, à la région périnéo-bulbaire, à la région sphinctérienne.

Je vous ai déjà parlé, à propos des rétrécissements uréthraux, des ruptures de l'urèthre au niveau de la *région pénienne*. Je n'y reviens donc pas. Je vous rappelle seulement que dans certains cas graves il y a en même temps rupture d'un des corps caverneux et infiltration d'urine. Il faut alors se hâter de pratiquer une incision et de placer une sonde à demeure.

Les RUPTURES DE LA RÉGION PÉRINÉO-BULBAIRE constituent une affection grave que vous devez bien connaître. C'est là un chapitre important de la pathologie des voies urinaires, que tout médecin doit parfaitement savoir, surtout au point de vue thérapeutique, car il s'agit de chirurgie d'urgence et d'une chirurgie difficile.

Les traumatismes qui frappent la région périnéo-bulbaire sont de deux ordres :

1° Le sujet fait une chute sur le périnée ;

2° Un coup, un choc est appliqué sur la région périnéale.

La chute à califourchon est la cause la plus ordinaire. Ces chutes ont lieu de hauteurs variées sur des corps de nature, de forme, de volume variés. Ces corps produisent un traumatisme d'autant plus grave que leur diamètre leur permet de pénétrer plus facilement dans l'angle périnéal.

C'est toujours la région périnéo-bulbaire de l'urèthre qui est intéressée par les traumatismes atteignant le périnée : les accidents immédiats et consécutifs ont donc toujours leur siège anatomique dans la loge périnéale inférieure.

Qu'il s'agisse d'une chute ou d'un coup, le mécanisme est sensiblement le même. Tous les auteurs admettent que l'urèthre et les parties molles qui l'entourent immédiatement sont pressés et écrasés contre l'arcade pubienne, tandis que les téguments superficiels, plus souples et plus élastiques, échappent à la violence extérieure et ne sont qu'à peine intéressés. Cette intégrité de la peau, du tissu cellulaire sous-cutané et souvent aussi de l'aponévrose superficielle, peut se rencontrer alors même que la violence du traumatisme a déterminé la fracture de l'une des branches du pubis.

Mais où des divergences se produisent entre les chirurgiens, c'est lorsqu'il s'agit de déterminer la partie de l'arcade pubienne qui sert de point de résistance, ou même d'arête tranchante capable d'amener la rupture. Velpeau, Franc et la plupart des chirurgiens ont pensé que la portion bulbeuse de l'urèthre était écrasée sur la face antérieure du pubis. En 1876, M. Cras, dans un travail remarquable sur les lésions traumatiques de l'urèthre, a montré que le plus souvent le canal se trouve au contraire coincé entre le corps contondant et la partie la plus élevée de la branche descendante du pubis. Il existe en ce point une arête vive que l'on sent à travers la peau et qui dépasse de plusieurs millimètres un plan tangent à la face anté-rieure du pubis.

M. Cras a bien montré en outre que le canal se déchire en travers, à la partie moyenne du bulbe, et que le plus souvent cette déchirure est incomplète au début, qu'elle n'atteint pas la paroi supérieure de l'urèthre.

Tout en admettant ces différentes particularités, M. Guyon pense qu'assez souvent les choses ne se passent pas ainsi et il cite des exemples où l'urèthre avait été déchiré en avant du bulbe et où il y avait une rupture complète de l'organe, dont les deux bouts étaient recoquevillés à la manière des artères qui ont subi la ligature.

D'autres opinions ont encore été émises sur ce sujet, mais le temps ne me permet pas d'entrer dans tous ces détails, qui ne présentent du reste qu'un intérêt secondaire.

Les parties qui avoisinent et entourent immédiatement l'urèthre sont aussi très largement déchirées, d'où la for-mation d'une anfractuosité, d'une sorte de poche plus ou moins vaste avec laquelle communique la déchirure uréthrale. Les parois de cette cavité traumatique, qui est à la fois ouverte et fermée, sont complexes.

Cette cavité est fermée, parce que la peau et parfois l'aponévrose superficielle ont été respectées. Elle est ouverte, parce qu'elle communique par l'intermédiaire de l'urèthre avec la vessie (Guyon).

Il est à noter qu'il existe également des décollements sous-cutanés ou sous-aponévrotiques parfois considérables. Le sang ou l'urine qui se verse dans cette poche pourra donc envahir les couches celluleuses voisines avec la plus grande facilité.

Dans quelques cas, la rupture de l'urèthre s'accom-pagne de la déchirure de la peau. La définition que je vous ai indiquée, et que vous trouverez dans les auteurs, n'est donc pas absolument exacte.

En général, l'étendue et l'importance des lésions sont proportionnelles à la violence du traumatisme ; mais ces lésions dépendent également de bien d'autres conditions.

Les ruptures de la région périnéo-bulbaire de l'urèthre sont suivies de trois *phénomènes principaux*. Ce sont : des troubles de la miction, un écoulement de sang par le méat, une tumeur périnéale.

Ces trois phénomènes sont sous la dépendance directe de la contusion de l'urèthre et des parties voisines. La tumeur du début est une véritable bosse sanguine ; il ne faut donc pas la confondre avec une tuméfaction due à l'infiltration urineuse. Celle-ci ne se produit pas dans les premières heures.

Avec MM. Cras et Guyon, on peut admettre trois variétés dans l'affection dont nous nous occupons, variétés basées sur l'intensité des phénomènes principaux que je viens de vous énumérer :

1° Des cas légers ;

2° Des cas de moyenne gravité ;

3° Des cas graves.

Les *cas légers* sont caractérisés par les particularités suivantes. La miction est ordinairement possible et non douloureuse ; quelquefois cependant le malade a de la difficulté ou même de l'impossibilité d'uriner ; les premières mictions sont douloureuses aussi dans un assez grand nombre de cas. Mais tous ces phénomènes ne persistent pas ou bien ils tendent à diminuer et à disparaître très. vite.

L'écoulement sanguin qui se fait par le méat est peu abondant ; il peut même manquer complétement. Chez d'autres malades, il dure au contraire plusieurs jours tout en restant très léger.

La tumeur périnéale n'est pas constante dans cette forme légère de l'affection ; elle manque même souvent.

On constate également que dans les cas dont il s'agit le cathétérisme est facile. La bougie exploratrice souple à bout olivaire, introduite avec précaution, pénètre sans difficulté et sans saignement.

La guérison spontanée est la règle dans cette variété légère des ruptures de la région périnéo-bulbaire de l'urèthre. Il n'y a pas d'indications à intervenir chirurgicalement, au moins dès le début. Il suffit de mettre le malade au repos complet. Mais au bout de quelques jours il faudra avoir bien soin de le soumettre à un cathétérisme progressif afin d'empêcher la rétraction de la cicatrice. Même avec des lésions aussi bénignes, le rétrécissement traumatique de l'urèthre est à peu près certain. Si l'on ne pratique pas de bonne heure le cathétérisme, la miction ne tarde pas à être notablement gênée.

Dans *les cas de moyenne gravité*, la miction est douloureuse : le malade éprouve une sensation de brûlure plus ou moins vive au passage de l'urine. La miction est également difficile et nécessite des efforts ; la vessie ne se vide même qu'incomplétement.

Il y a immédiatement après l'accident un écoulement de sang par le méat, écoulement assez abondant, qui persiste en dehors des mictions et s'exagère sous l'influence de l'urine.

La tumeur périnéale peut être à peine appréciable au début, mais en général elle ne tarde pas à se produire.

Le cathétérisme est possible, mais il augmente notablement l'écoulement sanguin et il nécessite certaines précautions si l'on ne veut pas que l'instrument dont on se sert ne s'égare. Si la sonde abandonne en effet la paroi supérieure de l'urèthre, elle aura bien des chances de ne pas se diriger dans la vessie. Vous ne devrez donc pas employer d'instruments droits. Vous pourrez cependant recourir à l'explorateur à boule, mais seulement pour reconnaître le point où siège l'obstacle au cathétérisme.

L'intervention chirurgicale se borne encore à peu de chose dans cette variété de ruptures. Comme la miction est en général très pénible et incomplète, ainsi que je vous l'ai dit, il faut cependant recourir au cathétérisme. S'il est facile, vous le répéterez trois ou quatre fois dans les 24 heures. S'il présente au contraire des difficultés, vous laisserez une sonde à demeure pendant deux ou trois jours, suivant le conseil de M. Guyon.

Quel instrument devrez-vous choisir pour pratiquer ce cathétérisme? Civiale, Voillemier, M. le professeur Richet ont conseillé d'avoir recours aux sondes métalliques à grande courbure, afin de bien suivre la paroi supérieure de l'urèthre. Symes et M. Reliquet ont recommandé de se servir de sondes volumineuses. M. Cras préfère la sonde en caoutchouc vulcanisé munie d'un conducteur courbe. Pour M. Guyon, on doit employer des sondes dont la courbure permet de ne pas abandonner la paroi supérieure de l'urèthre. Il semble donc que les sondes à béquille, les sondes bicoudées puissent être employées, comme l'ont conseillé certains chirurgiens. M. Guyon emploie encore une bougie armée dont l'extrémité a été recourbée d'une façon permanente à l'aide du collodion, bougie qui devient le conducteur d'une sonde.

Les malades atteints de la deuxième variété des ruptures périnéales de l'urèthre doivent être surveillés de très près. Souvent, on constate en effet la transformation des cas de moyenne intensité en cas graves. On s'aperçoit tout à coup que le cathétérisme est devenu impossible, ou bien, malgré l'application d'une sonde à demeure, les accidents locaux et généraux éclatent : la fièvre s'allume, les frissons se répètent, la région périnéale s'empâte et se tend. L'urine a filtré le long de la face externe de la sonde et est arrivée jusqu'à la caverne périuréthrale dont je vous ai parlé en vous décrivant les lésions dues au traumatisme de la région périnéale. Il faut alors vous hâter d'intervenir et inciser largement le périnée, afin d'évacuer ce foyer d'infection.

Dans les *cas graves*, les symptômes sont très accentués : l'écoulement de sang par le méat est souvent abondant, la tumeur périnéale est volumineuse, le cathétérisme est impossible ou très difficile et il existe cependant une rétention d'urine complète. C'est cette rétention qui domine toute la scène morbide, qui oblige à agir vite et à agir chirurgicalement. Le traitement médical ne pourrait que faire perdre un temps précieux. Il s'agit, comme je vous le disais au début de cette leçon, d'un traitement chirurgical d'urgence.

Eh bien, quelles sont les ressources du traitement chirurgical dans ces cas graves de ruptures de l'urèthre? Elles comprennent :

1° Le cathétérisme;

2° La ponction de la vessie;

3° L'incision simple du périnée;

4° L'incision du périnée, avec recherche immédiate du bout postérieur et application de la sonde à demeure.

Le *cathétérisme* pourra être tenté, mais avec la plus extrême prudence et en se conformant aux principes que je vous indiquais tout à l'heure, c'est-à-dire en ayant soin de ne prendre que des instruments qui puissent bien suivre la paroi supérieure de l'urèthre, la seule qui ait chance d'être encore intacte, au moins en partie. Mais le plus souvent, le cathétérisme, quelles que soient la douceur et l'habileté avec lesquelles vous puissiez le pratiquer, réveillera l'hémorrhagie. Celle-ci pourra être modérée, mais elle pourra aussi se produire avec une telle intensité qu'elle devienne très inquiétante. Dans ces cas graves, la sonde, quand on réussit à l'introduire, ne s'engage en effet qu'avec peine et avec des tâtonnements répétés, dans le bout postérieur de l'urèthre.

Le cathétérisme est encore insuffisant : il remédie bien à la rétention, mais il ne met pas le malade à l'abri de tous les accidents graves qui le menacent. La disposition de la plaie favorise en effet la stagnation de l'urine dans les anfractuosités que présente la région contusionnée. La sonde à demeure ne permet pas d'éviter cet accident, ainsi que je vous l'ai dit. Or, ce mélange d'urine et de sang stagnant dans un foyer anfractueux fait courir les plus grands dangers au malade.

La difficulté de l'introduction de la sonde, la possibilité de déterminer des hémorrhagies graves, l'insuffisance du cathétérisme constituent donc autant de contre-indications à l'emploi au moins exclusif de la sonde dans les cas graves. Je dois cependant vous faire remarquer que chez les enfants on a obtenu des succès en recourant uniquement au cathétérisme. Je vous ai montré à ma clinique deux malades qui ont été ainsi traités par Mallez, l'un en 1878, l'autre en 1881. Je reviendrai bientôt sur ces faits.

La *ponction de la vessie* peut rendre de grands services dans la chirurgie d'urgence que réclament ces cas graves. Elle permet d'éviter le cathétérisme, qui peut être très dangereux, ainsi que je vous l'ai dit, et elle s'oppose au danger de l'infiltration d'urine. Elle met même la déchirure périnéale complétement à l'abri du contact de l'urine.

La ponction de la vessie peut être faite par quatre procédés différents :

1° Ponction hypogastrique avec un gros trocart;

2° Ponction hypogastrique capillaire avec aspiration;

3° Ponction rectale;

4° Ponction sous-pubienne ou périnéale.

Ces deux derniers procédés sont aujourd'hui complétement abandonnés.

La ponction hypogastrique avec un gros trocart et une canule à demeure est admise dans quelques cas par certains chirurgiens, entre autres par M. Guyon. Ce procédé expose à deux dangers : à l'infiltration des parois abdominales et à la persistance de la fistule hypogastrique.

Le procédé qu'emploient aujourd'hui presque tous les chirurgiens, lorsqu'ils se décident à recourir à la ponction vésicale, c'est la ponction hypogastrique capillaire avec aspiration. Faite avec des instruments bien aseptiques, elle est absolument inoffensive et elle peut être répétée un grand nombre de fois. C'est à ce procédé que je vous engage d'avoir recours.

Voyons maintenant quelle est la valeur de la ponction de la vessie dans le traitement des ruptures uréthrales dont nous nous occupons. Tout d'abord, cette opération pare aux accidents immédiats et permet, ainsi que je vous l'ai dit, d'éviter les dangers que présente le cathétérisme, sans offrir par elle-même aucun inconvénient, à condition de pratiquer la ponction hypogastrique capillaire et dans des conditions rigoureusement aseptiques. La ponction vésicale en supprimant les fonctions de l'urèthre facilite encore « la résorption de l'épanchement sanguin, « s'il est peu abondant, et le retour de la perméabilité du « canal » (Le Fort, Mollière). Elle permet aussi au foyer de la rupture de se débarrasser des parties sphacélées, de se nettoyer en un mot (Mollière). On comprend donc que l'habile chirurgien de Lyon ait renoncé pendant les 8 ou 9 premiers jours à toute autre intervention, se bornant à ponctionner la vessie deux fois par jour.

Cette pratique me paraît présenter de grands avantages, au moins dans les premiers jours. Je n'hésite pas à la conseiller aux médecins qui exercent loin des centres et qui ne sont pas familiarisés avec la pratique chirurgicale. Dans ces cas, le cathétérisme, je vous le répète, est très difficile et dangereux. La ponction hypogastrique capillaire est au contraire facile, inoffensive, et elle pare aux accidents immédiats : elle donne donc aux médecins dont je parlais tout à l'heure le temps de réfléchir et de prendre leurs dispositions pour une intervention plus importante, si celle-ci devient nécessaire.

On a objecté à cette manière d'agir que l'évacuation complète de la vessie à l'aide de la ponction du réservoir urinaire ne met pas toujours à l'abri d'une suppuration grave de la région périnéale. Eh bien, je crois qu'aujourd'hui, avec les moyens que nous possédons de faire une antisepsie directe des voies urinaires, on peut éviter ces graves suppurations. Le foyer anfractueux sous-uréthral dont je vous ai parlé n'est pas complétement en dehors de nos moyens d'action. Il communique largement avec le canal, vous ai-je dit. Vous pourrez donc l'atteindre par l'intermédiaire de l'urèthre. Lorsque l'hémorrhagie ne sera plus à craindre, vous aurez soin de débarrasser le canal des caillots qu'il contient en faisant le lavage continu de l'urèthre antérieur avec une solution boriquée aussi chaude que le malade pourra la supporter. Comme ce liquide est soumis à une faible pression, il ne peut produire aucune lésion en pénétrant dans le foyer anfractueux. Vous aurez soin, du reste, après avoir bien nettoyé l'urèthre antérieur, de faire de la compression au niveau du périnée.

Je vous engage également à faire un pansement occlusif de la verge pour isoler complétement le canal uréthral, de façon à ce qu'aucun élément septique ne pénètre au niveau de la plaie contuse du périnée. En prenant ces précautions, j'ai tout lieu de croire que vous éviterez la suppuration ou que vous la rendrez très légère s'il y a élimination de parties sphacélées.

L'incision simple du périnée constitue un excellent moyen palliatif, mais dont l'exécution est plus compliquée que la ponction vésicale. Certains auteurs pensent, il est vrai, que cette incision périnéale simple peut répondre à toutes les indications, quitte à faire dans les jours qui suivent, à l'exemple de Civiale, la recherche du bout postérieur pour fixer une sonde à demeure. Mais la grande majorité des auteurs est opposée à cette pratique. Ils considèrent cette incision simple comme une opération incomplète, qui laisse de côté tout ce qui touche à la reconstitution du canal dans de bonnes conditions et ils conseillent de recourir d'emblée à *l'uréthrotomie externe sans conducteur*, de rechercher immédiatement le bout postérieur et d'appliquer une sonde à demeure. C'est ce procédé que je vais maintenant vous indiquer.

Il ne s'agit plus, comme vous le voyez, de parer uniquement aux accidents immédiats, on veut de suite rétablir le cours de l'urine par sa voie naturelle et obtenir la cicatrisation dans les meilleures conditions, de façon à éviter autant que possible un rétrécissement traumatique très serré.

On place donc le malade dans la position de la taille périnéale ; puis, après avoir rasé et désinfecté la région et avoir endormi le malade, la verge et les bourses étant attirées vers le ventre, on pratique sur la ligne médiane une incision comprenant toute l'étendue de la tumeur et en dépassant même largement les limites. Lorsque l'aponévrose est incisée, il s'écoule souvent sous forme de jet une grande quantité de sang mêlé de caillots : c'est la poche sanguine qui se vide. Il faut la nettoyer bien complétement. On divise donc l'aponévrose dans toute l'étendue de l'incision cutanée et l'on irrigue toute la région avec une solution de sublimé. On met ainsi à nu l'urèthre, dont on aperçoit la solution de continuité.

On introduit alors une sonde dans le canal. Lorsque son bec arrive au niveau de la rupture uréthrale, il faut le soutenir avec l'index et pousser doucement l'instrument.

Presque toujours on voit la sonde s'engager dans le bout postérieur. M.Guyon, qui conseille cette manœuvre, insiste sur le caractère d'urgence de l'opération. « Le résultat « sera obtenu d'une façon d'autant plus sûre que l'opéra- « tion, dit-il, aura été plus méthodiquement conduite et « plus hâtivement exécutée, car il ne faut pas oublier son « caractère d'urgence ; c'est dans les 24 ou 48 premières « heures qu'il faut opérer. Ajoutons que plus on attend et « plus les difficultés de l'opération grandissent. »

Parfois la recherche du bout postérieur est beaucoup plus difficile. Dans un cas, M. Guyon dut inciser longitudinalement le bulbe pour arriver à le découvrir. M. Reliquet a proposé de faire une incision en T. Bien d'autres moyens plus simples ont été conseillés pour obtenir ces résultats ; je ne puis que vous en citer quelques-uns.

Pour Gayet, la comparaison de la surface traumatique dans les deux tronçons de l'urèthre rapprochés peut guider dans la recherche du bout postérieur.

Dolbeau a proposé, lorsque la paroi supérieure existe sous forme de bandelette, de passer sur ses bords, de chaque côté, des fils pour tendre cette bandelette transversalement. On peut ensuite glisser plus facilement un stylet sur elle et arriver ainsi sur le bout postérieur.

Pour le docteur Mollière, de Lyon, lorsqu'on n'opère qu'au bout de plusieurs jours, le bout postérieur est toujours dirigé directement en bas, vers le périnée et parallèlement au rectum, d'après la loi de Bourdon (redressement des tubes courbes quand la pression augmente dans dans leur intérieur). On le trouverait facilement avec une sonde cannelée.

Souvent on est réduit à tâtonner avec le bout d'un stylet pour trouver l'orifice postérieur.

Lorsque cet orifice a été découvert, on y introduit une sonde, que l'on fait passer ensuite dans la partie antérieure du canal. On peut, à l'exemple de Bourguet et de

Gosselin, employer alors une grosse sonde que l'on introduit par le méat jusqu'au niveau de la rupture. On y fixe la sonde plus petite qui a été introduite dans l'urèthre postérieur et on la fait passer ainsi dans la région antérieure.

La sonde qu'on laisse à demeure doit avoir un bout mousse, cylindrique ou conique. On ne doit pas employer une sonde à bout coupé, qui pourrait recroqueviller les lèvres de la plaie uréthrale et ne s'engagerait que difficilement.

L'uréthrotomie externe sans conducteur faite d'emblée est, suivant M. Guyon, bien plus facile que lorsque cette opération est pratiquée sur un périnée épaissi, induré et plus ou moins déformé. Aussi considère-t-il que c'est l'opération de choix dans les cas graves de ruptures de la région périnéo-bulbaire de l'urèthre. Je vous ai déjà dit que c'est aujourd'hui l'opinion de la plupart des chirurgiens.

Le docteur D. Mollière pense au contraire qu'il vaut mieux ponctionner la vessie et n'intervenir du côté du périnée qu'au bout de 8 à 10 jours. Il fait alors la suture des deux bout de l'urèthre.

M. Championnière admet l'uréthrotomie externe d'emblée, mais, après avoir placé une sonde à demeure, il suture les lèvres de la plaie périnéale. Il a obtenu ainsi chez un malade la réunion par première intention. Il n'avait pas suturé l'urèthre. Cette suture serait pour lui inutile et même dangereuse. Il faut cependant reconnaître que les docteurs Mollière et Kœnig ont pu réunir le canal même dans des cas où l'on avait enlevé une certaine longueur de la paroi uréthrale.

Le docteur Paoli Erasme, de Turin, a cité également un succès obtenu en suturant immédiatement les deux bouts de l'urèthre, sans en réséquer aucune partie. Il existe encore une observation analogue du docteur Cauchois, de Rouen.

Quels sont les résultats éloignés de l'uréthrotomie externe faite d'emblée pour les ruptures dont il s'agit ? Ces résultats sont variables. Certains malades, *en se sondant*, ont pu maintenir un calibre suffisant à leur canal. D'autres se sont négligés et ont eu bien vite des accidents graves.

Les mêmes résultats variables ont été notés à la suite des autres modes de traitement.

Lorsque des accidents se produisent à la suite d'un rétrécissement traumatique consécutif à une rupture de l'urèthre traitée ou non par l'uréthrotomie externe, le docteur Daniel Mollière extirpe tous les tissus cicatriciels du périnée et de l'urèthre. Il suture ensuite sur une sonde à demeure les deux portions de l'urèthre, puis il suture le périnée. Il aurait obtenu de la sorte des succès remarquables. Dans un cas, qu'il a publié en 1885, il s'agissait d'un rétrécissement traumatique consécutif à une fracture du pubis et siégeant derrière la symphyse pubienne.

Voilà comment les choses se passent chez l'adulte ; voyons s'il en est de même chez l'enfant.

Les ruptures de l'urèthre sont rares chez les enfants. Civiale, dans le cours de sa longue carrière, n'en avait observé qu'un petit nombre de cas. Aussi cette affection de l'urèthre chez les enfants est-elle encore incomplétement connue. Les trois faits suivants que j'ai recueillis à ma clinique ont à ce point de vue une grande importance. Ils mettent en évidence certaines particularités qui me paraissent n'avoir été notées nulle part. Voici ces trois observations :

Obs. I. — D... Ernest, âgé de 6 ans, se présente en janvier 1878 à la clinique de Mallez avec tous les symptômes de la forme grave des ruptures de l'urèthre. Il avait fait une chute à califourchon sur le bord d'un lit de fer. On pratique d'abord des ponctions vésicales, puis on arrive à passer une petite sonde. On ne fait aucune incision au périnée. Pendant quatre mois, l'état général serait resté grave. La guérison est cependant obtenue et l'enfant est soumis ensuite régulièrement au cathétérisme. Pendant plusieurs années, on ne peut passer qu'une bougie n° 10. Plus tard, bien que le malade vienne beaucoup moins régulièrement à la clinique, on passe le n° 12. Depuis seize mois que je l'observe, je constate qu'une bougie n° 13 passe facilement. Ce malade reste cependant quelquefois plusieurs mois sans venir à la clinique et il ne se passe point de bougie.

L'observation suivante est plus intéressante encore :

Obs. II. — N... Victor, âgé de 9 ans, à la suite d'une chute à califourchon sur le bord de son lit, est examiné, en 1878, à la clinique de Mallez, où l'on constate une rupture grave de l'urèthre. Il est impossible d'introduire une sonde. Pendant 48 heures, on fait des ponctions répétées de la vessie. On peut ensuite introduire une fine bougie. Ce jour-là M. Thompson, qui se trouvait à la clinique, aurait pratiqué l'uréthrotomie externe avec l'aide de Mallez. L'enfant aurait présenté au bout de quelques jours des symptômes de néphrite, mais trois semaines après l'opération il ne passait plus d'urine par le périnée. On pratique alors le cathétérisme régulièrement pendant six mois, puis le malade ne vient plus à la clinique qu'irrégulièrement. On lui passe une bougie n° 16. En 1884, il vient encore quelquefois à la clinique : on lui aurait passé une bougie n° 18. Depuis 1884, on n'a pas pratiqué un seul cathétérisme.

Aujourd'hui, ce malade, que j'ai fait uriner devant moi, conserve un jet volumineux. Il ne m'a pas permis d'examiner son canal, mais il est évident que le calibre en est assez considérable.

Voici maintenant la troisième observation :

OBS. III. — M... Emile, âgé de 10 ans, tombe à califourchon sur un banc, en 1881 : hémorrhagie abondante, miction difficile et très douloureuse ; tuméfaction au niveau
du périnée et des bourses. Le médecin qui est appelé
n'intervient pas chirurgicalement. Le malade guérit, mais
au bout de six mois il ne peut plus uriner. Il est alors en-
voyé à la clinique de Mallez, où l'on parvient difficilement
à passer une bougie filiforme. On arrive cependant progressivement à introduire une bougie n° 13. Ce malade
vient ensuite à la clinique tous les huit jours pendant dix-
huit mois. On ne passe toujours que le n° 13.

Depuis cette époque, il n'est plus revenu à la clinique
que tous les trois mois, tous les six mois ; il est même
resté une fois un an sans venir.

Je l'ai vu à la clinique le 11 mai 1889, le 15 octobre et le
4 janvier 1890. Une bougie n° 14 passe très facilement ;
une bougie n° 15 peut être introduite, mais elle est serrée.

Ce qui frappe immédiatement dans ces trois observations, c'est la marche de l'affection. Vous venez de voir
combien il est difficile de maintenir le calibre de l'urèthre
à la suite des ruptures de ce canal chez l'adulte. Or, nous
voyons ici un malade rester cinq ans sans subir de cathétérisme et conserver un jet d'urine volumineux. Chez
les deux autres malades, on passe encore bien rarement des bougies ; cependant le calibre de l'urèthre, au
lieu de diminuer, augmente au contraire.

Ces résultats ont appelé d'autant plus mon attention que
Civiale dit, en parlant de ses malades :

« Dans le petit nombre de cas que j'ai observés, l'âge
« du sujet ne m'a point paru exercer sur la marche de la
« maladie une influence notable, de nature à modifier
« l'application des moyens thérapeutiques. »

Il est probable que cet habile chirurgien n'avait pas pu
suivre ses malades pendant plusieurs années, comme on

l'a fait chez ceux dont je viens de citer les observations.

Cette marche différente de l'affection suivant l'âge me paraît du reste facile à expliquer. Je vous ai dit que les parois uréthrales ne sont en général détruites qu'en partie par le traumatisme. Or, le tissu cicatriciel conserve toujours les mêmes dimensions, chez l'enfant comme chez l'adulte. Mais, tandis que les tissus sains sont également invariables chez ce dernier, chez l'enfant au contraire, ils s'accroissent comme dans les autres organes. Il n'y a aucune raison pour que dans ces points les tissus subissent un arrêt de développement. Le calibre du canal uréthral doit donc augmenter en même temps que les autres organes se développent; mais, comme une partie de la circonférence des parois est sclérosée, ce calibre restera inférieur à celui qu'il aurait présenté s'il n'y avait pas eu de traumatisme.

Devez-vous conclure de ce que je viens de vous dire qu'il est inutile de passer régulièrement des bougies chez les enfants qui ont eu une rupture de l'urèthre? Nullement. Les modifications dans le calibre du canal que je viens de vous indiquer ne se produisent que très lentement, tandis que le tissu cicatriciel diminue, comme vous le savez, avec une rapidité extrême le calibre de l'urèthre. La troisième observation est aussi très intéressante à ce point de vue. Après la guérison du traumatisme, vous aurez donc bien soin de pratiquer régulièrement le cathétérisme, chez les enfants comme chez les adultes. Plus tard, vous devrez également surveiller l'urèthre et passer encore de temps en temps des bougies, afin de donner au canal le plus large calibre possible.

Bien que les malades dont je viens de vous citer les observations n'éprouvent aucun trouble de la miction, je crois qu'il est bon, à la suite des ruptures de l'urèthre chez les enfants, de dilater le canal, si on le peut, plus largement qu'on ne l'a fait dans ces trois cas. Il est incontestable que si un jour l'un de ces malades est atteint d'une affection vésicale nécessitant une opération, un calcul par exemple, le calibre du canal sera tout à fait insuffisant pour permettre une intervention par l'urèthre.

Quoi qu'il en soit, de ces trois observations on peut déduire les conclusions suivantes :

1° Au point de vue des accidents éloignés, les ruptures de l'urèthre sont moins graves chez l'enfant que chez l'adulte ;

2° Les tissus sains de l'urèthre, au niveau de la solution de continuité, s'accroissent avec l'âge comme dans les autres organes, ce qui permet au canal d'augmenter de calibre ;

3° Les modifications heureuses qui se produisent dans le calibre du canal ne s'effectuant que très lentement, tandis que le tissu cicatriciel diminue ce calibre avec une extrême rapidité, le cathétérisme, après la guérison du traumatisme, doit être pratiqué chez l'enfant aussi régulièrement que chez l'adulte ;

4° Dans certains cas de ruptures de l'urèthre chez les enfants, l'uréthrotomie externe peut donner d'excellents résultats.

Mais revenons aux ruptures de l'urèthre chez l'adulte.

Les *ruptures de la région membraneuse* ou *sphinctérienne* de l'urèthre sont dues au déplacement d'un fragment dans les fractures du bassin consécutives à une violente pression.

L'urèthre, dans cette variété de ruptures, est en général beaucoup moins intéressé que dans la chute sur le périnée. Le canal est plutôt aplati, dévié, légèrement éraillé que franchement déchiré (Guyon). Les accidents morbides ont alors leur siège dans la loge supérieure du périnée.

Dans ces cas, M. Guyon est très partisan de l'emploi du cathétérisme à l'aide d'une sonde coudée dont le bec puisse suivre exactement soit la paroi inférieure, soit la paroi supérieure, suivant qu'il s'agit d'une fracture des branches horizontales ou descendantes du pubis. Il rejette dans ces cas l'uréthrotomie externe, à moins qu'il n'y ait infiltration d'urine dans la loge supérieure du périnée. Pour M. Guyon, il faut recourir aux ponctions hypogastriques et plus spécialement aux ponctions avec canule à demeure.

Quelle que soit la variété de ruptures que l'on ait à traiter, il ne faut pas oublier que le malade est exposé à voir son canal se rétrécir rapidement. Vous devrez donc bien lui recommander de se passer régulièrement des bougies.

FISTULES URINAIRES DE L'URÈTHRE

Les fistules urinaires de l'urèthre ont été divisées en fistules *uréthro-cutanées* et en fistules *uréthro-rectales*.

Les fistules *uréthro-cutanées* ont été elles-mêmes subdivisées en fistules *uréthro-périnéo-scrotales* et en fistules *uréthro-péniennes*.

Les fistules *uréthro-rectales* sont rares. Il en est de même des fistules *uréthro-péniennes*. De plus, le traitement de ces fistules est parfois très compliqué. Il nécessiterait des détails qui m'entraîneraient trop loin. Je laisserai donc de côté aujourd'hui ces deux variétés pour ne m'occuper que des fistules *uréthro-périnéales* et *uréthro-périnéo-scrotales*, qui sont les seules que l'on rencontre d'une façon courante en clinique.

Ces fistules sont presque toujours consécutives à un rétrécissement de l'urèthre. Elles succèdent très fréquemment à un abcès urineux, quelle que soit la cause qui l'ait déterminé, ou à une infiltration d'urine. La taille périnéale, un traumatisme de cette région peuvent également en être la cause.

M. Thompson divise ces fistules en trois catégories : 1° fistules simples; 2° fistules compliquées d'induration; 3° fistules avec perte de substance.

M. Guyon admet également trois formes :

1° Il n'existe qu'une seule fistule; le périnée est presque normal;

2° Il existe un ou plusieurs orifices fistuleux; le périnée présente une tuméfaction plus ou moins épaisse et dure, qui modifie la consistance des parties, mais il n'y a pas de véritable tumeur périnéale;

3° Il existe des fistules multiples en arrosoirs, avec des proliférations nombreuses, dures et irrégulières développées autour des fistules et formant une véritable tumeur périnéale.

Les *fistules simples* sont celles que l'on rencontre dans la plupart des cas. L'orifice uréthral est toujours unique. L'orifice cutané est également unique dans beaucoup de cas; parfois cependant, il existe plusieurs trajets fistuleux. Mais ces trajets sont toujours assez directs et le périnée est presque normal.

Pour obtenir la guérison de cette variété de fistules, il suffit chez l'immense majorité des malades de dilater le plus possible le rétrécissement. Mais gardez-vous bien de faire l'uréthrotomie interne. N'allez pas ajouter un nouveau traumatisme à celui qui existe déjà. Faites une légère divulsion progressive, si cela est nécessaire, mais tenez-vous en là.

Vous pourriez, si la guérison tardait un peu, faire quelques cautérisations des trajets fistuleux avec le galvano-cautère ou bien injecter simplement de la teinture d'iode dans ses trajets.

Aussitôt que le canal admet facilement et d'une façon

constante une bougie des n°ˢ 17 à 21, dit M. Thompson, l'urine cesse de passer par les fistules et celles-ci guérissent d'elles-mêmes. Pour lui, toute intervention est inutile dans cette variété : « moins on fera, mieux cela « vaudra », ajoute-t-il.

Dans les *fistules compliquées d'induration*, qui comprennent les deux dernières variétés de M. Guyon, il n'y a encore qu'un orifice uréthral dans la plupart des cas, mais il y a plusieurs orifices périnéaux. Les trajets fistuleux sont souvent longs et très sinueux. Chez certains malades, la région périnéale tout entière est disséquée et perforée de nombreux orifices. Tous ces trajets et l'urèthre sont plongés dans une gangue de tissus épaissis qui atteint parfois une épaisseur tellement considérable qu'elle constitue de véritables tumeurs.

Les parois des trajets fistuleux sont ordinairement molles et fongueuses.

Les trajets fistuleux aboutissent presque toujours à une poche, à un clapier central placé immédiatement sous l'urèthre, dont il n'est séparé que par les parois de ce conduit. C'est le reste d'un abcès ou d'un épanchement urinaire. Cette poche contient un pus sanieux et mal lié. Elle est revêtue d'une sorte de membrane granuleuse grisâtre, souvent tapissée de fongosités. Cette poche constitue une particularité importante de l'anatomie pathologique des fistules compliquées d'induration. Voillemier, M. Thompson et tout dernièrement M. Guyon ont beaucoup insisté sur cette particularité.

Cette dernière variété de fistules périnéales ou périnéoscrotales peut encore guérir par la dilatation simple du rétrécissement qui l'a occasionnée. J'ai obtenu la guérison dans un cas de ce genre sans laisser de sonde à demeure; mais j'étais arrivé à passer la bougie Béniqué n° 55.

Souvent vous serez obligés de faire des cautérisations avec le galvano-cautère et de laisser une sonde à demeure pour obtenir un résultat satisfaisant et rapide. M. Guyon pense même que dans la plupart des cas, il faudra une intervention bien plus active pour débarrasser le malade de son infirmité. Si en pressant sur le périnée avec le bout des doigts, on fait sortir de l'urine ou du pus en assez grande quantité, la guérison, selon l'habile chirurgien de Necker, ne pourra être obtenue que par l'ouverture du clapier. Pour cela, il conseille de pratiquer une incision médiane et d'avancer progressivement dans l'épaisseur du périnée jusqu'à ce que l'on ait découvert ce clapier. On incise alors les trajets fistuleux soit de la poche centrale à la peau, soit de la peau à la poche; on enlève les fongosités qui en tapissent les parois, puis on enlève ou on abrase les parois de la poche. La perte de substance est quelquefois considérable, mais il n'y a pas à s'en inquiéter, elle est vite comblée.

Au lieu d'agir ainsi de dedans en dehors, Voillemier disséquait les trajets fistuleux de dehors en dedans en se dirigeant également vers le clapier central, c'est-à-dire vers l'urèthre. Quant au traitement du rétrécissement il conseillait la divulsion, l'uréthrotomie interne ou externe, suivant les cas.

M. Guyon conseille, tout en agissant comme je viens de vous le dire, de faire dans la plupart des cas l'uréthrotomie interne et de placer une sonde à demeure. Il rejette l'uréthrotomie externe.

M. Thompson est opposé à la pratique de la sonde à demeure. Il préfère que les malades se sondent avec une sonde molle chaque fois qu'ils éprouvent le besoin d'uriner, et avant d'aller à la selle. Il filtre toujours, dit-il, un peu d'urine entre la sonde à demeure et les parois de l'urèthre, de sorte qu'il en pénètre dans les trajets fistuleux. Il croit l'uréthrotomie externe indiquée dans certains cas.

Civiale pratiquait, suivant les circonstances, tantôt l'uréthrotomie interne, tantôt l'uréthrotomie externe.

Certains chirurgiens pensent au contraire que l'uréthrotomie externe est dans ces cas l'opération de choix.

Eh bien, Messieurs, je crois que l'uréthrotomie interne ou externe peut être évitée. Dans ces cas chroniques, où il n'y a point urgence à intervenir rapidement, puisque les fistules jouent, suivant l'expression de M. Thompson, le rôle de soupapes de sûreté, je ne vois pas pourquoi vous vous écarteriez des règles que je vous ai indiquées à propos du traitement des rétrécissements de l'urèthre. Ces fistules ne vous empêchent point de faire une antisepsie directe des voies urinaires; il passe, il est vrai, une partie du liquide par les trajets fistuleux; mais l'expérience m'a montré qu'il n'y avait à cela que des avantages. On nettoie ainsi le clapier central, on diminue l'inflammation entretenue par ce clapier et l'on constate que peu à peu le périnée diminue de volume, devient moins dur et présente plus de souplesse. Vous venez d'en avoir un exemple à ma clinique.

Lorsque le rétrécissement est dilaté, si les cautérisations, la compression ne suffisent pas pour obtenir la guérison des fistules, vous pouvez alors recourir à l'incision du périnée en suivant le manuel opératoire indiqué par M. Guyon.

Si le rétrécissement présente les caractères des strictures élastiques, comme dans l'un des cas que je vous ai cités, vous aurez alors recours à l'électrolyse suivant le procédé de Newmann. Vous prendrez des excitateurs cylindriques ou olivaires et vous n'emploierez que de faibles intensités, cinq milliampères, par exemple.

Voilà, je crois, dans l'état actuel de la science, comment il faut diriger le traitement dans la deuxième variété des fistules urinaires que nous étudions.

Dans les cas de *fistules avec perte de substance*, on est parfois obligé de recourir à une autoplastie, que l'on adapte aux circonstances particulières à chaque cas. On a soin également de laisser une sonde à demeure.

Dans la prochaine leçon, je commencerai l'étude des maladies de la prostate.

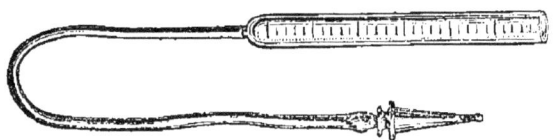

Appareil pour l'emploi de la cocaïne. (Voir p. 43 et 105.)

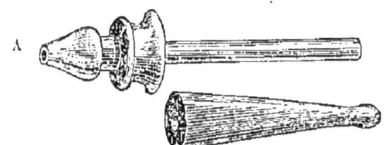

Appareil pour le lavage de la vessie sans sonde.
(Voir p. 42.)

A — Mandrin tubulé.
B — Obturateur du méat.

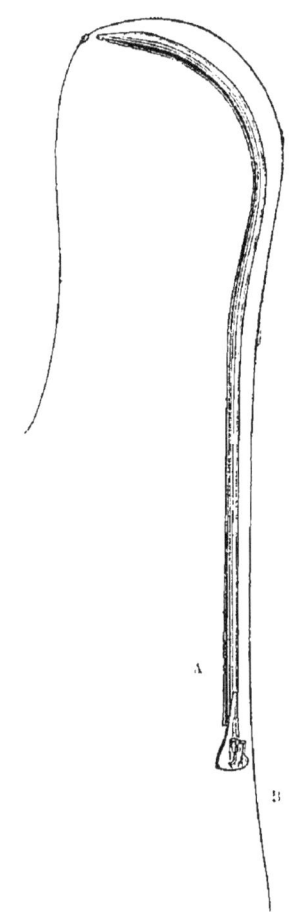

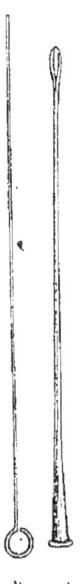

Cathéter pour pratiquer la *divulsion progressive*. (Voir p. 179)

A — Cathéter.
B — Bougie conductrice.

A — Sonde uréthrale à double courant. (Voir p. 122)
B — Mandrin plein pour la transformer en sonde à injections intra-utérines.

TABLE DES MATIÈRES

DU TOME PREMIER

	Pages.
Avant-Propos	1
Anatomie de l'Urèthre.	5
Division.	6
Direction.	8
Longueur.	11
Calibre	12
Rapports.	19
Structure.	30
Prostate.	38
Physiologie de l'Urèthre.	41
Calcul de la résistance du Sphincter uréthral.	44
Capacité de l'Urèthre antérieur	49
Urèthre chez la Femme	55
Anatomie de la Vessie.	61
Rapports.	64
Structure.	78
Physiologie de la Vessie.	87
Miction	90
Sensation du *besoin d'uriner*.	92
Sensibilité	96
Absorption.	99

Pages.

EMPLOI DE LA COCAÏNE DANS LE TRAITEMENT DES AFFECTIONS
DES VOIES URINAIRES. 104

LAVAGE DE LA VESSIE SANS SONDE 114

LAVAGE CONTINU DE L'URÈTHRE ANTÉRIEUR 122

DES RÉTRÉCISSEMENTS ORGANIQUES DE L'URÈTHRE 132

    Anatomie pathologique. 132

    Symptômes. 146

    Diagnostic 150

    Traitement : 1° Dilatation. 165

        —   2° Dilatation immédiate progressive. . . . 171

        —   3° Divulsion brusque 175

        —   4° Divulsion progressive. 179

        —   5° Uréthrotomie interne 185

        —   6° Uréthrotomie externe 194

        —   7° Cautérisation. 195

        —   8° Electrolyse 197

CHOIX DE LA MÉTHODE A SUIVRE DANS LE TRAITEMENT DES RÉ-
TRÉCISSEMENTS DE L'URÈTHRE. 205

CAUSES DES RÉTRÉCISSEMENTS DE L'URÈTHRE. 226

TRAITEMENT DE LA BLENNORRHAGIE 231

DU SPASME DE L'URÈTHRE. 247

RÉTRÉCISSEMENTS SPASMODIQUES 251

    Symptômes. 258

    Diagnostic 259

    Traitement 262

CALCULS DE L'URÈTHRE 263

CORPS ÉTRANGERS DE L'URÈTHRE. 267

INFILTRATION D'URINE. 269

    Causes 269

    Symptômes. 273

    Diagnostic 278

    Traitement 279

TABLE 317

Pages.

Tumeurs urineuses 284

Abcès urineux. 286

Des Ruptures de l'Urèthre 289

    Traitement. 295

    Ruptures de l'Urèthre chez les Enfants. 302

Fistules urinaires. 307

Planches 313

CIVRAY (VIENNE). — IMPRIMERIE EUGÈNE MOREAU, RUE LOUIS XIII.

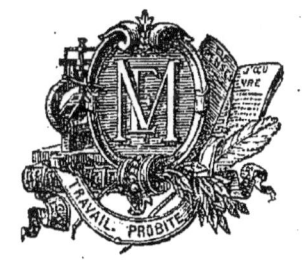

www.ingramcontent.com/pod-product-compliance
Lightning Source LLC
Chambersburg PA
CBHW071442050526
44396CB00005BB/870